МИХАЭЛЬ ХАУХ педиатр
РЕГИНА ХАУХ медицинский журналист

ИММУНИТЕТ

КАК У ТЕБЯ ДЕЛА?

ВСЁ О НАШЕМ СУПЕРОРГАНЕ, РАБОТА КОТОРОГО НЕ ВИДНА

БОМБОРА™
Москва 2020

УДК 62.017
ББК 28.707.4
И53

Michael Hauch and Regine Hauch

IHR UNBEKANNTES SUPERORGAN:
ALLES ÜBER DAS IMMUNSYSTEM

Хаух, Михаэль.

И53 Иммунитет. Как у тебя дела? / Михаэль Хаух, Регина Хаух ; [перевод с немецкого А. А. Перевощиковой]. — Москва : Эксмо, 2020. — 384 с.

ISBN 978-5-04-104824-2

Вы знаете, что иммунная система — отдельный орган? И эта книга рассказывает о нем все, что известно на сегодняшний день врачам и ученым. Вы узнаете о строении и возникновении нашей иммунной системы, о ее ошибках, о том, почему они случаются и как это можно исправить, как мы можем ее поддержать в повседневной жизни.

Какую роль играют, например, материнское молоко или прививки в детстве? Почему мужчины по прежнему умирают раньше женщин? Как работает «перезагрузка» иммунной системы после химиотерапии? Сколько грязи допустимо в быту? И почему способность нашего организма к защите по утрам лучше, чем вечером?

Внимание! Информация, содержащаяся в книге, не может служить заменой консультации врача. Необходимо проконсультироваться со специалистом перед совершением любых рекомендуемых действий.

УДК 62.017
ББК 28.707.4

ISBN 978-5-04-104824-2

СОДЕРЖАНИЕ

Часть 4. Взгляд в будущее 329

Приложение 357

ОТЗЫВ РОССИЙСКОГО СПЕЦИАЛИСТА

Перед вами книга о параллельном мире, что живет внутри вас и вместе с вами. Целый город под названием «иммунная система» приоткроет дверь, чтобы вы смогли погрузиться в эту немного странную, непонятную, но безумно захватывающую вселенную иммунных клеток.

Читая эту книгу, я практически на каждом абзаце вздрагивала и возмущалась, что автор залез в мою голову и считал оттуда все мои мысли и знания. Потому принятие решения о научной редактуре было быстрым — конечно, да! Я бы очень хотела, чтобы у граждан РФ была возможность погрузиться в эту сложную тему, понять базовые принципы работы иммунной системы и, главное, понять, как вы ее можете полюбить и подружиться с ней. Я так и представила себе уставшую от болезней ребенка мамочку, которая, читая эту книгу, на глазах отпускает свою тревогу, успокаивается, на ее лице появляется улыбка и вместо сидения дома «с соплями» они с ребенком весело скачут по мостовой за мороженым.

В этой книге простым языком вам расскажут обо всех аспектах иммунного мира, начиная от рождения самых первых иммунных клеток, их созревания, заканчивая естественным старением иммунной системы. Автор разбирает реальные механизмы генеза аутоиммунных болезней, аллергических болезней, онкологических заболеваний. Описывает все возможные механизмы, которые использует иммунная система как во время появления этих заболеваний, так и в борьбе с ними.

При этом в книге огромное количество практических советов и к каждому есть научное объяснение: почему так важен сон и почему нужно спать по 8 часов? Почему именно утром идеальное время для вакцинации? Почему именно утром больные некоторыми аутоиммунными заболеваниями чувствуют ухудшение своего состояния? Почему так важно организовать в своей жизни атмосферу спокойствия и равновесия, избегая стрессов? Влияет ли холод на наш организм? Почему питание важнее БАДов и каким образом грязь может спасти детей от проблем с иммунной системой.

Что очень важно, автор описывает все последние разработки по модуляции иммунной системы, к которой мы вынуждены прибегать при лечении «больших» болезней.

Но и адептам «натуральной» медицины уделено в этой книге несколько строк. Лечение горячим чаем или «дыхание над паром», употребление эхинацеи или обливание холодной водой — автор затрагивает все эти моменты.

Несмотря на доступность изложенного материала, я все же настоятельно рекомендую к любой информации подходить критически, с умом. Прочтите книгу обстоятельно, не торопясь, не спешите ее закончить. Я вас уверяю, вы не раз вернетесь перечитать уже пройденные главы.

Иммунная система — она такая, не терпит суеты.

Карташева Дарья
Ученый-иммунолог,
госпитальный инженер больницы Кошан,
PhD аспирант, департамент иммунологии,
институт Пастера, Париж, Франция

ПРЕДИСЛОВИЕ

Я научился различать дни недели по звукам. Как минимум, понедельник. Саундтрек к нему в моей практике — это микс из чихания, кашля, хрипов и плача. Как правило, именно в субботу и воскресенье у моих пациентов случаются все 33 несчастья: воспаления дыхательных путей, понос и рвота, высыпания и повышение температуры. В понедельник, разумеется, все хотят пройти обследование, узнать свой диагноз и как можно быстрее снова стать здоровыми. Я педиатр, лечу детей и подростков. Но родителям моих пациентов зачастую этого мало, они хотят большего: например, знать, почему их дети вообще болеют, почему, выздоровев однажды, заболевают снова, а также почему болеют и сами взрослые. Как правило, у всех родителей есть одно общее подозрение: всему виной иммунная система, которая время от времени дает сбои. Но это не совсем так. А точнее, совсем даже наоборот.

Заглянем в прошлое. Долгое время я работал в отделении детской онкологии при Университетской клинике города Дюссельдорф, где маленьким пациентам проводилась химическая терапия. В результате такого лечения разрушались не только злокачественные раковые клетки, но и здоровые клетки организма, например белые кровяные тельца — лейкоциты. Они, курсируя с кровотоком по всему организму, распознают и обезвреживают возбудителей различных заболеваний. Без этих охотников быстрого реагирования, которые осуществляют план «Перехват», дети и подростки были бы уязвимыми и беззащитными перед любой, даже самой легкой, инфекцией. Исходя именно из этого, мы пытались защитить наших пациентов от тысяч вирусов и бактерий, которые летают в воздухе, живут на продуктах, выращенных в естественной среде, поджидают на поверхности мебели и дверных ручках, то есть присутствуют повсюду. Мы знали, что при недостатке лейкоцитов каждый контакт с посетителями, каждое соприкосновение с кожей, каждый съеденный лист салата может означать угрозу для маленького пациента. Поэтому дети и подростки в коридоры клиники могли выходить исключительно в защитных масках, они должны были как можно чаще мыть и дезинфицировать руки и — что для многих не так драматично — избегать употребления в пищу свежего салата и плохо прожаренного мяса. Те же самые меры безопасности, конечно, распространялись и на посетителей клиники. Родители, братья и сестры наших пациентов также должны были надевать защитные маски при контакте с больными детьми и как можно чаще мыть и дезинфицировать руки. Благодаря таким двойным мерам безопасности снижался риск возможной передачи возбудителя к больным детям и подросткам.

А для чего, собственно, детям и подросткам назначается химиотерапия? Почему иммунная система не может самостоятельно распознать и своевременно обезвредить раковые клетки? И логичный вопрос: что произойдет с пациентом, если ему имплантировать иммунную систему другого человека? Сможет ли в этом случае новая здоровая иммунная система распознавать и уничтожать раковые клетки? Будет ли она уничтожать здоровые клетки организма, воспринимая их как чужеродные?

Именно об этом мне и хотелось узнать больше. В поисках ответов на свои вопросы я отправился в США, в Нью-Йорк, где занимался исследовательской работой на базе Мемориального онкологического центра им. Слоуна — Кеттеринга (Memorial Sloan Kettering Cancer Center), самого лучшего онкоцентра в мире. Именно там в ходе работы в исследовательской лаборатории и клинике центра я нашел ответы.

Деятельность ученых немного напоминает работу паука. Они плетут сети из нитей познаний об устройстве мира, открытий, которым посвятили долгие годы работы. Со временем количество переплетений увеличивается, сеть становится все более плотной, а вопросы, на которые ученые и исследователи ищут ответы, все более специфическими и сложными. На сегодняшний день мы достаточно много знаем об иммунной системе. Науке известно, почему иммунитет иногда дает сбои или вовсе становится врагом собственного организма. Например, загадка естественных киллеров уже частично разгадана. Но ученые идут дальше. Чем стремительнее прогресс в изучении иммунной системы, тем больше загадок и вопросов, в поисках ответов на которые приходится трудиться ученым. Врачи и ученые не перестают удивляться тому, насколько сложно организована наша иммунная система. Особенно удивительно наблюдать ее работу на примере собственного организма.

Несколько лет назад мне поставили диагноз рак, на тот момент у меня уже была своя клиника. Я проходил химическую терапию и облучение. Это привело к тому, что количество клеток иммунного ответа в моем организме упало ниже плинтуса и выработка антител была значительно угнетена. По мнению моего лечащего врача, я стал беззащитен абсолютно перед любой инфекцией. Вопреки сложной ситуации, в которой оказался, я не собирался отсиживаться дома. Мне хотелось продолжать работу с пациентами в моей клинике. Я пообещал своему доктору, что при общении с больными детьми буду носить защитную повязку и регулярно дезинфицировать руки. Ведь на протяжении всего зимнего периода каждый день в мой кабинет приходили чихающие, сопливые и кашляющие пациенты, как правило, с высокой температурой. Однако я все время оставался здоровым. Никакого кашля, насморка, никакой температуры.

КАК ПРАВИЛО, У ВСЕХ РОДИТЕЛЕЙ ЕСТЬ ОДНО ОБЩЕЕ ПОДОЗРЕНИЕ: ВИНОЙ ВСЕМ ПРОБЛЕМАМ СО ЗДОРОВЬЕМ ИХ РЕБЕНКА ИММУННАЯ СИСТЕМА, КОТОРАЯ ДАЕТ СБОИ.

Той зимой, наблюдая за процессами в собственном организме, я убедился в том, что наша иммунная система — это нечто большее, чем армия белых кровяных телец. Наш иммунитет — это бесчисленное множество различных защитных цепей, которые в результате совместной работы обеспечивают нам защиту, здоровье и хорошее самочувствие.

Некоторые из этих защитных цепей присутствуют в нашем организме не с самого рождения, а формируются в течение жизни. Именно поэтому маленькие дети болеют чаще. Иммунная система растет и развивается точно так же, как головной мозг, кости, мышцы и внутренние органы. Процесс этот не подчиняется какому-то изначально заложенному плану, наш иммунитет формируется с учетом потребностей и жизненных обстоятельств каждого конкретного человека на каждом отдельном этапе его жизни. И со временем возникает такая защитная система, которая подходит своему владельцу, как сшитый на заказ костюм, который к тому же подстраивается под постоянно меняющиеся условия.

В своей медицинской практике я имел возможность наблюдать за процессом становления иммунной системы. Каждые два года в нашу клинику на практику приходил один молодой специалист. День на третий в начале рабочего дня раздался звонок, и новый практикант свинцовым голосом сообщил о том, что заболел. Через пару дней он возвратился на работу.

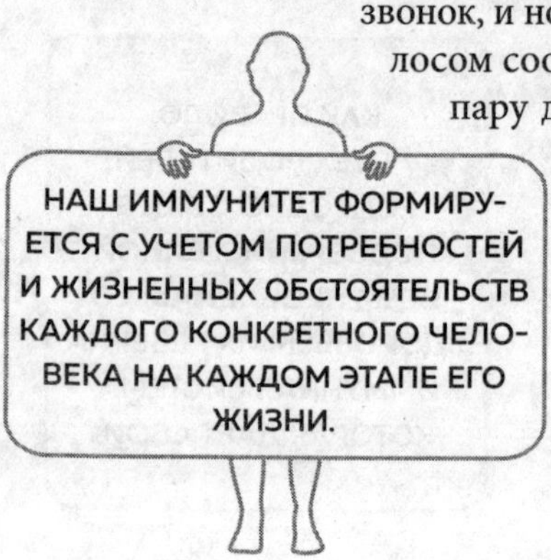

Не прошло и недели, как он заболел снова. Подобное наблюдалось первые полгода его работы. Примерно столько времени требовалось иммунной системе, чтобы «познакомиться» с большинством распространенных возбудителей, с которыми был вынужден контактировать молодой доктор по долгу службы. По истечении этого времени пропуски по причине болезни прекратились.

Результаты моих наблюдений в онкологическом отделении, в лаборатории, в моей практике и в результате собственной болезни побудили меня более плотно заняться вопросами иммунной системы, которая представляет собой удивительный феномен, день за днем незримо защищая наш организм от всевозможных атак.

Иммунная система не имеет какой-то четкой локализации в организме, не представляет собой какой-то определенный орган или ткань. Она присутствует везде, в каждом органе, ткани и биологических жидкостях нашего организма, от макушки до пяток. Для нашего глаза она незаметна, но результат ее работы может наблюдать каждый. В моих детских воспоминаниях до сих пор живо то удивление, с которым я наблюдал за тем, что происходит с моим разбитым коленом. Сначала из ранки течет кровь, затем останавливается, и ранка подсыхает, а через пару дней спекшийся сгусток крови отпадает, и можно увидеть, как под ним растет новая кожа нежно-розового оттенка, гладкая и очень нежная на ощупь. Через пару недель мое колено заживало полностью до следующего падения с велосипеда или турника.

Моя иммунная система прекрасно справлялась со своей работой по заживлению ран. Я всегда мог положиться на ее защиту, если случалось поранить палец, когда строгал ветку для игрушечного лука, или съесть немытое яблоко, схватив его грязными руками. Через пару дней заживали раны, исчезали насморк, кашель, признаки расстройства желудка и других легких болезней. Нескольких дней хватало иммунной системе, чтобы распознать возбудителя, обезвредить его, и, как только это происходило, я чувствовал улучшения состояния. Год за годом моя иммунная система становилась крепче, а ее защита более надежной. Однажды я переболел корью, затем ветрянкой, после чего без всяких хлопот мог навещать своих одноклассников, которые болели ими, чтобы передать домашнее задание. Иммунитет надежно защищал меня от повторного заражения. Мой первый поцелуй случился с девочкой, которая была сильно простужена. Я при этом остался здоровым. Скорее всего, моя иммунная система ранее и при других обстоятельствах контактировала с ее вирусом и прекрасно знала, как можно его обезвредить, чтобы защитить меня.

В своем окружении я также имел возможность наблюдать, что происходит, когда иммунная система слегка «перегибает палку». Случилось это в день, когда мой двоюродный брат слопал крендель и через некоторое время слег с сильными болями в животе и поносом. В дальнейшем он вообще не смог есть крендели, булочки и много других глютеносодержащих продуктов. Целиакией[1] называют заболевание, при котором

[1] Мультифакториальное заболевание, нарушение пищеварения, вызванное повреждением ворсинок тонкой кишки некоторыми пищевыми продуктами, содержащими определенные белки: глютен и близкие к нему белки злаков.

иммунная система мгновенно реагирует на поступление в организм клейковины, содержащейся в злаках, хлебе, пиве и некоторых других продуктах. Современные эксперты считают целиакию смешанной патологией, которая объединяет в себе и аллергию, и аутоиммунное заболевание.

Сестра моей жены, после того как съела небольшой кусочек торта «укус пчелки», упала как ужаленная без сознания в троллейбусе. На ее счастье, достаточно быстро подоспела бригада скорой помощи, но медикам стоило большого труда спасти ее. Роковая случайность: жуликоватый пекарь вместо дорогого миндаля добавил в десерт арахисовую крошку. Сестра моей жены страдала аллергией на арахис. Всего лишь несколько граммов аллергена смогли запустить цепочку угрожающих жизни иммунных реакций.

Да, еще у меня была престарелая тетя со скрюченными пальцами на руках. Она страдала тяжелым ревматоидным артритом. В какой-то момент ее иммунная система начала атаковать собственное тело, преимущественно ткани, выстилающие поверхности суставов пальцев кистей. Ее руки сильно болели и становились все более скрюченными и скованными. В итоге они стали похожими на клюв птицы и практически перестали действовать.

На тот момент было мало известно об аутоиммунных заболеваниях и причинах их развития. Еще меньше знали о том, какая терапия может облегчить состояние такого больного. Иммунология — наука о защитных свойствах и реакциях организма — занималась и занимается вопросами причины сбоев в работе иммунной системы и причинами ее агрессивного поведения в отношении собственного организма. Однако однозначных ответов, которые могли бы стать спасением для таких пациентов, по сей день не существует. И это при том, что вопросами иммунологии человечество занимается на протяжении тысячелетий!

Первые сведения из области иммунологии человечеству известны со времен историка Фукидида. В 430–426 гг. до Рождества Христова в Афинах была страшная эпидемия, и историком было замечено, что человек, который перенес коварное заболевание, может ухаживать за другими больными без риска заболеть повторно. Причину такого явления ученые открыли гораздо позже, примерно 2000 лет спустя. В 1786 году британский сельский врач Эдвард Дженнер обнаружил странную закономерность. Доярки, которые переболели коровьей оспой (относительно безобидная для человека болезнь), не заболевали смертельной для человека натуральной оспой, которая захлестнула в те годы Европу, или же переносили ее в легкой форме. Дженнер установил взаимосвязь: у переболевшего коровьей оспой человека формируется защита, оберегающая его от заражения смертельным аналогом болезни. Чтобы подтвердить свою теорию, доктор взял немного жидкости из пустулы[1] доярки, зараженной оспой животного, и ввел под кожу восьмилетнему Джеймсу Фиппсу. Мальчик — сын одного из сельских работников — в результате такой манипуляции заболел коровьей оспой. Шесть недель спустя Дженнер ввел в организм ребенка гнойное содержимое пустулы человека, болевшего оспой натуральной. Джеймс при этом остался здоровым. День, когда это произошло, принято считать Днем рождения современной иммунологии.

ОДНАЖДЫ Я ПЕРЕБОЛЕЛ КОРЬЮ, А ЗАТЕМ ВЕТРЯНКОЙ, ПОЭТОМУ БЕЗО ВСЯКИХ ХЛОПОТ МОГ НАВЕЩАТЬ ЗАБОЛЕВШИХ ОДНОКЛАССНИКОВ, ЧТОБЫ ПЕРЕДАТЬ ДОМАШНЕЕ ЗАДАНИЕ.

В течение следующих столетий ученые пролили свет и на другие тайны нашей иммунной системы.

Роберт Кох заявил, что причиной туберкулеза являются микроорганизмы; русский врач Илья Ильич Мечников установил, что лейкоциты человеческого организма могут отражать атаку возбудителей заболеваний; Эмиль фон Беринг смог доказать, что человеческий организм способен синтезировать вещества, обеззараживающие яды, так называемые антитоксины. Беринг специализировался на исследовании дифтерии и столбняка. Пауль Эрлих в 1897 году впервые рассказал миру медицины, что взаимодействие антигенов и антител происходит по принципу «ключ—замок», тем самым положив начало

[1] Первичный элемент сыпи, который появляется при развитии гнойного процесса в дерме или эпидермисе.

развитию иммунотерапии. Свое учение он назвал теорией боковых цепей. В 1900 году доктор Карл Ландштейнер разработал систему групп крови АВ0, которая не теряет актуальности по сегодняшний день. В 1902 году сотрудник Ландштейнера открыл четвертую группу крови АВ. В то же самое время Клеменс Фрайхер фон Пирке и его сотрудник Бела Шик искали ответ на вопрос, почему у пациентов развивается реакция на лошадиную сыворотку. В 1906 году для описания гиперчувствительности они водят термин «аллергия».

С середины XX столетия наблюдается ускоренный темп развития науки. Прежде всего, из США с короткими временными отрывами приходит информация о новых сенсационных открытиях, ученые все больше начинают понимать, как устроена и функционирует иммунная система. Была открыта система человеческих лейкоцитарных антигенов[1] (HLA). Сегодня эти знания играют огромную роль в трансплантации органов. Чем большей схожестью обладают донор и реципиент по системе HLA, тем ниже риск отторжения пересаженных органов и тканей. Несмотря на новые открытия, ученые не оставляли попыток глубже разобраться в вопросах синтеза антител и других клеток иммунного ответа, механизмах защиты и борьбы с возбудителями заболеваний. И на сегодняшний день исследования в данной области не теряют своей актуальности. Результаты такой работы приводят к тому, что противоопухолевая терапия все чаще подбирается индивидуально, появляются и внедряются новые вакцины против туберкулеза, ВИЧ, лихорадки Денге, Эболы, малярии и других коварных заболеваний.

Тем не менее еще не время ставить точку в истории иммунологии как науки. Как раз наоборот. Только сейчас мы начинаем понимать, как устроена и работает иммунная система человека.

До сих пор перед нами остается огромное количество вопросов, ответы на которые мы должны найти. Ученые всего мира пытаются собрать единичные кусочки познаний в общий пазл. Каждый день объем добытых знаний о нашей иммунной системе увеличивается. Результаты новых открытий

[1] Система тканевой совместимости человека.

активно обсуждаются в среде ученых на специализированных конгрессах. Общественности же об этом становится известно крайне редко. Серьезные ученые опасаются, что дилетантская пресса не всегда способна верно понять и передать суть крайне важных открытий и может вселить в обывателя ложные надежды, что в конечном счете способно негативно сказаться на репутации самих ученых. В СМИ каждую неделю восхваляются новые средства и рецепты, которые стимулируют наш иммунитет и являются эффективными при кашле, насморке, болях в животе, аллергиях и даже онкологических заболеваниях. Этот широкий перечень объединяет в себе все, от гомеопатических шариков до цветочной терапии Баха, в том числе какие-нибудь чудодейственные ягоды, витамины в убойной дозировке, минеральные вещества и микроэлементы, всякие соли и различного рода супереду. Однако все перечисленное не имеет ничего общего с настоящей наукой.

Это приводит к тому, что огромное количество ложной информации бесконтрольно гуляет по миру, а правдивые и полезные знания не доходят до общественности. Результат может иметь весьма драматические последствия. Люди для предупреждения заболеваний и в борьбе с инфекциями, аллергиями и даже раком все чаще будут полагаться на несерьезные средства, которые в принципе не обладают никаким лечебным действием. Знание и незнание одинаково передаются от поколения к поколению в пределах одной семьи или круга друзей. Некоторые, например, до сих пор уверены в том, что прививки представляют собой угрозу и нет ничего лучше, если ребенок перенесет стандартный набор детских заболеваний привычным способом, т. е. переболеет ими. К опасным последствиям это может привести, когда родители намеренно отправляют своего ребенка на «коревую вечеринку», чтобы тот быстрее заразился от сверстников.

Незнание сильно усложняет самые простые вещи. Однажды зимой мой ребенок в слезах вернулся из школы. Учительница запретила ему идти на урок плавания, потому что у того не было с собой резиновой шапочки. По мнению преподавателя, пройдя пару метров с сырыми волосами после бассейна, мой сын непременно должен был заболеть гриппом. То, что грипп не имеет ничего общего с мокрыми волосами, а представляет собой вирусное заболевание, учительница, по всей видимости, не знала.

Короткая прогулка пешком на холодном воздухе не нанесла бы никакого ущерба детскому организму. Учительница не имела представления о том, что деятельность клеток иммунного ответа несколько снижается в ответ на переохлаждение слизистой носовой полости. В общем, ребенка не пустили на урок плавания, что само по себе не нанесло никакого вреда его здоровью, но стало неприятным обстоятельством, которое еще раз подтверждает: проверенные и достоверные знания о том, как устроен и как работает человеческий организм, должны как можно быстрее войти в массы. Я очень надеюсь, что, написав эту книгу, мне удалось внести свой вклад в это важное и нужное дело.

НА СОВРЕМЕННОМ ЭТАПЕ РАЗВИТИЯ ИММУНОЛОГИИ ПРОТИВООПУХОЛЕВАЯ ТЕРАПИЯ ВСЁ ЧАЩЕ ПОДБИРАЕТСЯ ИНДИВИДУАЛЬНО, ПОЯВЛЯЮТСЯ ВСЁ НОВЫЕ ВАКЦИНЫ.

Я хочу, чтобы сложные и признанные научным сообществом факты о том, что нас делает больными, а что — сильными, стали доступны каждому человеку. Сами по себе знания, конечно же, никого не оздоровят, но могут значительно сократить путь к здоровью. В своей книге я хочу рассказать читателю о результатах самых важных научных исследований и о том, как ими можно воспользоваться, чтобы улучшить качество жизни. Наличие медицинского образования, опыт научной работы и годы практики в стационаре и собственной клинике облегчили мне работу, помогли систематизировать научные данные, имеющиеся в арсенале научного сообщества. Моя соавтор помогала придать сложным терминам и формулировкам человеческий язык и тем самым сделать имеющиеся знания доступными для каждого читателя, не имеющего даже минимальных познаний в области медицины, чтобы тот мог ими воспользоваться. Возможно, некоторая информация, приведенная в книге, все-таки потребует небольшой работы и вдумчивого прочтения со стороны читателя. Но мы не настаиваем на этом. Следовать своему природному любопытству и перескакивать на следующий абзац тоже не возбраняется. Небольшой словарь в конце книги упростит понимание сложных моментов.

В первой большой части книги речь идет преимущественно о строении и формировании нашей иммунной системы. Во второй части уделяется особое внимание ошибкам, которые совершает наша иммунная система, и вопросам, как эти ошибки можно исправить, какие средства существуют в арсенале современных врачей. В третьей части мы поговорим о том, как в повседневной жизни мы можем поддержать нашу иммунную систему, чтобы оставаться здоровыми. В четвертой части мы попробуем заглянуть в будущее и расскажем о том, какие новые идеи и терапевтические возможности в борьбе с аллергией, онкологией и другими болезнями нам предложит медицина будущего. Настоящая книга не является медицинским учебником. Это всего лишь руководство и мотиватор к действию. Чем лучше мы поймем наш «суперорган» иммунитет, тем лучше мы сможем научиться поддерживать его, чтобы до глубокой старости оставаться здоровыми.

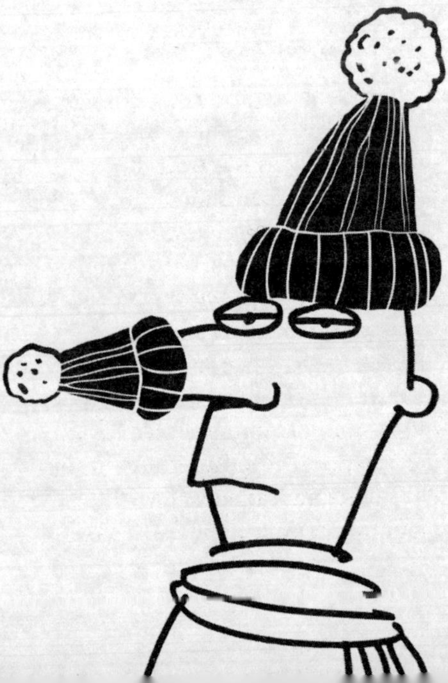

ЧАСТЬ I
ИММУННАЯ СИСТЕМА В ТЕЧЕНИЕ ЖИЗНИ

1. ГДЕ НАХОДИТСЯ ИММУННАЯ СИСТЕМА?

Болезнетворные микроорганизмы, к которым относятся вирусы, бактерии, грибы и паразиты, невидимы человеческому глазу. Но каждый из нас точно знает, что они существуют практически везде: на игрушках, в песочнице, на дверной ручке, компьютерной клавиатуре, на купюрах и монетах, на продуктах питания, которые мы покупаем на рынке или в супермаркете, на руках людей, с которыми мы контактируем, и на наших собственных ладонях. Они подкарауливают нас везде, только и ждут того, как бы поселиться в нашем организме, тем самым нарушив его функционирование.

Иногда мы размышляем над тем, как же все-таки они выглядят, эти мелкие противные причины наших болезней. Для большинства людей подобный вопрос находится где-то в плоскости научной фантастики. Ученые же с огромной радостью докапываются до самой сути.

Несколько лет назад машинисты метрополитена в Нью-Йорке, Йоханнесбурге, Париже, Москве, Токио, Сиднее и сотрудники недавно запущенного берлинского метро могли наблюдать странное явление. Молодые ученые роились, как пчелы, с ватными палочками и ловили невидимых обитателей нашей планеты, наших сожителей, которые живут в нас, на нас, над нами и под нами. Инициатором такого флешмоба стал нью-йоркский биоинформатик Кристофер Мэйсон из Корнеллского университета (Cornell University). Однажды он забирал свою дочь из детского сада и увидел, как она облизывает игрушку. Как у любого другого родителя, у него уже вертелось на языке: «Не суй в рот грязные предметы, а то заболеешь». Но ученый осекся, задавшись вопросом, с какими именно возбудителями контактирует его ребенок. В 2013 году Мэйсон и его коллеги начали работу по исследованию скрытых микроорганизмов в нью-йоркском метро. Позже к ним присоединились коллеги в других штатах и других странах. Ватными палочками они собирали содержимое поверхностей сидений, терминалов по продаже билетов, поручней в вагонах метро. Так ученые получали образцы клеток и их остатков, которые скапливались на поверхностях различных предметов. Затем из полученного материала выделили фрагменты ДНК, и миллионы кусков с помощью компьютерной программы собрали в единую картину. Таким образом была определена структура генетического материала полученных клеток и их видовая принадлежность.

Генетическое картирование[1] микробов, обитавших на станциях нью-йоркского метро, было завершено.

Тот, кто однажды увидит эту карту целиком, будет потрясен от осознания того, что на ней представлен параллельный мир. Ученые смогли определить 637 различных видов микробов. Половиной из них оказались бактерии, перемешанные с фрагментами ДНК людей, грызунов, грибов и вирусов. Некоторые бактерии были болезнетворными. Мэйсон и его команда обнаружили возбудителей сибирской язвы, чумы, но большинство микроорганизмов все же не представляли опасности для человека, а некоторые оказались даже полезными. После того как работа в метро Нью-Йорка была успешно завершена, был дан старт аналогичному проекту в Берлинском метрополитене, который планируется завершить к 2020 году.

И тогда мы узнаем гораздо больше о том, какие существуют микробы, где они обитают, откуда появляются, как размножаются, какие их разновидности и в каком количестве способны вызывать вспышки инфекционных заболеваний.

Метагеномика — это область науки, которая проливает свет на параллельную вселенную и ее обитателей, скрытых от человеческого глаза, но живущих повсюду рядом с нами. Метагеномика — предмет жарких дискуссий в будущем. Каждый день мы оставляем множество персональных данных в Сети,

[1] Создание карты чего-либо.

которые многое могут рассказать о наших интересах и пристрастиях. Точно так же малюсенькие существа, которые мы оставляем на различных поверхностях в метрополитене и не только, способны поведать многое о нас: кто мы такие, возбудители каких заболеваний нас поджидают. Возможно, однажды мы поймем, как можно обезопасить себя от них и даже их победить. Но на сегодняшний день этот проект лишь в очередной раз напоминает нам, что мы живем не одни на этой планете, и развенчивает миф о нашей самостоятельности и независимости

ВАТНЫМИ ПАЛОЧКАМИ УЧЕНЫЕ СОБРАЛИ СОДЕРЖИМОЕ ПОВЕРХНОСТЕЙ СИДЕНИЙ, ТЕРМИНАЛОВ ПО ПРОДАЖЕ БИЛЕТОВ, ПОРУЧНЕЙ В ВАГОНАХ МЕТРО, ЧТОБЫ УСТАНОВИТЬ, С КАКИМИ ВОЗБУДИТЕЛЯМИ МЫ СТАЛКИВАЕМСЯ КАЖДЫЙ ДЕНЬ.

Хорошие микробы помогают нам выживать, плохие осложняют нашу жизнь тем, что вселяются в нас и вызывают развитие различных заболеваний. Нам никак не избежать контакта с ними. Если мы не попадем под машину, не станем жертвой авиакатастрофы или нас не затопчет лошадь, то с высокой долей вероятности можно утверждать, что умрем мы (хотелось бы верить, что произойдет это не слишком скоро) от инфекции. А пока этого не случилось, нам не остается ничего, кроме как всецело и полностью довериться нашей иммунной системе, чего она вполне заслуживает. Ей действительно приходится нелегко, поскольку она вынуждена день за днем охранять нас.

Предполагается, что мы не будем усложнять ей жизнь круглосуточным сидением перед телевизором без малейшего движения, курением, частыми вечеринками с распитием алкоголя, вредной и жирной едой, постоянными стрессами. Если мы ее побережем и обеспечим ей немного покоя, то тем самым значительно облегчим ей работу.

Наша иммунная система очень умная и очень хорошо нас знает. Она прекрасно осведомлена, откуда в прошлом исходила опасность и как удалось этой опасности противостоять.

Она приспосабливается к нам, постоянно изучает что-то новое и в любой экстренной ситуации моментально готова прийти на помощь. Кроме всего прочего, наша иммунная система очень скромная. В отличие от сердца, желудка, легких, печени, почек и других органов, которые сразу начинают подавать сигналы, если дела у них обстоят не очень хорошо, иммунная система ведет себя тихо, лишний раз не докучая нам. И пока она функционирует бесперебойно, мы даже не задумываемся о ее существовании. Мы знаем ее имя, но большинство людей не имеет ни малейшего представления о том, как она выглядит и где находится. Большинство из нас полагает, что в организме просто что-то где-то есть, и это что-то своевременно отражает угрозы и атаки болезнетворных микроорганизмов. Собственно, на деле все так и происходит. Иммунная система существует и моментально вступает в бой, если возникает угрожающая жизни ситуация.

ВНЕШНЯЯ ЧАСТЬ НАШЕГО ТЕЛА – «МЕРТВЫЙ ЧЕХОЛ», ОРОГОВЕВШИЕ ЧЕШУЙКИ КОЖИ. КОЖА ХОРОШО ЗАЩИЩАЕТ, Т. К. ВНУТРЬ ВРЕДНЫЕ МИКРООРГАНИЗМЫ МОГУТ ПРОБРАТЬСЯ ТОЛЬКО ЧЕРЕЗ ЖИВЫЕ КЛЕТКИ.

Она не защитит нас от злой собаки или карманного вора. В этом случае более эффективными окажутся ловкая нога или сильная рука. Если мы вступаем в контакт с химическими отравляющими веществами, то роль первой скрипки берет на себя печень. При врожденных заболеваниях действенными зачастую бывают только медикаментозная терапия и лечебная гимнастика, эрготерапия[1]. При избыточной влажности, жаре, холоде, давлении и ударах защиту обеспечивает кожа, состоящая из нескольких слоев, которые выполняют разные функции. Самый верхний слой кожи представляет собой

[1] Область медицины, имеющая своей целью оказание помощи человеку в повседневной жизни, развитие, восстановление и поддержание навыков, необходимых при выполнении действий, важных и значимых для здоровья и благополучия.

мертвые роговые чешуйки, которые постоянно слущиваются с поверхности. Этот своего рода мертвый чехол является форпостом нашей иммунной системы. Если бактерия, грибок или вирус оседают на поверхность такого мертвого чехла, то опасности организму они никакой не представляют. Согласитесь, ведь на кончиках пальцев не развивается воспаление, если мы касаемся ими грязной клавиатуры компьютера. Мы также не заболеем, если нам придется сесть на грязное сиденье унитаза. Ведь кроме рогового слоя и защитных бактерий, обитающих на поверхности кожи, у нас есть еще защитники — собственные антибиотики, вырабатываемые нашим организмом. При контакте с бактериями, грибами, токсинами и вирусами они начинают моментально синтезироваться. Особенно эффективны они в отношении кишечной палочки, эшерихии коли, которая может быть очень опасной для человека.

Для того чтобы возбудителю удалось нас сразить, сначала он должен прорваться через кожный барьер и попасть внутрь нашего организма. Произойти это может только на участках, где расположены живые клетки кожного покрова. Например, на месте ранки, или пореза, или иного механического повреждения кожи. Потертости, опрелости, воздействие на кожу высокими температурами или контакт с кислой средой — все это делает нашу кожу очень уязвимой. Также заражение возможно в результате попадания возбудителя на участки, покрытые слизистой оболочкой. Сама по себе слизь защищает чувствительные слизистые оболочки, но не всегда это происходит эффективно. Например, в женский организм болезнетворный агент может проникнуть через влагалище. Оттуда он легко передвигается куда угодно. Например, может обосноваться в мочевом пузыре, вызывая его воспаление. Самый легкий путь проникновения в наш организм — через слизистую оболочку глаза, носа и ротовой полости. Достаточно, чтобы утром в автобусе на нас кто-нибудь пару раз чихнул от души, и миллионы болезнетворных микроорганизмов, попав на слизистую глаза и носа, устремляются внутрь нашего организма. И тогда за работу принимается наша иммунная система. Кажется, что все работает очень просто. Но на деле куда сложнее.

Сначала нашей защитной системе предстоит распознать, с кем она имеет дело: с бактерией, вирусом, грибком, паразитом, простейшими или клетками собственного организма, которые пытаются ввести в заблуждение. Против каждого нападения у иммунной системы есть свой механизм защитной реакции.

Чтобы понять, насколько это сложно, представьте, как команда ученых в своей лаборатории годами работает над созданием прививки или лекарства против одного конкретного заболевания.

Наша иммунная система, в отличие от группы ученых, всю работу делает в одиночку. Иногда и в ее работе случаются сбои, в результате которых она начинает реагировать неправильно. При избыточном реагировании у человека развивается аллергия. Если же иммунная система начинает атаковать собственный организм, развивается аутоиммунное заболевание. Иногда иммунный ответ бывает недостаточным. При слабом иммунном ответе мы можем подцепить что-то легкое, типа насморка, или что-то пострашнее, например, воспаление оболочек головного мозга, а можем даже заболеть раком. Случается и такое, что наша иммунная система мечется в нерешительности, не понимая, как ей поступить с незнакомым болезнетворным агентом: в этом случае мы тоже заболеваем. Иногда иммунная система вступает в контакт с особенно агрессивным болезнетворным агентом и ей не удается быстро распознать его и выработать правильную стратегию защиты. Из такой ситуации нам также вряд ли удастся выйти здоровыми самостоятельно, скорее всего, придется обратиться за медицинской помощью. Но с учетом того объема задач, которые наш иммунитет вынужден решать каждый день, количество допущенных ошибок носит обозримый

ПРЕЖДЕ ЧЕМ НАС ЗАЩИЩАТЬ, ИММУННОЙ СИСТЕМЕ НУЖНО РАСПОЗНАТЬ, С КЕМ ОНА ИМЕЕТ ДЕЛО: С БАКТЕРИЕЙ, ВИРУСОМ, ГРИБКОМ, ПАРАЗИТОМ, ПРОСТЕЙШИМИ ИЛИ КЛЕТКАМИ СОБСТВЕННОГО ОРГАНИЗМА, КОТОРЫЕ ПЫТАЮТСЯ ВВЕСТИ В ЗАБЛУЖДЕНИЕ.

характер. Даже если случается, что поначалу защитная система не понимает, как держать удар, то в большинстве случаев через какое-то время она начинает понимать, как это сделать и что лучше предпринять, чтобы сохранить нас здоровыми, и запускает в работу защитный механизм. Как правило, после пережитого однажды опыта приобретенный навык сохраняется. При повторном контакте с тем же самым вредоносным агентом иммунная система реагирует молниеносно, поражает его будто выстрелом из пистолета.

Если коротко, то наша иммунная система гениальна. Но на разработку имеющихся у нее механизмов ей понадобилось несколько миллионов лет. При этом она и сейчас не стоит на месте, постоянно совершенствуется и становится более зрелой.

О МИНОГООБРАЗНЫХ[1] И ЧЕЛОВЕКЕ. ИСТОРИЯ ИММУННОЙ СИСТЕМЫ

Ни для одного из существовавших когда-либо биологических видов наша планета не была уютным и комфортным местом для проживания. Даже четыре миллиарда лет назад, когда только начинала формироваться земная кора, а бактерии — первые живые существа — плавали в водах океана, уже тогда между ними шла ожесточенная борьба за существование. Тот, кто хотел остаться на плаву, должен был найти для себя прогретые участки коры, чтобы усердно на них размножаться делением. Бактерии, которым это не удавалось, были выброшены из эволюционного процесса. Оставшиеся успешно размножались и все лучше приспосабливались к меняющимся условиям окружающей среды.

Когда-то, примерно 2,7 миллиарда лет назад, из вод океана вынырнули первые древние существа и одноклеточные. В результате клеточного деления возникли многоклеточные организмы. Эволюция начала набирать обороты. Появились водоросли, губки и грибы, бактерии стали объединяться в сложные колонии. На Земле того времени еще сохранялся основной принцип жизни — «сожрать самому или быть сожранным». Недавно появившиеся многоклеточные еще не

[1] Отряд бесчелюстных из монотипического класса минóг.

имели в своем арсенале оружия, которое могло бы им помочь в борьбе с уже достаточно продвинутыми в эволюционном плане бактериями и вирусами. Для этого потребовались еще миллионы лет эволюции. И только примерно 500–600 млн лет назад случился эволюционный скачок.

Где-то в водах океана, который на тот момент практически полностью покрывал земной шарик, многоклеточные формы жизни научились вырабатывать маленькую белковую молекулу. По своим свойствам она была похожа на антибиотик широкого спектра действия. Они впрыскивали ее в клеточную мембрану бактерии, тем самым убивая ее. Одновременно белковая молекула подавляла у бактерий и вирусов, которые атаковали многоклеточные существа, способность размножаться. Гениальный трюк — сделать своего врага бесплодным. Это достижение можно справедливо считать Днем рождения иммунной системы.

Появление защитных белковых молекул, или дефензинов, стало катализатором в эволюционном процессе. Многоклеточные существа больше не должны были оставаться обезоруженными и ожидать нападения врага, который их уничтожит. Они обрели способность защищать себя, а вместе с тем и шанс на более длинную жизнь. А тот, кто дольше живет, имеет лучшую способность к размножению. Следующим прорывом стало появление клеток-пожирателей, так называемых фагоцитов. На поверхности их клеточной оболочки располагались участки стыковки — рецепторы. Они выполняли функцию распознавания оболочек других живых существ. Если обнаруживались какие-либо признаки того, что перед ними враждески настроенный вирус, бактерия или грибок, то фагоциты первыми его атаковали. При этом они крепились к его поверхности. Рецепторы (участки стыковки) точно совпадали со структурами поверхности враждески настроенных микробов, подобно двум кирпичикам конструктора лего. Как только клетке-пожирателю удавалось состыковаться с потенциальным обидчиком, она тут же заглатывала его и переваривала внутри себя. Так, с появлением дефензинов и клеток-пожирателей возникли первые механизмы самозащиты.

Чего еще не хватало на тот момент с практической точки зрения, так это системы оповещения, с помощью которой можно было объявить тревогу и подозвать подкрепление в виде дефензинов и клеток-пожирателей. Сколько столетий понадобилось для того, чтобы сформировалась такая система оповещения, доподлинно никто не знает. Факт остается фактом: однажды она появилась. Этот период ознаменовался активной работой цитокинов — маленьких белковых молекул, которые выполняют роль посыльных между клетками, своего рода разновидность химической телефонной связи. Работа их заключается в том, чтобы сообщать о наличии вражеского агента, тем самым стимулируя клетки-пожиратели и дефензины к размножению со скоростью ветра, чтобы прижать врага к стенке. Так сложилась следующая версия защитной системы, «система комплемента»[1], состоящая из нескольких протеинов, в результате взаимодействия которых эффективно подавляются инфекционные процессы, преимущественно на начальных стадиях развития заболевания.

МОЖНО СКАЗАТЬ, ИММУННАЯ СИСТЕМА РОДИЛАСЬ ТОГДА, КОГДА МНОГОКЛЕТОЧНЫЕ НАУЧИЛИСЬ СОЗДАВАТЬ БЕЛКОВУЮ МОЛЕКУЛУ, НЕ ПОЗВОЛЯЮЩУЮ БАКТЕРИЯМ И ВИРУСАМ РАЗМНОЖАТЬСЯ.

Таким образом, к основным важным компонентам нашей иммунной системы относятся клетки-пожиратели, дефензины, цитокины в роли сигнальных веществ и система комплемента, которая по цепочке запускает артиллерию защитных реакций.

Живые существа приходят в этот мир, уже имея в арсенале этот набор механизмов, который носит название неспецифический иммунитет. Это значит, что с помощью данных механизмов организм без разбора отражает все атаки, которые кажутся ему подозрительными.

Врожденная иммунная система в течение следующих миллионов лет превратилась в хит экспорта. Вскоре ею стали

[1] Группа глобулярных белков сыворотки крови животных и человека, представляющих собой часть иммунной системы организма.

пользоваться не только зеленые водоросли, но и другие простейшие живые существа. Новые, более сложно устроенные организмы начали заселять Землю. Около 500 миллионов лет назад в водах Мирового океана уже плавали первые, похожие на рыб позвоночные. Площадь океана становилась тем временем меньше. Появлялись участки суши. На Земле царил теплый влажный климат, который постепенно становился сухим. Первые рыбы, ракушки и ракообразные активно возились в воде и давали начало множеству новых различных видов. На суше стремительно увеличивалось количество новых видов растений. Амфибии начинали выходить из воды на сушу. Новые разновидности насекомых расширяли свое жизненное пространство. Ящерицы, змеи и другие пресмыкающиеся неуклюже расползались по болотам и прибрежной полосе. Прогресс по огромной производственной площадке под названием «эволюция» шагал семимильными шагами. На Земле становилось все теснее. В ходе эволюции появлялись не только новые разновидности растений и животных, но и новые возбудители заболеваний, не известные до этого момента бактерии, вирусы и паразиты. Врожденная иммунная система пока еще справлялась с большинством из них, но уже далеко не со всеми. Часто она работала медленно, с каждым разом ей было все сложнее ориентироваться и распознавать, кто перед ней: враг или нормальная клетка собственного организма.

Такой пробел в работе защитной системы стал серьезным камнем преткновения в дальнейшем развитии механизмов выживания. В результате мутаций со временем появилась новая, более умная защитная система — адаптивная иммунная система. На возбудителей болезней она реагировала путем выработки высоко специализированных иммунных клеток, так называемых Т-клеток, которые убивали болезнетворных агентов, и В-клеток, которые отвечали за выработку новых антител.

Такие клетки иммунного ответа уже не атаковали просто так все чужеродное. Они были специалистами узкого профиля, которые вступали в схватку только с определенными возбудителями и нейтрализовали их, после чего на долгие годы запоминали о той схватке с врагом и абсолютно точно знали, что нужно делать, если такой же возбудитель встретится им еще раз.

На сегодняшний день никто не может однозначно сказать, какими путями шла эволюция к созданию этой новой, очень умной защитной системы. Также неизвестно, кто стал первым счастливым обладателем такого умного механизма защиты. Вполне возможно, что это были миноги.

Эти позвоночные животные, напоминающие угря, на сегодняшний день занесены в Красную книгу как исчезающий вид и по праву считаются живыми ископаемыми. Уже более 500 миллионов лет они тихо и спокойно обитают в воде, с помощью зубов-терок питаются рыбой и благополучно размножаются. Очень простая стратегия жизни, благодаря которой эти живые организмы дожили до наших дней, не претерпевая значительных мутаций (изменений).

Биологи, занимающиеся вопросами эволюции, и иммунологи очень любят миног. Не существует в арсенале ученых никакой другой, более понятной иммунной системы. Древних животных нельзя оживить с помощью генной инженерии, как в фильме «Парк юрского периода». Чтобы понять, как функционировала иммунная система живых существ до наших дней, имелась ли она у них вообще, ученым необходимо найти живое существо, имеющее возраст несколько миллионов лет и дожившее до наших дней в неизмененном состоянии.

Только с помощью такого животного у ученых появляется возможность заглянуть в прошлое. Для реализации такой задачи вполне бы подошла акула. Хрящевые рыбы существуют уже почти 400 млн лет. Но средой обитания акул является морская вода, им требуется много места, растут они дольше, чем человек, некоторые из них достигают половой зрелости только к возрасту 30 лет.

И, как известно, они не относятся к животным, с которыми очень легко ужиться человеку. Лучшей альтернативы, чем миноги, просто не существует. Для комфортного проживания им достаточно небольшого тазика с прохладной пресной водой, и они не кидаются на каждого, кто опустит руку в тазик, где они обитают. Достаточно веские аргументы в пользу того, чтобы миноги стали любимыми питомцами ученых.

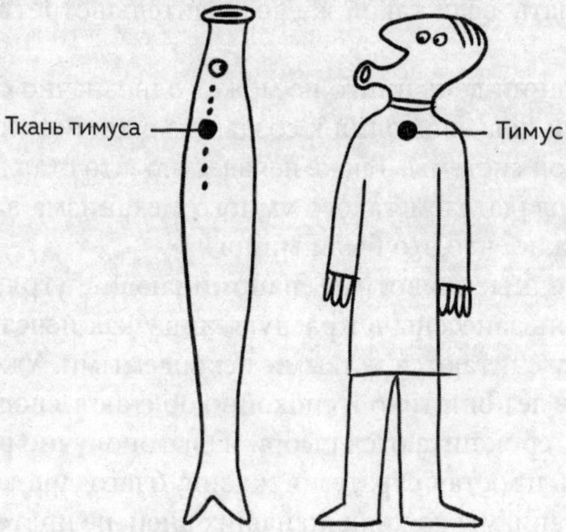

В 2011 году рабочая группа ученых во главе с Томасом Бемом (Boehm) из Института иммунологии и эпигенетики Макса Планка в г. Фрайбург совместно с американскими специалистами объявили об открытии, которое они сделали в процессе исследования миног. Оказалось, что самые примитивные из живущих на планете позвоночных имеют ткани, схожие с тканями вилочковой железы человека. Был сделан вывод, что миноги обладают центральным аппаратом адаптивной иммунной системы. В вилочковой железе, которая у человека и других высших позвоночных расположена чуть выше сердца, Т-лимфоциты вызревают в боеспособные клетки иммунного ответа. Когда они покидают вилочковую железу, они уже могут целенаправленно распознавать, атаковать и уничтожать бактерии и вирусы за счет специфических рецепторов, способных идентифицировать чужеродные молекулы. Совместно с В-лимфоцитами, которые тоже распознают чужеродных агентов, они образуют внешне эффективную защитную систему, которая не только отражает нападение в случае опасности, но и способна запоминать стратегию своего противника. В случае повторной атаки такая защитная система мобилизуется еще быстрее и молниеносно нейтрализует врага.

Структуры, схожие по строению с тканями вилочковой железы, обнаружили немецкие ученые у миног после длительных поисков болезнетворных агентов в их организме. Сделанное ими открытие было сенсационным. За счет того, что животные не претерпели изменений как минимум в течение последних 500 млн лет, сегодня мы достоверно знаем, что возраст адаптивной иммунной системы — грандиозного изобретения эволюции — гораздо больше, чем предполагалось ранее. И доступна она была не только высшим позвоночным, к которым относится и человек, — именно такой точки зрения придерживались ученые последние 150 лет. С позиции двойной системы иммунного ответа, минога и человек очень схожи между собой. Но эволюция позаботилась о том, чтобы иммунная система человека в ходе его развития становилось более сложной. Различные органы во всем организме трудятся во благо иммунной системы. Они синтезируют большое разнообразие различных клеток иммунного ответа, антител и сигнальных веществ (медиаторов). Кроме того, есть клетки, которые регулируют данные процессы с помощью сложных систем, управляют ими и контролируют их.

ИММУННАЯ СИСТЕМА – ЭТО НЕ СТАЦИОНАРНАЯ УСТАНОВКА ПО ПРОИЗВОДСТВУ ЗАЩИТНЫХ ШАРИКОВ, А ХАОТИЧЕСКИ РАЗРОЗНЕННАЯ И ВМЕСТЕ С ТЕМ ВЫСОКОУПОРЯДОЧЕННАЯ СЕТЬ ИЗ МНОЖЕСТВА КОМПОНЕНТОВ.

В общем, наша иммунная система — это не стационарная установка по производству защитных шариков, а скорее хаотически разрозненная и вместе с тем высокоупорядоченная гениальная сеть из многих компонентов.

Компоненты взаимодействуют между собой, иногда лучше, иногда хуже, иногда мгновенно, а иногда с задержками. Но постоянно занимаются самообразованием и применяют полученные знания и навыки, чтобы сохранять нас здоровыми. Одним словом, суперорган.

Иногда пациенты задают мне вопрос: «А где находится наша иммунная система?» Самый простой ответ звучит так: «Везде, где она нужна».

Ученые со всего мира каждую неделю сигнализируют о новых открытиях и неизвестных ранее фактах, о способностях и свойствах иммунной системы. Но каждое новое открытие порождает новые вопросы. Главные из них относятся к области регуляции и управления иммунной системой. Кто или что дает команду для захвата болезнетворных агентов? Кто или что координирует ход сражения с возбудителями? Какие воины ведут за собой в атаку остальных бойцов и в каком количестве? Кто или что сигналит о выигранном бое и дает распоряжение принять исходные позиции? Как выстраивается линия защиты при повторной атаке?

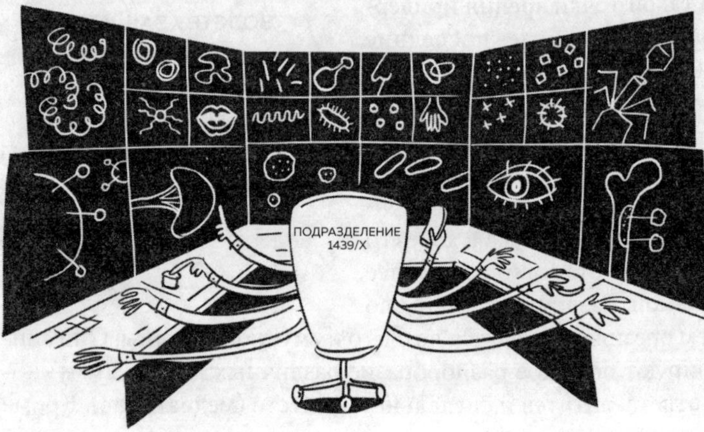

Но при всех этих многочисленных вопросах как же радостно просто знать, что наша иммунная система существует. Существует везде, где она нужна. И для начала я предлагаю остановиться именно на этом простом тезисе.

Итак, наша иммунная система в действительности не представляет собой какой-то отдельный орган, она состоит из различных органов, которые работают в связке друг с другом: тимус, селезенка, глоточные миндалины, огромное количество лимфоузлов по всему телу, а также костный мозг. В состав иммунной системы входит огромное разнообразие клеток и огромное количество других помощников, которые рассредоточены по всему организму: антитела, медиаторы, различные разновидности белков, которые принимают участие в иммунном ответе.

К иммунной системе относятся и бактерии, обитающие на поверхности нашего кожного покрова, слизистых оболочек, бактерии кишечника, а также биохимические вещества, например, соляная кислота желудка и слизь. Все вместе, на первый взгляд, выглядит как хаос. Только при более детальном рассмотрении удается понять, насколько гениальна наша иммунная система, насколько она высоко упорядоченная и хрупкая одновременно. Но обо всем по порядку.

2. БЕРЕМЕННОСТЬ И РОДЫ

В самом начале нашей жизни иммунной системы еще не существует просто потому, что она еще не нужна. В маточных трубах и матке, где обосновывается уже оплодотворенная яйцеклетка, чище, чем в самой стерильной лаборатории. В этой безмикробной среде мы развиваемся в первые дни. Это начало нашей, надеюсь, замечательной жизни.

ВО ВРЕМЯ БЕРЕМЕННОСТИ. ТОЛЕРАНТНОСТЬ И ЗАЩИТА

С точки зрения иммунной системы матери, такое начало выглядит совсем иначе. Иммунная система видит целое скопление незнакомых белков, один из которых цепляется к собственной (своей) клетке и объединяется с ней. Затем чужак в полости маточных труб увеличивается в размерах, начинает делиться, становится двухклеточным, четырехклеточным, восьмиклеточным и прочно обосновывается в слизистой матки. На помощь! Тем временем иммунная система еще ничего не подозревающей матери, которая ждет не дождется, когда забеременеет, с высокой скоростью готовит клетки иммунного ответа, чтобы как можно быстрее нейтрализовать явно чужеродный элемент. После оплодотворения слизистая матки кишит огромным количеством различных иммунных клеток. Это может стать концом беременности. Но только в том случае, если среди них не окажется представителей особой группы иммунных клеток, как лимфоциты Т-регуляторы. Эти клетки выполняют функцию третейского судьи, своевременно распознают волнения и тормозят противоборствующие стороны, пока те не поубивали друг друга. Кроме всего прочего, лимфоциты Т-регуляторы вырабатывают подавляющие борьбу факторы, такие как интерлейкин-10.

В присутствии лимфоцитов Т-регуляторов клеток другие иммунные клетки успокаиваются и смиряются с началом новой жизни. Happy end!

К сожалению, так происходит не всегда. Ученые предполагают, что большинство преждевременных родов и выкидышей имеет взаимосвязь с нарушениями иммунной системы, в частности с нарушением функции лимфоцитов Т-регуляторов. Тогда эмбрион распознается как чужеродный агент, и все силы иммунной системы направлены на его изгнание.

При благоприятном сценарии оплодотворенная яйцеклетка продолжает делиться. Изначально скопление эмбриональных клеток имеет очертание лягушки и только со временем начинает принимать человеческий облик. Еда, которая требуется эмбриону для роста и развития, уже в переваренном виде поступает с материнской кровью через плаценту вместе с кислородом. Продукты отходов жизнедеятельности, которые больше не требуются маленькому организму, выводятся обратно в кровоток матери через пуповину. Пуповина является единственным средством связи малыша с внешним миром. Через нее доставляются нужные питательные вещества, кислород, вода и некоторые витамины. На 8–12-й неделе беременности пуповина начинает осуществлять трансфер материнских антител — белковых молекул, способных распознавать возбудителей, с которыми однажды уже контактировала мать. Это своего рода передаваемая по наследству иммунная система, которая на данном этапе еще даже и не требуется нерожденному ребенку. Только после рождения она начнет работать на его благо. В течение первых месяцев жизни она будет защищать малыша от многих заболеваний, которые однажды перенесла мать или против которых была вакцинирована, например кори или краснухи. Против других заболеваний антитела тоже передаются в утробе матери, но их время жизни после рождения ребенка намного короче и к 2–3 месяцам их практически не остается. На первый план выходит вакцинация младенца от этих инфекций, что, по календарю прививок, начинается в 3 месяца.

Вернемся к матке. Теоретически вирусы, бактерии, грибы и паразиты могут через кровоток будущей матери проникать в пуповину, а затем и в организм плода. Но тоненькая мембрана, которая присутствует в плаценте, препятствует тому, чтобы кровь ребенка и матери смешивались между собой. Плацентарный барьер является дополнительной защитой, оберегающей ребенка от элементов материнской иммунной системы, которые идентифицируют ребенка не как ребенка, а как угрозу в виде чужеродного агента. Ведь клеточные мембраны плода на своей поверхности имеют огромное количество отцовских признаков, которые представлены чужеродными для организма матери белковыми молекулами.

КЛЕТОЧНЫЕ МЕМБРАНЫ ПЛОДА НА СВОЕЙ ПОВЕРХНОСТИ НЕСУТ ОГРОМНОЕ КОЛИЧЕСТВО ОТЦОВСКИХ ПРИЗНАКОВ, БЕЛКОВЫХ МОЛЕКУЛ, И ДЛЯ ОРГАНИЗМА МАТЕРИ ОНИ ЧУЖЕРОДНЫ. ПЛАЦЕНТАРНЫЙ БАРЬЕР РАЗДЕЛЯЕТ МЕЖДУ СОБОЙ ДВА ГЕНЕТИЧЕСКИ РАЗНЫХ ИНДИВИДУУМА.

Плацентарный барьер разделяет между собой два генетически разных индивидуума: ребенка и мать. Но такой барьер не является абсолютно непроницаемым, и некоторые клетки ребенка через плаценту умудряются попасть в организм матери, при этом очень бодро себя чувствуют. Случается такое, что в крови женщины, которая однажды родила сына, еще многие годы спустя можно обнаружить мужские клетки. Как им удается так долго оставаться в организме матери живыми, наука объяснить не может. Между тем эти эмбриональные клетки активно используют для проведения специальных тестов в рамках генетического обследования еще не рожденного ребенка.

Сама по себе плацента не абсолютно стерильна. В ней присутствует небольшое количество бактериальной флоры, отличной по видовому составу у каждой женщины. По составу она похожа на микрофлору ротовой полости, что было установлено американскими учеными некоторое время назад.

Эти бактерии относительно безопасны, как считают ученые, и некоторые микроорганизмы, обитающие в плаценте, через пуповину проникают к ребенку. Предполагается, что уже тогда они вступают в контакт с первыми клетками эмбриональной иммунной системы и тем самым дают толчок к ее развитию.

Уже на 13-й неделе беременности сформированная таким образом защитная система работоспособна и оснащена необходимыми ресурсами для выполнения специальных заданий на период течения беременности, что установил иммунолог Florent Ginhoux из Университета Сингапура. В то время как в зрелой иммунной системе дендритные клетки координируют работу Т-лимфоцитов и осуществляют презентацию антигенов Т-лимфоцитам, тем самым тренируя их, в организме не рожденного ребенка они занимаются тем, что активируют лимфоциты Т-регуляторы, основной задачей которых является подавление иммунного ответа со стороны материнских клеток. Таким образом, чужеродное живое существо может спокойно жить и развиваться в утробе матери. О том, как осуществляется взаимная игра иммунных клеток, мы расскажем подробнее в следующей главе.

ХОРОШАЯ ЭКИПИРОВКА ДЛЯ ПРЫЖКА В ЖИЗНЬ

На протяжении 9 месяцев беременности формируются не только органы, но и часть нашей так называемой врожденной иммунной системы, своего рода базовой комплектации всего иммунного комплекса, оружия на все случаи жизни. Развитие врожденного иммунитета по большей части заложено в нашей генетической программе. Некоторые его элементы развиваются и после появления человека на свет. С появлением на свет врожденный иммунитет способен выполнять возложенные на него задачи.

Чтобы познакомиться ближе с врожденной иммунной системой, совершим небольшой экскурс по нашему организму. Начнем снаружи, затем заглянем внутрь, в кровеносные сосуды, органы и ткани. Некоторые элементы мы сможем распознать невооруженным глазом, другие можно увидеть только при помощи микроскопа или специальных тестов.

Надежная защита: кожа и волосы

Прежде всего, врожденный иммунитет состоит из механических и физических барьеров, очень ненадежных защитных окопов. На передовой не принято долго расспрашивать и размышлять, кто и зачем пытается прорвать оборону. Здесь атакуют любого чужака.

Самым наружным защитным барьером является наша кожа. Если точнее, то ее самый верхний слой и слизистые оболочки. У новорожденных кожа и слизистые еще очень тонкие, но это никак не уменьшает их защитных свойств, они достаточно хорошо функционируют. К физическим и механическим компонентам врожденного иммунитета относится не только кожа.

Веки наших глаз, подобно автомобильным дворникам, непринужденным движением смахивают возбудителей, оседающих на поверхности конъюнктивы[1]. В дыхательных путях расположены реснички — тонкие подвижные волосики, которые с помощью слизи захватывают возбудителя и, как по конвейеру, направляют вверх, в направлении гортани. В этом случае у нас появляется выбор: незаметно проглотить возбудителя и тем самым отправить его в желудок для нейтрализации соляной кислотой или отрыгнуть и выплюнуть. К последнему методу рекомендуется прибегать только в среде и культуре, где плевательница является неотъемлемой частью интерьера, например в Китае.

Биохимические и биологические защитники

Соляная кислота является компонентом химической защиты врожденного иммунитета. Она убивает болезнетворные микроорганизмы, которые мы можем занести в наш организм с пищей. Подобный механизм особенно удобен для всеядных, что подтверждают результаты исследования, проведенного учеными университетского колледжа Лондона. Ученые проводили исследования на более чем 560 000 пациентов. Целью эксперимента было понять, каким образом изменяется ки-

---

[1] Тонкая прозрачная ткань, покрывающая глаз снаружи и заднюю поверхность век.

шечная микрофлора на фоне приема блокаторов секреции соляной кислоты. Только на территории Германии в 2015 году 14 миллионам пациентов были прописаны препараты данной группы, всего по стране было принято 3,7 миллиарда суточных доз этих препаратов. Результат оказался удручающим: прием блокаторов секреции соляной кислоты в 4 раза увеличивает риск развития инфекционного заболевания, вызванного бактерией кампилобактер. Этот патогенный микроорганизм часто присутствует в мясе птицы. Также результаты исследования свидетельствуют о возросшем риске возникновения бактериальной диареи на фоне отсутствия защиты в виде соляной кислоты. Слизь наших дыхательных путей, а также кишечника, слезная жидкость и слюна являются биохимическим оружием. Последние содержат мельчайшие белковые молекулы, так называемый лизоцим, который убивает возбудителей, предотвращает или подавляет его распространение внутри организма.

ПОЛЕЗНЫЕ БАКТЕРИИ ЗАНИМАЮТ КАЖДЫЙ СВОБОДНЫЙ УЧАСТОК НА ПОВЕРХНОСТИ КОЖИ И В КИШЕЧНИКЕ. БОЛЕЗНЕТВОРНЫМ МИКРООРГАНИЗМАМ ПРОСТО НЕ ОСТАЕТСЯ МЕСТА ДЛЯ ЖИЗНИ И РАЗМНОЖЕНИЯ.

О других защитных белковых молекулах, способных отражать угрозы, уже говорилось ранее. Это дефензины, обитающие на поверхности кожи, слизистых и в кишечнике. Они обладают способностью подавлять рост или уничтожать опасные бактерии, вирусы и грибы тем, что разрушают их клеточные стенки. Они действуют как собственные антибиотики.

К биологическим защитникам относится и бактериальный ландшафт на поверхности кожи, в кишечнике, у девочек в области влагалища. Этот бактериальный ландшафт формируется уже в первые часы и дни после рождения. Полезные бактерии занимают каждый свободный участок, болезнетворным микроорганизмам просто не остается места для жизни и размножения. В главе 3 мы подробнее остановимся на этом вопросе.

СВЕЖЕИСПЕЧЕННЫЕ НА КЛЕТОЧНОЙ ФАБРИКЕ. КАК ПОМОГАЮТ НАШИ КЛЕТКИ

Костный мозг — это фабрика по производству клеток. Уже с первых дней жизни костный мозг производит огромное количество красных и белых кровяных телец и кровяных пластинок, которые циркулируют в кровотоке и лимфе — транспортной жидкости для иммунных клеток, питательных веществ и продуктов распада, которые образуются в межклеточных пространствах тканей нашего организма и органах. Несмотря на то что красные и белые кровяные клетки внешне отличаются друг от друга и в организме выполняют абсолютно разные задачи, между ними есть очень много родственного. И те и другие являются потомками всемогущей клетки-предшественника, так называемой гемопоэтической стволовой клетки.

Красные кровяные клетки представляют собой не что иное, как такси для перемещения молекул кислорода. Белые кровяные клетки — лейкоциты — являются частью иммунной системы, осуществляют большое количество операций иммунного ответа. Лейкоциты включают в себя множество подвидов. Среди них есть лимфоциты, объединяющие В- и Т-клетки, формирующие адаптивную иммунную систему, о которой подробнее мы поговорим чуть позже. Есть гранулоциты и моноциты, а также произошедшие от них макрофаги[1], которые относятся к врожденной иммунной системе. Все три вида клеток являются клетками-пожирателями и вместе с тем выполняют сторожевые функции. Кроме всего прочего, имеются клетки — натуральные киллеры. Внешне они похожи на лимфоциты, но относятся к системе врожденного иммунитета.

Гранулоциты, макрофаги и натуральные киллеры не переставая курсируют по организму и следят за тем, чтобы везде был порядок. Если где-то обнаруживается очаг воспаления, например если мы порезали палец или разбили колено или где-то зародилась опухолевая клетка, они распознают угрозу

---

[1] Клетки в организме животных, и в т. ч. человека, способные к активному захвату и перевариванию бактерий, остатков погибших клеток и других чужеродных или токсичных для организма частиц.

и направляют сигнал внимательным сторожевым. Передавать информацию им помогают специализированные белковые структуры на поверхности их клеточной мембраны. У позвоночных животных они называются ГКГС (главный комплекс гистосовместимости; *англ.* MHC, major histocompatibility complex). У человека такая система носит название HLA (человеческие лейкоцитарные антигены, Human Leukocyte Antigens) и играет огромную роль в трансплантологии.

Структура этих белковых комплексов у каждого человека индивидуальна. Существует множество миллионов вариантов их конфигураций. MHC расположены не только на поверхности лейкоцитов, но и на других клетках нашего организма, имеющих ядро (= ядерных клетках). Красные кровяные клетки не имеют ядра, поэтому на их поверхности такие комплексы отсутствуют.

Возбудитель малярии научился использовать этот пробел в иммунной системе самым коварным образом. Он прочно прикрепляется к красным кровяным тельцам, где отсутствует MHC-система, и ничто не выдает их присутствия. Великолепное укрытие. К счастью, большинство других возбудителей заболеваний не знакомы с таким фокусом. Они проникают в лейкоцит или другую ядерную клетку и там трагически погибают. Это происходит следующим образом. Например, вирус проникает в клетку или нормальная клетка организма перерождается в опухолевую, в результате чего изменяется структура MHC-комплекса на поверхности клеточной мембраны. MHC-комплекс функционирует по принципу маленького монитора. На этот монитор клетка передает все, что происходит внутри нее. Таким образом, она сигнализирует, что она нормальная клетка организма и выполняет возложенные на нее функции в штатном режиме. Она сообщает о том, что хорошо себя чувствует, что с ней все в порядке. Данный механизм позволяет сигнализировать и о катастрофе. «На помощь! — высвечивается тогда на мониторе, — по моей клеточной стенке только что проехались чем-то острым». Или: «Аккуратно, на меня напал вирус, сейчас я вынуждена заниматься построением его копий». Как только поступает такое сообщение, на помощь приходят белые кровяные клетки. У тех, что оказались ближе всего к месту бедствия, имеются цитокины — сигнальные вещества, которые стимулируют кровоток и реакции иммунной системы. Суть этого заключается в том, чтобы как можно быстрее позвать на помощь другие иммунные клетки, которые перемещаются по кровеносному руслу. Данное явление мы можем наблюдать достаточно часто: на месте раны или там, где бактерия или вирус пытаются захватить командующие позиции, наблюдается покраснение тканей и местное повышение температуры, т. е. кожа там становится горячей на ощупь. Происходит это в результате того, что кровеносные сосуды расширяются и становятся более проницаемыми, чтобы как можно скорее доставить на место бедствия группу помощи. Также начинает вырабатываться защитная слизь, именно она виновата, что при простудных заболеваниях у нас заложен нос и мучает кашель с мокротой.

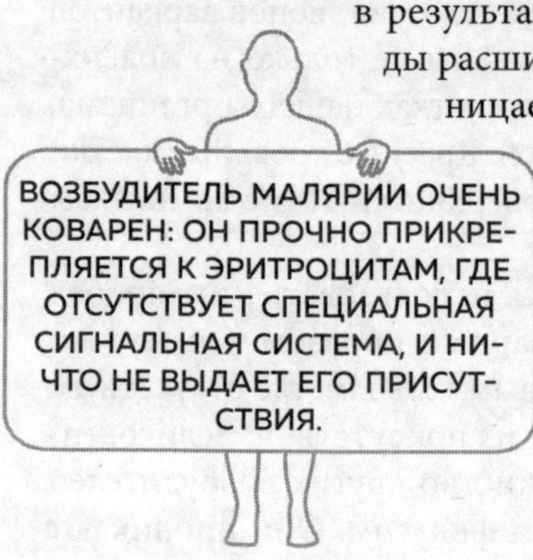

Существуют лейкоциты, способные обезвреживать чужеродные вещества, такие как белки или яды. Одна группа пожирает наших врагов — возбудителей заболеваний: вирусы, бактерии, грибки и паразитов. Другая тем временем транспортирует мертвые клетки и яды. А еще существуют специалисты, которые при ранении впрыскивают в кровь вещества, останавливающие кровотечение и стимулирующие процесс восстановления кожного покрова на месте ранки.

Определить, к какому виду относится та или иная белая кровяная клетка, может врач в зависимости от ее размера, формы и окраски. Для этого капля крови обрабатывается специальным красящим веществом и изучается под микроскопом. На сегодняшний день на помощь врачам приходит иммуногисто- и иммуноцитохимическое исследование. Суть его заключается в том, что определенное красящее вещество соединено со специфическим антителом. Это позволяет еще точнее дифференцировать клетки, которые выглядят одинаково под световым микроскопом.

Гранулоциты[1]: первая линия защиты

Исследуя под микроскопом кровь здорового новорожденного ребенка, можно отметить, что 2/3 всех лейкоцитов представлены гранулоцитами. У взрослых содержание гранулоцитов от общего количества лейкоцитов находится на уровне 40–75%. Среди гранулоцитов нейтрофильные гранулоциты представлены в большинстве.

Нейтрофилами называют шарообразные кровяные тельца, которые в мазке крови одинаково реагируют как на кислотные красители, так и на щелочные, то есть являются нейтральными, отсюда и происходит их название. Нейтрофильные гранулоциты — это своего рода преследователи, которые находятся на первой линии обороны, если на организм нападают бактерии. Образуются они так же, как и все клетки-предшественники, в костном мозге и оттуда с током крови проникают в пространства между органами, тканями и отдельными клетками и организуют там свои наблюдательные посты. Некоторые из них остаются в кровяном русле и курсируют в поисках непрошеных гостей, которых они легко могут обезвредить и уничтожить. Как только они распознают патогенный микроорганизм, они его захватывают, пожирают и переваривают. Внутри клеточного тела нейтрофилов присутствуют сферические элементы — гранулы, которым они обязаны своим названием. В гранулах содержатся энзимы[2] и губительные для бактерий яды. Нейтрофильные гранулоциты также посылают эти энзимы и другие сигнальные вещества в окружающее их пространство, чтобы обезвредить как можно больше возбудителей и вместе с тем призвать на помощь другие защитные клетки организма.

Нейтрофильные гранулоциты обладают и другой, особенно гениальной, способностью. Они умеют плести сети, так называемые внеклеточные нейтрофильные ловушки (NET —

---

[1] Подгруппа белых клеток крови, характеризующихся наличием крупного сегментированного ядра и присутствием в цитоплазме специфических гранул.

[2] Представляют из себя ферменты, являющиеся специфическими белками, которые ускоряют различные процессы внутри человеческого организма.

Neutrophil Extracellular Trap), пропитанные большим количеством яда из гранул. В то время как мы, подкошенные какой-нибудь легкой инфекцией, лежим на диване, эти сети, как смертельные липучки для бактерий, вирусов и грибков, перемещаются вместе с жидкостями внутри нашего организма и цепляют возбудителей, чтобы избавиться от них и как можно быстрее поставить нас на ноги. Нейтрофильные гранулоциты имеют короткий жизненный цикл: от 3 до 5 дней. Менее 24 часов их короткой жизни они проводят в кровеносном русле, затем перемещаются куда-нибудь в ткани и выглядывают оттуда, пытаясь не пропустить ни одного врага, а обнаружив, тут же успешно его атакуют. Не позднее пятого дня их настигает клеточная смерть, а их останки в селезенке или печени перерабатываются клетками-пожирателями, так называемыми макрофагами.

Результат общего анализа крови — это не диагноз

В общем анализе крови врач всегда контролирует количество лейкоцитов. Если их содержание сильно превышено, это может означать, что где-то в организме идет распространение инфекции или воспаление или у пациента присутствует хронический воспалительный процесс, например внушающая многим страх болезнь Крона. Прием некоторых медикаментов, нарушение гормонального баланса или онкологические заболевания также могут стать причиной резкого увеличения количества лейкоцитов в крови. Повышенное количество незрелых нейтрофильных гранулоцитов в общем анализе крови свидетельствует о том, что организму для борьбы с инфекцией требуется большее количество гранулоцитов, и костный мозг получает заказ на производство этого большего количества. Многие пациенты считают, что сами по себе показатели лабораторного исследования крови могут указать на наличие заболевания и область его локализации в организме. На деле все не так просто. Хорошим подтверждением тому может служить пример с высоким содержанием гранулоцитов в мазке крови. Как врач я всегда могу определить по анализу крови, сильно ли повышено количество нейтрофильных гранулоцитов. Но мы уже знаем, что в кровеносном русле их меньше, поскольку большинство прячется в межклеточных пространствах тканей и органах. В крови нейтрофильные гранулоциты живут менее суток. Если в крови обнаруживается большое количество таких клеток, а также других иммунных клеток, то это **косвенно** указывает на то, что в тканях организма их еще больше, соответственно, где-то присутствует очаг воспаления. Но о том, где этот очаг, что это за очаг, каких он размеров, сложно судить только по результатам исследования крови. Всегда есть вероятность, что высокое содержание лейкоцитов — это результат погрешности в ходе лабораторного исследования. Такое случается. У некоторых абсолютно здоровых пациентов данный показатель может сильно варьироваться в зависимости от времени суток или времени года. Зачастую состояние стресса может спровоцировать повышение уровня лейкоцитов. Таким образом, исследование крови — это не безошибочный метод диагностики. Оно всего лишь позволяет предположить о возможных неблагоприятных изменениях в организме. Одним из основных признаков является повышение уровня белых кровяных телец, в особенности нейтрофильных гранулоцитов. Превышение по данному показателю свидетельствует о том, что поступил внештатный сигнал бедствия и защитные силы собираются на битву, но где конкретно состоится сражение, неизвестно.

Пара слов о не самой аппетитной теме. Речь пойдет о гное. В течение нескольких столетий врачи пели гною дифирамбы, поскольку верили в его ранозаживляющие свойства. В действительности гной — это не что иное, как мусор из тканей, пропитанный ядовитыми веществами, от которых организм желает поскорее избавиться. Гной появляется тогда, когда нарушено кровоснабжение тканей или в каком-нибудь участке организма скапливаются бактерии (тогда усердно работают макрофаги). Из остатков разрушенных бактериальных клеток и бактерий, которые клетки-пожиратели не смогли переварить, образуется тот самый гной, который как можно скорее следует извлечь из организма, в случае необходимости — с помощью хирургического вмешательства.

То, что в груде мусора иногда можно найти что-то полезное, недавно доказали швейцарские биомедики. Они исследовали

ИММУННАЯ СИСТЕМА

УСПЕШНОЕ ПРЕДПРИЯТИЕ, БОГАТОЕ ТРАДИЦИЯМИ

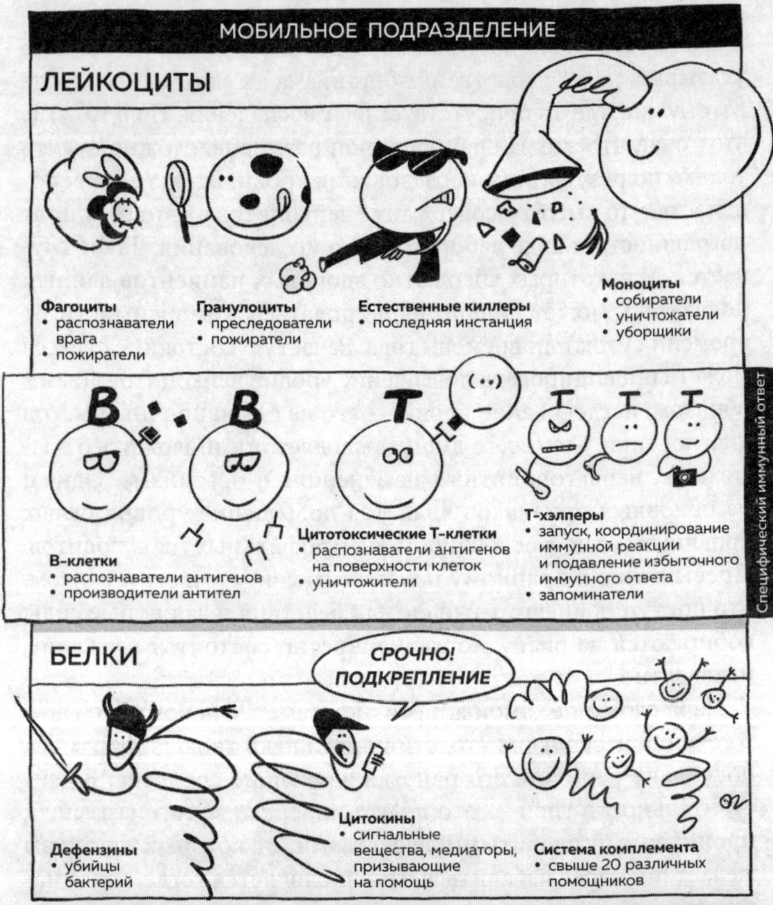

энзим миелопероксидазу (*англ.* MPO), который придает зеленоватую окраску гною. Этот фермент контролирует производство агрессивной кислоты, которая прожигает клеточные стенки бактерии и затем убивает их, не повреждая при этом окружающие ткани. Он работает подобно снайперу. С помощью легко взрывчатых боеприпасов уничтожает возбудителей заболеваний. В отношении таких кислотных бомб бактерии практически бессильны. Другие клетки нашего организма при этом чаще всего[1] остаются нетронутыми. Является ли гной сильно полезным в процессе заживления? Скорее, нет. Для организма всегда лучше как можно быстрее избавляться от гноя, бактерий и ядовитых веществ.

УЧЕНЫЕ ОБНАРУЖИЛИ В ГНОЕ КОМПОНЕНТ, ПОВРЕЖДАЮЩИЙ КЛЕТКИ БАКТЕРИИ, НЕ НАНОСЯ ВРЕД ОКРУЖАЮЩИМ ТКАНЯМ.

В крови некоторых пациентов отмечается слишком низкое содержание белых кровяных телец. Как только это обнаруживается при лабораторном исследовании крови, пациенты пугаются и задаются вопросом: «Нормально ли функционирует моя иммунная система?»

Низкое содержание лейкоцитов может означать, что человек страдает заболеванием крови или гиперфункцией и увеличением селезенки. Иногда прием некоторых медикаментов может спровоцировать низкое содержание лейкоцитов. Но здесь также работает правило: не впадать в панику, если содержание лейкоцитов незначительно или умеренно снижено. Результат лабораторного исследования не является диагнозом. Данное правило работает в отношении всех показателей. О нем следует помнить каждый раз, когда вы сдаете кровь. Это успокаивает. Хорошие врачи каждый раз повторяют это своим пациентам. Возможно, врач скажет вам: «Уровень лейкоцитов в вашей крови находится ниже уровня нормы. Возможно, ваш организм в настоящий момент «потребляет»

[1] Потому что иногда такая «бомба» выходит из-под контроля и начинает-таки разрушать окружающие, здоровые ткани. — *Прим. науч. ред.*

больше белых кровяных клеток или образует их в меньшем количестве, чем положено. Мы будем искать причины данного явления».

Моноциты. Прожорливые бродячие артисты

Моноциты — это белые гиганты среди остальных клеток крови. Они содержатся в меньшинстве. Их количество составляет всего 2–8% от всех белых кровяных телец. Работают они по принципу гранулоцитов: в качестве охранников и пожирателей.

Отличаются они не только своими размерами и малочисленностью. Моноциты — это настоящие бродячие артисты. 1–2 дня они плавают в кровяном русле, а затем обосновываются где-нибудь в тканях. Там они превращаются в клетки-пожиратели, уже упомянутые ранние макрофаги. Они представляют собой огромные мусорные контейнеры с интегрированной системой переработки мусора и собирают останки мертвых клеток, вредных микроорганизмов и другие вещества, которые образуются в нашем головном мозге, легких, соединительных тканях или любом другом органе и подлежат скорейшей утилизации. Они переваривают весь мусор, а его остатки транспортируют в лимфу.

Некоторые моноциты способны превращаться в новые типы клеток, характеризующиеся другими уникальными способностями. Последние способны выставлять кусочки убитых и переваренных патогенов на свою поверхность с помощью специальных белков наших клеток, называемых молекулами MHC (главный комплекс гистосовместимости), в результате из моноцита образуются тонко-разветвленные дендритные клетки[1]. Получившиеся дендритные клетки утрачивают свою непосредственную обязанность «мусорщика» и становятся своего рода детектором опасности, распространяясь по всему телу. Они путешествуют по лимфотоку и попадают в лимфоузлы, где, как на витрине, представляют принесенные с собой обломки возбудителей, тем самым информируя другие важные

[1] Популяция особых клеток, функция которых заключается в презентации «вражеских» антигенов другим клеткам иммунной системы.

клетки адаптивной иммунной системы об имеющейся в организме опасности. Вместе с тем они вырабатывают и посылают в окружающую их среду сигнальные вещества — цитокины, которые активируют другие иммунные клетки. Дендритные клетки, которым ученые дали название антигенпредставляющих клеток (*англ.*: antigen-presenting cell, APC) работают как посредники между врожденной и адаптивной иммунной системами.

Естественные киллеры. Самые чувствительные среди остальных иммунных клеток

Естественные киллеры (NK-клетки) представлены в меньшинстве относительно других белых кровяных телец. Их количество составляет 2–3% от всех лейкоцитов. Под микроскопом они похожи на лимфоциты. На их поверхности расположены чувствительные рецепторы. Эти рецепторы распознают сигналы, которые другие клетки отправляют через свой МНС-комплекс. «Помогите, со мной что-то не так!» — сигнализирует клетка. В этом случае естественные киллеры уничтожают больную клетку, в том числе нейтрализуют и опухолевую. Естественные киллеры — самые основательные среди всех клеток иммунного ответа. Лимфоциты могут периодически проглядеть измененную клетку или позволить ошибочно ввести себя в заблуждение. На этот случай всегда есть естественные киллеры: они внимательно следят за тем, чтобы не было сбоев, и устраняют огрехи.

Долгое время естественные киллеры работали, но об их существовании никто даже не подозревал. Они были открыты иммунологами лишь в 70–80-х гг. последнего столетия. Тогда еще считалось, что естественные киллеры относятся к врожденной иммунной системе, то есть их функционирование осуществляется по изначально заложенному плану. Открытие того факта, что естественные киллеры способны обучаться и запоминать информацию, свидетельствует, что частично они относятся и к адаптивной иммунной системе.

СИСТЕМА КОМПЛЕМЕНТА. МЕСТО ВСТРЕЧИ ИЗМЕНИТЬ НЕЛЬЗЯ

К компонентам нашей врожденный иммунной системы относятся также растворимые вещества, которые, в отличие от клеток иммунного обмена, не способны самостоятельно перемещаться в область очага инфекции. Они пассивно дрейфуют в нашем кровеносном русле и межклеточных жидкостях. Мы уже говорили о лизоциме[1], дефензинах и цитокинах, а также о системе комплемента, возраст которых насчитывает уже несколько миллионов лет, и все это время они незаметно делают свою работу. Большинство пациентов о них никогда не слышало. Даже врачам не всегда понятно, какие разнообразные, важные и исключительные функции выполняют эти компоненты нашей иммунной системы.

Система комплемента состоит более чем из 20 разновидностей протеинов и продуктов их расщепления. Как только возбудитель прорвался внутри нашего тела, запускается целый каскад сложных реакций. Некоторые протеины системы комплемента крепятся к клеточной стенке микроорганизмов, бурят в ней отверстия и уничтожают возбудителя. Еще одна разновидность факторов комплемента стимулирует продвижение иммунных клеток к месту происшествия, увеличивает проницаемость стенок сосудов, за счет чего иммунные клетки легче и быстрее проникают в пораженную ткань. Подобным образом работают полицейские при крупных ДТП: устраняют заградительные сооружения на трассе, чтобы службы спасения могли кратчайшим путем добраться до места происшествия. Тем временем другие факторы системы комплемента, сталкиваясь с возбудителями заболеваний, наносят на них специальную маркировку, фиксируясь к антителам, что уже присоединились ранее к стенке бактерии или инфицированной клетки. Тем самым они помогают клеткам-пожирателям, макрофагам, скорее почуять запах жареного, т. е. скорее разыскать и обезвредить непрошеного врага. Последняя группа

---

[1] Антибактериальный агент, разрушающий клеточные стенки бактерий гидролизом пептидогликана.

в пределах иммунной системы буквально разжигает воспаление в тканях организма, чтобы чужеродные клетки как можно быстрее были вынесены с током крови.

Таким образом, врожденная иммунная система очень хорошо защищает нас от болезней и травм. Она реагирует быстро и тщательно. Она способна распознавать большинство инфекций и успешно с ними бороться. И поскольку она так себя хорошо зарекомендовала, она не претерпела значительных изменений в ходе эволюции. Будь то насекомые, рептилии или млекопитающие — у нас много общего, когда речь идет о врожденной иммунной системе.

Тем не менее на фоне отсутствия эволюционного прогресса врожденная иммунная система не столь совершенна и гибка, как хотелось бы. Как правило, она всегда реагирует по одному и тому же сценарию. Многие возбудители терпят крах уже при столкновении с первой линией обороны: задерживаются на роговом слое кожи, или выметаются специальными механизмами из века глаза, или захватываются ресничками носовой полости, или уничтожаются ферментами слизи и, как результат, высмаркиваются в носовой платок. Если все-таки возбудителю удалось проникнуть в глубины организма, в большинстве случаев его распознает врожденная иммунная система и мгновенно кидается в атаку, пытаясь побороть. Наш врожденный иммунитет похож на средневековый город со своими стенами, сторожевой башней, герольдами, ночными дозорными и стражниками, которые одинаково храбро вступают в бой с каждым, кого считают врагом. Защитная система эффективна только тогда, когда враг наступает открыто. Если враг маскируется или сначала лишь слегка провоцирует, чтобы оценить, есть ли смысл атаковать (а если есть, то с какой позиции лучше), если враг незнакомый или выглядит иначе, чем уже известный ранее, то наша врожденная иммунная система претерпевает сильные перегрузки.

> **НАШ ИММУНИТЕТ ПОХОЖ НА СРЕДНЕВЕКОВЫЙ ГОРОД СО СВОИМИ СТЕНАМИ, СТОРОЖЕВОЙ БАШНЕЙ И СТРАЖНИКАМИ: ОН ЭФФЕКТИВЕН, ТОЛЬКО ЕСЛИ ВРАГ НАСТУПАЕТ ОТКРЫТО.**

УНАСЛЕДОВАННАЯ ИММУННАЯ СИСТЕМА

С этой точки зрения было бы крайне непрактично, если бы человеку в первые недели и месяцы жизни приходилось полагаться только на врожденную иммунную систему. Но природа, как обычно, продумала все до мелочей. Через плаценту мы получаем базовый набор материнских антител, которые берем с собой в нашу новую жизнь. Эти антитела иммунная система матери формировала индивидуально в результате контакта с окружающими ее патогенами. Таким образом, переданный новорожденному комплект антител является компонентом адаптивной иммунной системы нашей матери. На первых месяцах жизни он защищает организм от инфекций, которыми однажды переболела мать или от которой имеются антитела вследствие проведенной ранее вакцинации. Поэтому эта заимствованная иммунная система вполне приспособлена к нашей окружающей среде. Она защищает малыша от болезней, которые чаще встречаются вокруг его колыбели, таких как простуда в Германии и диарея в Африке.

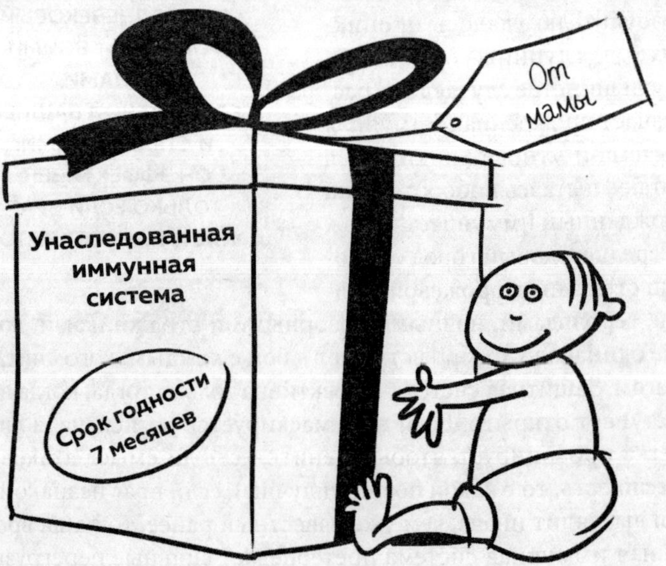

В момент рождения иммунный трансфер останавливается, антитела, как и другие белковые молекулы, постепенно распадаются. В результате к 6-му месяцу жизни новорожденный практически полностью утрачивает защитные компоненты материнской иммунной системы. С этого момента и в течение следующих месяцев и лет на первый план выступает собственная адаптивная иммунная система, которая постоянно обучается, взаимодействуя с вирусами, бактериями и другими возбудителями заболеваний, накапливает опыт и запоминает его на годы вперед с помощью клеток памяти. Скоро мы станем свидетелями того, как организм строит иммунную систему, которая защищает его от болезней в течение всей жизни, как шитый на заказ костюм.

3. В младенческом возрасте

Во время обзорной экскурсии по нашему организму мы познакомились с частями организма, входящими в состав врожденные иммунной системы: кожей, слезной жидкостью, слизью, соляной кислотой желудка, иммунными клетками и белками системы комплемента. В довесок ко всему этому приданому природа гениальным образом посылает нам еще целую армию мельчайших живых существ, которые помогают нам в борьбе с различными возбудителями заболеваний. Эти чужаки становятся нашими помощниками и прыгают на борт нашей лодки, пока мы пробираемся тернистым путем на этот свет.

Строительство микробиома[1]

Дружественное вторжение начинается, когда отходит слизистая пробка матки, околоплодный пузырь теряет герметичность и начинается наше путешествие через родовой канал, где нас уже поджидают наши помощники. Этот процесс напоминает прыжки в толпу на рок-концерте. Прыжок со сцены — и десятки рук фанатов подхватывают прыгуна. С той разницей, что в родовом канале нас подхватывают многие тысячи миллионов пока еще чужих живых существ и пытаются прочно состыковаться с нами. В свое время все они составляли защитную флору влагалища, старательно синтезировали кислые продукты, отгоняющие возможных возбудителей заболеваний, и заботились о том, чтобы мы могли жить на протяжении 9 месяцев.

---

[1] Совокупность разнообразия генов микрофлоры различных экологических ниш.

А сейчас эта защитная пленка находится на нас. Они обосновываются повсюду на коже, а также в полостях тела, пока мы стремительно пробирались на белый свет. Половина этих бактерий — лактобактерии, они вырабатывают молочную кислоту.

Следующие, с кем мы знакомимся при рождении, — это представители материнской кишечной флоры. Ребенок еще даже не сделал свой первый вдох, а первые материнские кишечные бактерии уже стремительно врываются в его организм — признаться, не самая аппетитная картина. Бактерии материнской кишечной флоры скатываются по короткому пути в свой естественный биотоп. В кишечнике малыша они уютно обживаются и практически сразу начинают формировать микробиом — кишечный ландшафт.

Микробиом состоит из множества бактериальных народностей. Сегодня микробиом считается самой главной частью иммунной системы, которая находится в тесном взаимодействии с другими ее элементами. Только то, что там происходит на самом деле, еще предстоит выяснить ученым. На сегодняшний день нам известно, что населяющие наш кишечник племена бактерий оказывают влияние на то, будем ли мы в будущем страдать избыточным весом, депрессиями, аутоиммунными заболеваниями или онкологией. Помимо этого, кишечная микрофлора помогает перерабатывать материнское молоко, а в дальнейшем и другую пищу. В первые минуты и часы жизни ребенка его кожу заселяет большое количество бактерий, которые попадают к нему прежде всего через руки от матери и отца. Хотя акушерки и врачи носят резиновые перчатки, они все равно переносят большое количество разнообразных бактерий. К ним присоединяются еще другие из тех, что имеются в ассортименте роддома, какие-то приносят на себе посетители — все это попадает на нежную кожу малыша. И еще, конечно же, при каждом кормлении, когда маленький рот соприкасается с соском, в организм младенца попадают новые бактерии, которые быстро пытаются найти теплое и влажное место в его кишечнике.

Сообщество бактерий и человека с древних времен является судьбоносной общиной особого плана. Человек и бактерии есть друг у друга уже несколько миллионов лет. За тот факт, что мы вообще смогли в ходе эволюции дожить до сегодняшних дней, мы должны быть благодарны бактериям. С тех пор как мы появились на Земле, эти мельчайшие существа образуют с нами взаимовыгодное сообщество. Они помогают нам выживать, переваривают еду, синтезируют некоторые витамины и защищают от возбудителей заболеваний. Взамен они могут жить на нас и внутри нас с рождения и до самой смерти. Однако некоторые из этих мельчайших живых существ являются мерзкими вредителями и при определенных условиях могут провоцировать развитие заболеваний.

Большинство бактерий размножается со скоростью ветра, некоторым требуется всего лишь 20 минут, чтобы обзавестись потомством. Это приводит к тому, что вскоре после рождения несколько сотен поколений бактерий плечом к плечу живут на нас и в нас, непрерывно заселяя нас до тех пор, пока у организма не останется ни одного свободного квадратного миллиметра. Около 100 биллионов мелких живых существ заселяют наши тела. На одну клетку организма приходится примерно 10 бактериальных клеток, таким образом, в системе «бактерии — человек» мы в меньшинстве. Поскольку бактериальная клетка значительно меньше, чем клетка человека, в объемном соотношении бактерии представляют лишь небольшую часть нашего организма: около 2 кг в перерасчете на одного взрослого человека. Хорошая новость для тех, кто имеет привычку взвешиваться по утрам: можно спокойно вычитать 2 кг.

Но не все бактерии относятся к нашим постоянным сожителям. Первые три года жизни в организме человека, преимущественно в кишечнике, бушует безжалостная борьба за место под солнцем. Сосет ли ребенок собственные руки, соску или погремушку, целует ли его тетя, лижет ли его собака — при любом контакте с внешним миром в рот малыша попадают новые бактерии. Попав в организм, они борются за вид на жительство. Если бы эти мельчайшие живые существа, в зависимости от их видовой принадлежности, можно было раскрасить разными цветами, было бы наглядно видно, что каждый человек практически сразу после рождения имеет сотни разновидностей бактерий в своем кишечнике; кроме того, каждый кишечник по бактериальному составу индивидуален. Не всегда бактерии и кишечник уживаются друг с другом. Иногда бактериям может не понравиться, чем их кормят, иногда они не могут найти подходящего места, на котором им хотелось бы остаться надолго. В таких случаях они быстро покидают организм, освобождая тем самым места другим бактериям, для которых текущие условия являются более подходящими. Происходит переселение народов на небольшом пространстве. Самое позднее через полгода бактериальные народности обретают оседлость, в результате в кишечнике формируется постоянное бактериальное сообщество.

При всей индивидуальности и разнообразии в мире существует всего три типа микробиома, каждый из которых характеризуется определенным бактериальным составом, численность которого преобладает. В 2011 году это обнаружила группа ученых под руководством биоинформатика Пера Борка (Peer Bork) из университета города Хайдельберг. Вполне возможно, что древняя женщина-эскимос, которая всю свою жизнь преимущественно питалась рыбой, имеет такой же тип микрофлоры кишечника, как и молодой вегетарианец из Индии или немец, который отдает предпочтение пасте, пицце и сосискам. На сегодняшний день слишком мало известно о том, что с практической точки зрения может означать принадлежность к одному из трех типов микробиома. Мы только знаем, что каждая разновидность бактерий обладает индивидуальными свойствами и способностями. Разные виды бактерий даже по-разному переваривают еду, по отношению к одним бактериям они дружелюбны, по отношению к другим ведут себя агрессивно. Кроме всего прочего, они обуславливают, насколько хорошо функционирует наша иммунная система. Вполне возможно, что однажды мы сможем предсказать, насколько хорошо работает наша иммунная система, может ли у нас развиться аллергия и в какой степени мы подвержены инфекциям на основании того, какая бактериальная семья превалирует в нашем кишечнике.

Материнское молоко: альтернатива функциональному питанию

Дети, находящиеся на естественном грудном вскармливании, имеют ряд преимуществ, с точки зрения формирования микробиома иммунной системы. Материнское молоко содержит не только основные питательные вещества в оптимальном соотношении для правильного развития мышц, органов, скелета и головного мозга. Кроме всего прочего, оно содержит огромное количество других строительных элементов, которые укрепляют нашу иммунную систему, формируя тем самым прочный фундамент для долгой и здоровой жизни. Ключевая роль в этом процессе отводится молекулам сахаров, которых в материнском молоке содержится около 200 разновидностей. Для сравнения: у других млекопитающих — между 10 и 50. Сахара придают материнскому молоку сладкий вкус, но не дают ощущения сытости ребенку, потому что на начальных этапах развития организм не в состоянии выделять большое количество энергии из молекул сахаров.

Ученые долго размышляли над тем, для чего еще может требоваться сахар, если он не покрывает энергетические потребности организма. Между тем известно, что молекулы сахара, которые с каждым кормлением попадают в кишечник, в первую очередь являются кормом для первых бактерий и заботятся о том, чтобы наши сожители размножались и распространялись по всему кишечнику. Только через 7–10 дней микрофлора кишечника ребенка, находящегося на грудном вскармливании, на 90–99% начинает состоять из бифидобактерий. Бифидофлора регулирует и обеспечивает нормальное пищеварение у детей, укрепляет защитные свойства организма, охраняет от астмы, аллергии, кишечных инфекций, кроме того, снижает вероятность развития ожирения в будущем.

200 разновидностей сахаров — это не единственный компонент материнского молока, которое очень важно для развития нашей иммунной системы. Материнское молоко — уникальный продукт питания, в котором содержится человеческий белок, не вызывающий аллергической реакции у ребенка. Кроме того, в нем в следовых количествах присутствуют компоненты продуктов питания, которые употребляет мать, среди них присутствуют и аллергены, способные стать причиной аллергии. Таким образом, в организм детей, находящихся на грудном вскармливании, с каждым кормлением поступает некоторое количество аллергена, благодаря чему иммунная система постепенно, глоток за глотком, привыкает к чужеродным белкам, учится терпеть, игнорировать их

вместо того, чтобы сразу отторгать в форме аллергической реакции. Таким гениальным способом материнское молоко защищает нас от аллергии.

Наконец, дети, вскармливаемые грудью, кроме сахаров, белка и жира, при каждом кормлении получают порцию материнских антител типа IgA, антител слизистых оболочек, которые губительны в отношении бактерий, проникающих в кишечник ребенка через рот с игрушек или собственных рук. Эта защита особенно важна в первые дни жизни, когда собственная иммунная система еще только начинает формироваться и не способна быстро отражать атаку большинства болезнетворных агентов. Примерно в возрасте месяца количество материнских антител в материнском молоке снижается на 90%, уменьшается разнообразие молекул сахаров, представленных в нем. С этого момента микрофлора кишечника способна работать самостоятельно. Вместе с тем в материнском молоке увеличивается содержание жира для того, чтобы ребенок мог расти и развиваться.

НА РАННИХ ЭТАПАХ РАЗВИТИЯ ОРГАНИЗМ НЕ УМЕЕТ ВЫДЕЛЯТЬ МНОГО ЭНЕРГИИ ИЗ САХАРОВ, ПОЭТОМУ ТЕ, ЧТО СОДЕРЖАТСЯ В ГРУДНОМ МОЛОКЕ, ПРИДАЮТ ЕМУ СЛАДОСТЬ, НО НЕ НАСЫЩАЮТ РЕБЕНКА.

Так, в первые недели жизни развивается эта часть нашей иммунной системы. Хотя она не способна к обучению, она все равно уникальна и неповторима, как черты лица или отпечатки пальцев. Даже если предположить, что изначально все люди владеют одним из трех видов микробиомов, в процессе его формирования неизбежно будут сказываться факторы окружающей среды, индивидуальные привычки и регион, в котором проживает индивидуум.

Кесарево сечение и иммунитет

Дети, которые появились на этот свет путем проведения операции кесарева сечения, а это практически треть всех детей, рожденных в Германии, не получили свою первую прививку вагинальными и кишечными микроорганизмами матери. Стартовые культуры для закладки собственной иммунной системы они должны раздобыть иным способом. Поскольку они оказались лишены добрых материнских микроорганизмов, заселяющих свободные пространства в кишечнике, их освоением начинают заниматься менее безопасные представители. Они попадают в организм ребенка с бороды удивленного дедушки, или с ногтей тети, которая незадолго до визита к младенцу набирала электронное письмо, прикасаясь к клавиатуре компьютера, стоящего у нее в офисе, или с затертой тряпки санитарки в роддоме, которой та протирала тумбочку матери и до которой дотронулась мать перед тем, как погладить ручки малыша. Эти ручки потом малыш тянет в рот, и вместе с ними в кишечник устремляется свора болезнетворных агентов, которые громко заявляют о себе.

Детям, появившимся в результате кесарева сечения, требуется около полугода, чтобы полость их кишечника заселила полезная флора, на базе которой будет формироваться их собственная здоровая иммунная система. Велика вероятность, что за это время более ловкими окажутся плохие бактерии и займут место полезных и хороших. Три четверти детей, заболевших внутрибольничной инфекцией, — это дети после кесарева сечения. Они рискуют в будущем получить диагноз аллергия, астма или атопический дерматит. Среди детей, страдающих ожирением, большой процент тех, кто появился на свет в результате кесарева сечения. В ходе масштабного исследования Growing Up Today Study (GUTS), проведенного гарвардской медицинской школой в Бостоне, в котором принимали участие 22 068 детей и 15 271 женщина, было установлено, что у детей, появившихся на свет в результате кесарева сечения, риск заболеть ожирением в возрасте 9–12 лет возрастает на 22%. Специалисты установили, что микрофлора кишечника таких детей очень бедна по разнообразию видового состава микроорганизмов. Предположительно, что в результате монокультурного заселения кишечника микроорганизмы с особенной тщательностью усваивают все поступающие питательные вещества, что в будущем ведет к набору веса.

В некоторых странах, например в Великобритании, женщины вставляют тампон во влагалище и протирают им малыша после кесарева сечения.

Засеивание вагинальной микрофлорой матери — так называется процесс переноса микроорганизмов из материнского влагалища к ребенку.

Укрепляет ли этот странный метод в действительности иммунитет ребенка, защищает ли его в течение длительного времени от аллергии, астмы и атопического дерматита, со стопроцентной уверенностью сказать не может никто. Изначально ученые всего мира (в том числе и Германии) пытались определить, насколько хороша такая идея. В краткосрочной перспективе засеивание вагинальной микрофлорой как минимум способствует формированию собственной микрофлоры ребенка — так установили американские биологи и врачи в ходе небольшого исследования. Ученые нанесли на 4 малышей сразу после кесарева сечения вагинальный секрет матери. 4 недели спустя было обнаружено, что состав заселившей малыша микрофлоры практически идентичен материнской вагинальной микрофлоре, т. е. результат был сопоставим с исходом естественных родов. Возможно, скоро в родильных залах всего мира матери будут заранее запасаться тампоном, пропитанным собственными микроорганизмами на случай, если возникнет ситуация необходимости проведения кесарева сечения. Распространенность такого метода среди рожениц Великобритании я не считаю хорошей идей. На сегодняшний день отсутствуют достоверные данные о его пользе. Никто не знает о возможном вреде для ребенка в результате его засеивания вагинальной микрофлорой. Например, через тампон в организм ребенка могут проникнуть такие вредные микроорганизмы из состава микрофлоры влагалища матери, как вирус герпеса или хламидии. До тех пор пока не появятся достоверные сведения о пользе подобных манипуляций в долгосрочной перспективе и их безопасности, я бы рекомендовал молодым мамам воздержаться от засеивания ребенка собственной вагинальной микрофлорой. Для правильного строительства иммунной системы малыша имеется другой метод, которому уже несколько миллионов лет, — это грудное вскармливание. Материнское молоко способно устранить дисбаланс в составе кишечной микрофлоры ребенка, снижает риск развития аллергии. Грудное вскармливание помогает детям после кесарева сечения аккумулировать внутри себя правильные и полезные бактерии для дальнейшего построения здоровой иммунной системы. Многие матери, которые приходят ко мне в клинику, знают, насколько важно материнское молоко. Зачастую я слышу: «Я хочу кормить грудью как можно дольше, потому что у нас в семье очень много аллергиков». Каково же разочарование этих женщин, когда от меня они узнают о том, что длительное вскармливание грудью не является панацеей против аллергии, она, как и многие другие заболевания, может проявиться у ребенка в более старшем возрасте. Через 4–6 месяцев профилактический эффект материнского молока иссякает и сходит на нет. Но есть и хорошая новость: если матери удалось до этого времени кормить малыша грудью, то все самое лучшее, что она могла, она для него уже сделала. Ребенок на ближайшие два года, возможно, чуть меньше подвержен развитию атопического дерматита. К сожалению, защиту от аллергии на цветочную пыльцу и аллергической астмы материнское молоко не обеспечивает.

> В ПРОЦЕССЕ ЕСТЕСТВЕННЫХ РОДОВ НА КОЖУ И В ОРГАНИЗМ НОВОРОЖДЕННОГО ПОПАДАЕТ МИКРОФЛОРА ВЛАГАЛИЩА МАТЕРИ, СПОСОБСТВУЯ РАЗВИТИЮ ЕГО ИММУНИТЕТА. В ВЕЛИКОБРИТАНИИ ЖЕНЩИНЫ ВСТАВЛЯЮТ ТАМПОН ВО ВЛАГАЛИЩЕ И ПРОТИРАЮТ ИМ МАЛЫША ПОСЛЕ КЕСАРЕВА СЕЧЕНИЯ.

Здоровая иммунная система вопреки искусственному вскармливанию?

Если существуют причины, по которым естественное вскармливание невозможно, то мать не должна испытывать угрызений совести. Современное питание для грудничков по составу, качеству и количеству полностью покрывает потребности организма в нормальном развитии и росте. На сегодняшний день ученые хорошо осведомлены о взаимосвязи материнского молока с микрофлорой кишечника и иммунной системой ребенка и эффективно используют данные знания в производстве питания для малышей.

Молочко для грудничков между тем бывает и гипоаллергенным. Оно разработано для малышей, склонных к аллергии. Гипоаллергенным оно называется потому, что не содержит аллергенов. Гипоаллергенное питание для младенцев, как и обычное питание, состоит из молекул белка коровьего молока. Но при его производстве белковые молекулы расщепляют на мельчайшие кирпичики, в таком виде белковые элементы более пригодны для переваривания человеком. В процессе пищеварения эти белковые кирпичики расщепляются ферментами (энзимами) пищеварительной системы. В результате расщепления и целенаправленной термической обработки белок становится гипоаллергенным, т. е. не вызывает выраженных аллергических реакций, в отличие от необработанного коровьего молока или обычного детского питания. По крайне мере, так нам заявляют производители. При расщеплении определенные белковые структуры остаются в неизменном виде, именно они должны поддерживать иммунную систему малыша, тренировать ее для контакта с белками, формируя тем самым определенную невосприимчивость к пищевым аллергенам. Энергетическая ценность гипоаллергенного питания не отличается от обычного.

Между тем технологический процесс производства гипоаллергенных смесей предполагает различные варианты расщепления белковых молекул. Именно по этому признаку гипоаллергенные смеси принципиально отличаются друг от друга. Часто молодые родители в нерешительности рассматривают содержимое полок с упаковками детского питания и невольно задаются вопросом: а какая из них лучше?

Педиатры, отвечая на этот вопрос, охотно ссылаются на GINI-исследование (German Infant Nutritional Intervention — Лечебное питание детей Германии). Самое масштабное, продолжительное по времени и независимое исследование на предмет аллергии на фоне искусственного вскармливания. Около 2000 младенцев, подверженных аллергии, принимали в нем участие. Начиная с 1995 г. с определенной периодичностью проводилось обследование этих детей на выявление потенциального риска развития аллергии. Результаты исследования показали, что не все гипоаллергенные смеси достаточно и одинаково хороши и в долгосрочной перспективе способны снизить риск развития аллергических проявлений. Лишь только одна-единственная гипоаллергенная детская смесь и специальное терапевтическое питание имели зафиксированный цифрами результат. Эта смесь и питание оказались достаточно эффективными в предотвращении развития атопического дерматита, но абсолютно бесполезными в отношении развития аллергических заболеваний дыхательных путей. В контрольной группе детей, которых вскармливали этой смесью (относительно группы детей, получавших обычную молочную смесь), на третий год проведения исследования было зафиксировано снижение риска развития атопического дерматита на 42%. По результатам того же исследования, проведенного на 6-й год, эта цифра составила 36%. Это означает следующее: правильно подобранное гипоаллергенное питание снижает риск заболеваемости атопическим дерматитом, но, к сожалению, не у всех детей. Однако в отношении астмы или аллергии на пыльцу такая гипоаллергенная смесь бессильна. Но натуральному материнскому молоку проигрывает даже самая лучшая смесь, что также было подтверждено в ходе исследования. Еще интересный факт: эффективность подобных смесей ограничивается первыми четырьмя месяцами их приема, в дальнейшем кормление гипоаллергенной смесью никак не сказывается на уровне риска заболеть атопическим дерматитом. Таким образом, эффективность даже самой лучшей гипоаллергенной смеси вызывает некоторые сомнения.

Тем не менее педиатры рекомендуют ее склонным к аллергии детям, но только в том случае, если последние не находятся на естественном вскармливании. Поскольку мы не имеем права рекламировать определенный продукт на страницах данной книги, мы можем лишь порекомендовать родителям при выборе смеси читать мелкий шрифт на упаковке. На упаковке гипоаллергенной смеси, которая была признана лучшей, обязательно есть ссылка на GINI- исследование. Между тем другие производители откорректировали и улучшили свое детское питание, но нового сравнительного исследования подобного масштаба больше не проводилось.

Мы категорически не рекомендуем кормить малышей детским питанием на основе соевого, козьего, лошадиного молока или молока других животных. Такие смеси не предназначены для профилактики аллергии у грудничков.

Ученые в лабораториях производителей бутылочного молока пытаются не только помочь склонным к аллергии детям. В течение последних лет ученые искали способ, которым можно было бы «привить» детскую микрофлору кишечника с помощью живых бифидобактерий. Так появились пребиотики, пробиотики и детское питание, обогащенное этими компонентами. Пребиотики — это неперевариваемые компоненты пищи, которые косвенно влияют на микрофлору кишечника тем, что стимулируют рост особенно полезных бактерий. Пребиотики играют роль своеобразного удобрения для так называемых пробиотиков, к которым, например, относятся бифидобактерии. Все вместе они несут неоспоримую пользу в первую очередь для детей, которые появились на свет в результате кесарева сечения и находятся на искусственном вскармливании, а также для недоношенных детей. Дети, появившиеся путем кесарева сечения, как описано выше, оказались лишены «прививки» бактериями материнской вагинальной и кишечной флоры, которую получают дети в результате естественных родов. У недоношенных детей заселение кишечника микроорганизмами тоже нарушено, поскольку после рождения для профилактики и лечения инфекций они получали антибиотики. Поэтому для недоношенных, как и для детей после кесарева сечения, характерно пониженное содержание защитных бифидобактерий в кишечнике, а содержание потенциально опасных бактерий, прежде всего возбудителей внутрибольничных инфекций, зачастую превышено. Как следствие, такие дети находятся в группе риска по развитию воспалительных и зачастую опасных заболеваний кишечника. Пробиотики способны исправить подобную ситуацию и снизить этот риск, как показали первые исследования.

Способствуют ли в действительности пребиотики и пробиотики заселению кишечника и полезными микроорганизмами, предотвращают ли развитие кишечных колик в 3-месячном возрасте, защищают ли позже от развития аллергии и ожирения — однозначных ответов на эти вопросы на сегодняшний день нет. Есть результаты некоторых исследований, но объективно данных еще недостаточно. Ученые видят в этом многообещающие возможности. Однако до сих пор отсутствуют веские доводы в пользу положительного влияния пребиотиков и пробиотиков на иммунную систему. До сих пор неизвестно, какие штаммы пробиотиков наиболее эффективны, в каком количестве они должны поступать в организм и что дает большие преимущества, один штамм или пестрая смесь из различных бактерий. В будущем мы узнаем об этом больше, ученые делают в этом направлении значительные успехи, ведь, в конце концов, бутылочное детское питание — это хороший способ заработать большое количество денег.

Дети, появившиеся на свет в результате кесарева сечения, недоношенные и те, кто находятся на искусственном вскармливании, начинают эту жизнь обделенными, но это не приговор.

Они оказались лишены возможности естественного строительства сильный иммунной системы, но если в дальнейшем они станут придерживаться здорового питания, вести подвижный образ жизни, не подвергаться стрессам, существовать в условиях разумного баланса между чистотой и грязью, если не будут злоупотреблять антибиотиками, которые убивают полезные бактерии и тем самым подавляют их способность помогать собственному организму, то у них есть неплохие шансы на долгую здоровую жизнь. Ведь наша иммунная система является долгостроем. Все, чего ей не хватает в самом начале, со временем можно компенсировать. Например, GUTS-исследование зафиксировало, что дети, появившиеся на свет в результате кесарева сечения, страдающие когда-то ожирением, возрасте 19–28 лет имели абсолютно нормальный вес.

У детей, родившихся в результате кесарева сечения, недоношенных и находящихся на искусственном вскармливании, чья микрофлора изначально была представлена монокультурами, в дальнейшем, скорее всего, сформируется цветущий ландшафт из большого разнообразия различных микроорганизмов, которые, являясь частью его собственной врожденной иммунной системы, будут поддерживать организм в состоянии здоровья

В первые месяцы нашей жизни ключевые роли выполняет наша врожденная иммунная система. Большая часть ее механизмов является врожденной, в дополнение к нашей кишечной и кожной флоре, которые развиваются с рождением и в течение первых месяцев жизни. А на заднем плане пассивный иммунитет от матери тихо и надежно несет свою службу.

На начальных этапах этой защиты достаточно. Несмотря на то что миллионы бактерий, вирусов, паразитов, грибов, а также пыльца и шерсть домашних животных летают по всей квартире, оседая на детских весах, кроватке и игрушках, наша врожденная иммунная система и пассивный иммунитет от матери, к счастью, успешно оберегают организм ребенка от всяческих вторжений. Совместно им удается многое, но далеко не все. Пассивный материнский иммунитет в основном работает в отношении возбудителей, с которыми однажды уже контактировала мать. Но большинство возбудителей, которые пытаются напасть на малыша, скорее всего, ей не знакомы. Кроме того, пассивный материнский иммунитет после рождения ослабевает. Поэтому очень важно, чтобы с момента рождения в организме ребенка начинала формироваться его собственная адаптивная иммунная система, постоянно тренирующаяся команда защитников его организма в условиях образа жизни малыша и его потребностей.

НЕТ ОДНОЗНАЧНЫХ ОТВЕТОВ НА ВОПРОС, ДЕЙСТВИТЕЛЬНО ЛИ ПРЕБИОТИКИ И ПРОБИОТИКИ ЗАЩИЩАЮТ ОТ АЛЛЕРГИИ И ПРЕДОТВРАЩАЮТ РАЗВИТИЕ КИШЕЧНЫХ КОЛИК В 3-МЕСЯЧНОМ ВОЗРАСТЕ.

ВЕК ЖИВИ – ВЕК УЧИСЬ. АДАПТИВНАЯ ИММУННАЯ СИСТЕМА

Объявление о найме персонала для работы на адаптивную иммунную систему могло бы выглядеть так, как представлено на соседней странице.

На самом деле иммунной системе не требуется набирать работников через подачу объявления. Тем не менее все кандидаты проходят тщательный отбор. Т- и В-лимфоциты, которым будет отведена ключевая роль в формировании

Наша иммунная система — самая успешная защитная система. Мы уверенно побеждаем и изгоняем вирусы, бактерии, паразитов, споры грибов и многих других. Стань частью нашей дружной команды. Для выполнения особо сложных миссий в рамках иммунной системы набираются кандидаты, готовые незамедлительно приступить к работе.

СТАЖЕР (М/Ж)

Должностные обязанности:
- пожизненное обучение, постоянное знакомство с новыми возбудителями заболеваний;
- самостоятельная и ангажированная мобилизация в случае нападений;
- эффективная и быстрая реализация успешных стратегий в случае любого вторжения в организм;
- развитие специальных оборонительных стратегий против возбудителей заболеваний, атакующих наиболее часто.

Требования к кандидату:
- целеустремленность, ориентированность на успех и высокая самоорганизация;
- обязательность, аналитические способности, устойчивость к повышенным нагрузкам;
- способность работать в команде, хорошие коммуникативные навыки;
- способность организовать сотрудничество с собственными клетками организма.

Мы предлагаем:
В организме уже с первой схватки вас ожидают интенсивные, увлекательные и многолетние тренировки с постоянной сменой напарников прямо на рабочем месте. Интересная, ответственная и разнообразная деятельность, перспективы в связи с расширением сети. Бесплатное питание и проживание.

адаптивной иммунной системы, еще до рождения дремлют в форме гемопоэтических стволовых клеток[1] в костном мозге. Такие гемопоэтические стволовые клетки способны трансформироваться в разные типы клеток крови. Некоторые из них, в форме незрелых лимфоцитов, уже на ранних сроках беременности дрейфуют по кровеносным сосудам к первичному месту дислокации иммунной системы, где набираются сил для выполнения в дальнейшем своих задач. Большинство

[1] Самые ранние предшественники клеток крови, которые дают начало всем остальным клеткам крови.

клеточного сырья стягивается в вилочковую железу (тимус). Там эти клетки превращаются в Т-лимфоциты (как Тимус) или тимоциты.

Остальные пока остаются в составе мягкой ткани костного мозга, где превращаются в про-В-клетки[1] (В как Bone Marrow, с *англ.*: костный мозг)

Скоро эти Т- и В-клетки начнут взаимодействовать с сотнями тысяч различных возбудителей заболеваний, которые они должны будут научиться распознавать и своевременно атаковать. На деле этот процесс организован сложнее, чем кажется на первый взгляд, ведь у клеток нет ни глаз, ни ушей, чтобы разглядеть или услышать врага. На протяжении миллионов лет эволюция заботилась о том, чтобы защитные клетки нашей адаптивной системы при отсутствии органов чувств научились идентифицировать врага. Возбудители заболеваний отличаются между собой разнообразием молекул, выступающих на поверхности их клеточной стенки или находящихся внутри.

Некоторые из этих молекул, так называемые антигены, особенно интересны для адаптивной иммунной системы. Возбудители несут на своей поверхности и внутри себя множество специфических антигенов, характерных только для них. Существует множество миллионов различных конфигураций антигенов. В-лимфоциты с их антителами и Т-лимфоциты должны научиться распознавать антигены и образовывать с ними связи, для того чтобы в дальнейшем обезвредить возбудителя. В образовании подобных связей участвуют рецепторы. Каждый рецептор на поверхности лимфоцита имеет уникальное строение и подходит к определенному виду антигена подобно тому, как ключ подходит только к одному замку. Нашей иммунной системе необходимы миллионы вариантов рецепторов, чтобы распознавать различные антигены и совпадать с ними.

В дополнение ко всему этому изобилию в организм регулярно вторгаются новые возбудители заболеваний с новыми наборами антигенов. Соответственно, наша защитная система всегда должна иметь в виду появление незнакомого врага. К подобным незапланированным неприятным неожиданностям она

---

[1] Ранние предшественники В-клеток. — *Прим. науч. ред.*

готовится путем постоянных тренировок, не покидая рабочего места, в результате образуются рецепторы новой конфигурации.

Наш организм способен перемешивать генетический материал в клетках — предшественниках лимфоцитов. В результате случайным образом появляются миллионы различных генов, которые отвечают за построение миллионов различных специфических рецепторов. Тем не менее каждый лимфоцит несет на своей поверхности только один рецептор, который совпадает только с одним единственным антигеном. На словах все кажется гораздо проще, чем есть на самом деле.

КЛЕТКИ НАШЕЙ АДАПТИВНОЙ СИСТЕМЫ НЕ ИМЕЮТ ОРГАНОВ ЧУВСТВ И ВСЕ ЖЕ МОГУТ ИДЕНТИФИЦИРОВАТЬ ВРАГА. ОБ ЭТОМ ПОЗАБОТИЛАСЬ ЭВОЛЮЦИЯ, СОЗДАВ СИСТЕМУ РЕЦЕПТОРОВ, К КОТОРЫМ АНТИГЕНЫ ПОДХОДЯТ, КАК КЛЮЧИ К ЗАМКУ.

Для того, чтобы клетки могли исправно выполнять свою работу, им необходимо пройти два цикла отбора. В первом цикле они учатся распознавать другие клетки иммунной системы, чтобы сотрудничать с ними, сражаясь с возбудителями. Ключевая роль в этом процессе отводится уже известному МНС-комплексу, которым снабжены все ядерные клетки и который является специфическим, т. е. индивидуальным для каждого индивидуума.

Лимфоциты должны уметь распознавать МНС-комплексы. Лимфоциты, которым такая наука никак не поддается, просто погибают. Другие проходят в следующий тур (положительная селекция).

Во втором туре лимфоциты должны доказать, что способны отличить врага от друга, чтобы в усердном порыве не атаковать случайно собственные антигены организма. Тот, кто не справится с этим испытанием (отрицательная селекция), будет уничтожен. Условия отбора очень жесткие, 90% лимфоцитов не справляются и погибают. Выжившие — настоящие победители. Хоть они и считаются уже иммунокомпетентными лимфоцитами, но на практике они еще ни разу не встречались с чужеродным антигеном. Поэтому они получили название наивных лимфоцитов.

С током крови из тимуса и костного мозга наивные лимфоциты направляются в селезенку, периферические лимфоузлы, миндалины и некоторые участки кишечника. В местах дислокации они формируют центры дополнительного образования. Еще наивные лимфоциты обучаются в этих центрах совместно с напарниками — антигенпредставляющими клетками. Эти клетки несут на своей поверхности обломки белковых молекул материала возбудителей, то есть бактерий, вирусов и других. Обломок белковой молекулы в этом случае выполняет роль антигена, задерживается структурами МНС-комплекса на поверхности антигенпредставляющей клетки и в дальнейшем демонстрируется наивным неопытным лимфоцитам.

Наличие миллионов возможных конфигураций рецепторов на поверхностях клеток лимфоцитов увеличивает шанс того, что однажды рецепторы одного из наивных лимфоцитов совпадут с комбинацией «МНС-антиген» на поверхности антигенпрезентирующей клетки. После того как замок и ключ однажды совпадут, лимфоцит становится активным. Такой лимфоцит размножается, давая миллионное потомство, и каждый из его потомков несет на своей поверхности одну и ту же информацию (клонирование). Лимфоциты, рецепторы которых не подошли ни к одному из представленных антигенов, погибают.

Активированные Т-лимфоциты могут самостоятельно убивать поврежденные клетки или возбудителей (цитотоксические Т-лимфоциты) или дирижировать остальными клетками и их помощниками: антителами, цитокинами и другими активными компонентами системы комплемента (Т-хелперы).

Активированные В-лимфоциты превращаются в плазматические клетки, которые в большом количестве производят уникальные специфические антитела, прикрепляющиеся к антигенам пробегающих мимо болезнетворных агентов и поврежденных собственных клеток, подобно кирпичикам конструктора лего.

Адаптивная иммунная система, наконец, может приниматься за свою работу.

Небольшая подгруппа лимфоцитов еще раз проходит специальное обучение и получает квалификацию «регуляторные клетки». Эти клетки выполняют функцию надзорного органа

ЦЕНТР ОБУЧЕНИЯ Т-КЛЕТОК

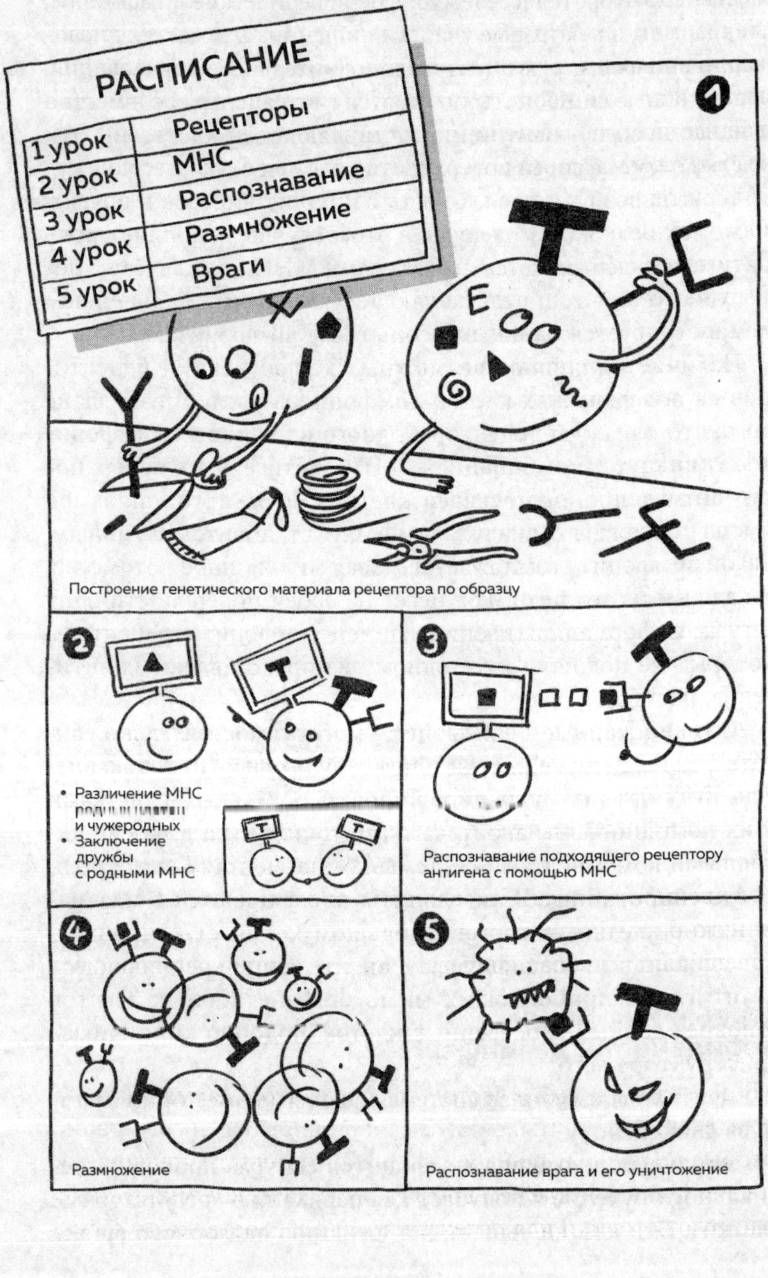

в иммунной системе. Они регулируют иммунные процессы и следят за тем, чтобы их клеточные коллеги своевременно прекращали свою работу, как только уничтожат возбудителя заболевания. Они мудрые товарищи, которые в разгар боя призывают к сдержанности. В то время как оставшиеся отряды, созванные на борьбу иммунных клеток, еще ожесточенно борются с вирусом насморка или пыльцой, а человек уже измучился от слезотечения, зуда в глазах и текущего носа, регуляторные клетки кричат: «Бойцы! Отступить на исходные позиции! Прекращаем эту резню!» Чем больше Т- и В-лимфоцитов-регуляторов в организме, тем меньше напряжена иммунная система.

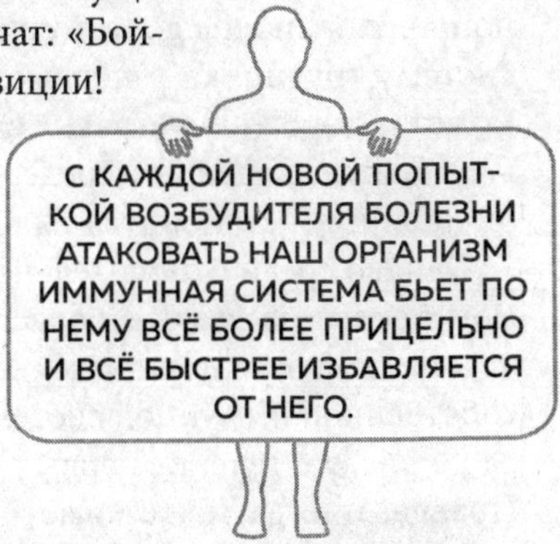

Группа других лимфоцитов образует сообщество клеток памяти. Эти клетки заботятся о том, чтобы наша иммунная система подмечала, как выглядят ее враги, и запоминала стратегию борьбы с подобными возбудителями. Некоторыми заболеваниями, например оспой или свинкой, мы переболеваем лишь раз в жизни. По такому же принципу нас защищает и вакцинация.

Биллионы В- и Т-лимфоцитов регулярно курсирует в нашем кровотоке, наших органах и тканях в поисках врагов. Они чертовски способны к обучению. С каждым перенесенным заболеванием наша адаптивная иммунная система становится совершеннее и умнее. При каждой повторной атаке разгромленного ранее врага эти клетки реагируют более прицельно и очень быстро избавляют организм от непрошеного гостя.

Первые инфекции, стерильность, дезинфекция

В последнее время я часто наблюдаю, что в кармашках колясок всегда есть бутылочки с дезинфицирующим средством, которые по любому поводу идут в ход. Матери дезинфицируют свои руки, прежде чем достать ребенка из коляски, дезинфицируют столики для пеленания в кафе, собственные соски перед кормлением. Чрезмерная предосторожность. Хотя очень важно, чтобы родители оберегали новорожденного от контакта с большим количеством микробов.

Некоторым родителям интуитивно удается делать это правильно. Они тщательно моют руки с мылом, прежде чем контактировать с ребенком, моют бутылочки и соски, просят простуженных друзей и родственников не приближаться к ребенку, избегают большого скопления людей в доме. Таких мероприятий вполне достаточно, чтобы поддержать иммунную систему грудничка в первые недели его жизни. Иммунитет может неторопливо играть с бактериями, которые присутствуют в окружающей его среде, в результате таких тренировок он крепнет и становится сильнее.

Однако среди относительно безобидных микроорганизмов могут скрываться злые и опасные. К счастью, с помощью унаследованной от матери иммунной системы и формирующейся собственной иммунной системы ребенку удается продержаться на плаву в течение первых 6 месяцев и остаться здоровым. Правда, иногда может иметь место и печальный сценарий, если ребенок перед родами или во время родов заразился от матери вирусом оспы, или герпеса, или стрептококковой бактерией. В отношении этих трех возбудителей у ребенка отсутствуют механизмы защиты, а только еще формирующаяся собственная иммунная система не в состоянии их подавить. Диагностика врачом инфекции, вызванной одним из этих возбудителей, автоматически означает острое, угрожающее жизни состояние, и ребенка необходимо срочно лечить. Через 3–4 недели грудничок уже в состоянии справляться со злыми возбудителями силами собственной иммунной системы.

Если ребенок и заболевает в первые месяцы жизни простудным заболеванием, то болезнь, как правило, сопровождается небольшим кашлем или насморком, которые проходят сами через пару дней — никакой трагедии. Достаточно часто малыша атакуют дрожжевые грибы, проникая в рот или места контакта с подгузниками. Грибам нравится влажная, теплая среда обитания. Их споры можно обнаружить повсеместно на нашей коже и наших слизистых.

В норме молодая микрофлора кожи подавляет размножение грибков и препятствует их расселению на поверхности кожного покрова. Но иногда им удается прорваться через кожный барьер, например, в области контакта с подгузником, где кал и моча, возможно, нарушили целостность оболочки микрофлоры. В сравнении с вирусами или бактериями, споры грибов очень крупные. В первые месяцы жизни иммунной системе еще предстоит обучиться справляться с такими гигантами. Иногда для того, чтобы поддержать ее в этом сложном деле, требуется дополнительное использование противогрибковых средств. После того как ребенку исполнился год, его иммунная система уже достаточно хорошо натренирована, чтобы самостоятельно противостоять грибкам в ротовой полости и в области контакта с подгузниками. Родители могут сами заметить прогресс в развитии иммунной системы ребенка, который выражается в отсутствии видимых признаков грибкового поражения.

Если у грудничка в первые шесть месяцев жизни поднимается температура, иногда это может свидетельствовать об инфекции мочевыводящих путей. Девочки более склонны к развитию инфекции мочевыводящих путей, чем мальчики. По сравнению с уретрой мальчиков уретра девочек короче и менее защищена, что облегчает возбудителям проникновение в мочевой пузырь.

В этом случае педиатр исследует пробу мочи под микроскопом и высеивает образцы на питательную среду, чтобы определить вид возбудителя. Только тогда он может назначить антибиотик, который целенаправленно поражает конкретного возбудителя и хорошо выводится почками. Иногда за симптомами воспаления мочевого пузыря скрывается порок развития почек, мочевыводящих путей или мочевого пузыря. Однако с помощью УЗИ хороший врач всегда безошибочно определит состояние органов.

К распространенным первым инфекциям у грудничков, протекающих на фоне температуры, относится воспаление среднего уха. Зачастую причиной недуга является вирус. Но и бактерии могут стать причиной такого болезненного воспаления, чаще всего это пневмококк или внушающая страх Haemophilus influenza типа B[1]. К счастью, на сегодняшний день

[1] Гемофильная инфекция, палочка Пфайфера. — *Прим. науч. ред.*

существуют вакцины, способные защитить ребенка от этих двух опасных представителей бактериального мира. Воспаление оболочек головного мозга встречается реже. Причиной развития столь серьезного заболевания являются уже названные представители, а также менингококк.

Последний особенно коварен. Воспаление оболочек головного мозга, которое он вызывает, развивается молниеносно, настолько быстро, что все попытки врачей оказать помощь ребенку, оказываются бесполезными. Многим детям не удается выжить. Те, кто выживает, могут остаться тяжелыми инвалидами. В последние десятилетия ученые разработали две эффективные вакцины против опасного воспаление оболочек головного мозга, вызванного менингококком, благодаря чему большинству детей удастся никогда в жизни не столкнуться с этим опасным заболеванием.

С возраста 2 месяцев ребенка начинают прививать, согласно календарю прививок от возбудителей других опасных заболеваний, например полиомиелита, дифтерии и столбняка. Многие родители скептически относятся к прививкам. Они спрашивают, не слишком ли рано проводить вакцинацию, ведь иммунная система еще не окрепла, не вредно ли, когда несколько вакцин вводятся комплексно и одновременно. Некоторые любят рассказывать страшилки из интернета про последствия вакцинации.

Те, кто желает подробнее узнать, как работают вакцины, на что они способны и каких побочных эффектов можно от них ожидать, могут пролистать вперед и ознакомиться с информацией главы 19. В ней подробно рассказано о прививках и их влиянии на иммунную систему.

ПИТАНИЕ, ПРИКОРМ, АЛЛЕРГЕНЫ. ИММУННАЯ СИСТЕМА ПИТАЕТСЯ ВМЕСТЕ С НАМИ

Наша иммунная система не любит вторжений чужаков. В большинстве случаев она избавляется от них с определенным спокойствием. Но иногда она может и взбунтоваться. Например, реагируя сыпью, поносом, кашлем и удушьем на определенные продукты питания или компоненты растений, например глютен. В самых крайних случаях на фоне такой гиперреакции возможно развитие шока и летальный исход. Пищевая аллергия, атопический дерматит или целиакия, то есть непереносимость глютена, могут начать проявляться уже в грудничковом возрасте. Специалисты и пациенты теряются в догадках, почему эти недуги в последние десятилетия встречаются все чаще.

Пищевые аллергии

Согласно одной из теорий, появление и распространение пищевой аллергии среди населения связано непосредственно с питанием. Как уже было сказано ранее, в организме пища расщепляется под воздействием энзимов, которые содержатся в слюне и пищеварительном соке желудка и кишечника. Нужные организму вещества в результате расщепления используются как топливо и разносятся с током крови по всему организму. Ненужные — утилизируются как отходы через кишечник.

Иногда в процессе расщепления происходит сбой. Тогда организму не удается расщепить молекулы белка до отдельных аминокислот. Образуются обломки белковых молекул, представляющие собой короткие аминокислотные цепи, которые выводятся. Если такой белковый обломок, например от арахиса, попадет в лимфатические пути и начнет передвигаться по организму, он незамедлительно станет объектом пристального внимания иммунных клеток, которые распознают в нем чужака, обезвредят и запомнят как болезнетворного агента. Если однажды частичка белка от арахиса еще раз встретится на их пути, к этой встрече они уже будут готовы. Иммунная система моментально отреагирует синтезом антител, направленных на этот мельчайший кусочек белка. Однажды такая схема реагирования становится настолько хорошо отлаженной, что

> **ПИЩЕВАЯ АЛЛЕРГИЯ, АТОПИЧЕСКИЙ ДЕРМАТИТ И ЦЕЛИАКИЯ МОГУТ НАЧАТЬ ПРОЯВЛЯТЬСЯ УЖЕ В ГРУДНИЧКОВОМ ВОЗРАСТЕ, ПРИЧЕМ В ПОСЛЕДНЕЕ ВРЕМЯ ОНИ ВСТРЕЧАЮТСЯ ВСЁ ЧАЩЕ.**

иммунные клетки начинают атаковать уже в тот момент, когда арахис только-только оказывается на языке. Тогда в течение минуты слизистые отекают, язык утолщается, человеку становится тяжело дышать. Если помощь вовремя не подоспела, возможен смертельный исход. Всего лишь из-за одного орешка. Пищевая аллергия развивается преимущественно на продукты, богатые белком и жирами: яйца, молоко, орехи, очень редко на колбасы и мясо; симптомы аллергии также часто провоцируются яблоками, киви, клубникой и томатами.

Непериносимость глютена. Целиакия

Глютен — белковая составляющая зерновых — способен самым негативным образом активизировать нашу иммунную систему. Если говорить по сути, то глютен — это оружие, которое в первую очередь пшенице помогает защищаться от губительных для нее насекомых. Чтобы мы не стали смотреть на кусок хлеба и видеть вместо него дозу крысиного яда, важно подчеркнуть, что в норме глютен не способен причинить нашему организму никакого вреда. Жуйте хлеб и не переживайте!

Тем не менее у некоторых людей наблюдается особенная чувствительность к глютену. Это вещество, не до конца переварившись, попадает в кишечник и, вклиниваясь в межклеточные соединения, расшатывает их. Когда глютен заползает туда, где ему, собственно, нечего делать, иммунная система начинает предпринимать меры, направленные на изгнание незваного гостя. Треть людей Западной Европы появляется на свет с предрасположенностью к целиакии.

У 0,5% из них эта предрасположенность развивается в заболевание, преимущественно в возрасте от 1 года до 8 лет и от 40 до 50 лет. После употребления в пищу пшеницы, хлеба или пиццы, а у взрослых и после глотка пива в кишечнике начинается воспалительный процесс. Человека начинают беспокоить мучительные боли в животе и диарея. Дети, больные целиакией, плохо прибавляют в весе, медленно растут, внешне очень бледные, как страдающие дефицитом железа. У них изменяется поведение, они становятся более плаксивыми. У взрослых может развиться бессонница, повышенная утомляемость, депрессивные состояния или даже бесплодие. Само по себе заболевание периодами может стихать, а иногда обостряться. Подробнее об этом мы поговорим позже.

Атопический дерматит

Кожа на щеках, за ушками, в локтевых и коленных сгибах или в области голеностопного сустава становится сухой, шелушится и краснеет. Никакие средства по уходу за кожей не делают ее снова нежной. Иногда на пораженных участках появляются опрелости, гнойные коросты. Младенец становится очень неспокойным, чешется и плохо спит на фоне постоянного кожного зуда. Такое состояние заставляет родителей сильно беспокоиться. Атопический дерматит — это хроническое заболевание кожи, характерное для детского возраста, встречается достаточно часто.

Еще несколько десятилетий назад считалось, что плохие отношения между детьми и родителями могут спровоцировать развитие атопического дерматита. Также считалось, что профессиональная принадлежность родителей может способствовать возникновению заболевания. «Типичная болезнь детей академиков», — бурчала себе под нос акушерка, когда речь заходила об атопическом дерматите и его причинах.

Современные родители не должны испытывать чувство вины, если их ребенок страдает атопическим дерматитом. **Хроническое воспалительное заболевание кожи не имеет ничего общего с плохими взаимоотношениями в семье**, тем более с тем, что родители учились в университете. Причины этого заболевания тесно взаимосвязаны с нарушениями барьерных функций кожного покрова, изменениями в микрофлоре кожи и врожденной особенностью иммунной системы особенно остро реагировать на раздражающие факторы окружающей среды. Тем не менее атопический дерматит может внести разлад в тонкие взаимоотношения родителей и ребенка. Со временем многие родители приходят в отчаяние, потому что страдают вместе со своим ребенком, который постоянно расчесывает себя до крови. Сверстники такого ребенка зачастую сторонятся, потому что его кожа выглядит очень странно и даже пугающе. Дети чувствуют отчаяние родителей и то, что с ними что-то не в порядке, начинают переживать, в результате их состояние усугубляется. Замкнутый круг, из которого зачастую семья может вырваться, только обратившись за профессиональной терапевтической помощью.

Если отец и мать страдают атопическим заболеванием[1], т. е. атопическим дерматитом, астмой или сенной лихорадкой, то с вероятностью 50–70% такими же расстройствами будет страдать ребенок. Ученые обнаружили ген, который играет одну из ключевых ролей в развитии атопического дерматита. Это ген филаггрина[2], Если этот ген сломан, то он не сможет производит «клей» (собственно белок филлагрин), который обеспечивает плотное прилегание клеток верхнего слоя кожи друг к другу. В результате кожный барьер настолько перфорирован, что через него легко проникают микроорганизмы и аллергены.

Но предрасположенность — это еще не диагноз, а всего лишь вероятность заполучить данное заболевание. Для того чтобы развился атопический дерматит, должно совпасть сразу несколько факторов. В конце концов, 30% всех детей с атопическим дерматитом генетически молчаливы (не имеют известной генетической причины). Атопический дерматит, как и пищевые аллергии и непереносимости, не относят к классическим наследственным болезням.

Уже давно известно, что такие продукты питания, как коровье молоко, куриные яйца, пшеница или соя считаются триггерами в развитии атопического дерматита. До недавнего времени педиатры настоятельно рекомендовали родителям детей, склонных к проявлениям атопического дерматита, не кормить их этими продуктами в течение первого года жизни. При этом у некоторых детей, даже при отсутствии контакта с этими про-

---

[1] Атопические — это группа заболеваний, главной особенностью которых, является способность к повышенной продукции иммуноглобулина (IgE), направленного против антигенов окружающей среды (аллергенов). Сегодня этот термин не всеми принимается. — *Прим. науч. ред.*

[2] Белок, который несет ответственность за работу защитного барьера кожи у здоровых людей, способствует образованию белково-липидного конверта ороговевших клеток, образуя барьер, предотвращающий потерю воды и минимизирующий проникновение аллергенов и микроорганизмов.

дуктам, все равно развивался атопический дерматит. И врачи искренне удивлялись, когда обнаруживали в крови ребенка высокое содержание антител именно к аллергенам продуктов этой группы. Но удивительного тут мало. Известно, что для развития аллергии у ребенка достаточно, если отец или мать испекут пирог из теста, содержащего яйца, муку и молоко. После приготовления пирога родители прикасаются к ребенку, в результате чего с их рук на чувствительную кожу малыша переносятся мельчайшие частицы смеси для выпечки. Как только это происходит, организм запускает защитную реакцию. Включается синтез агрессивных Т-лимфоцитов-хелперов 2-го типа[1], которые способствуют развитию аллергических реакций. Чтобы этого не случилось, начиная с 4-го месяца родители могут спокойно приучать организм своего чада к «подозрительным» продуктам, особенно если ребенок до этого вскармливался грудью. Тогда иммунная система, совместно с микробиомом, в большом количестве образует лимфоциты-регуляторы, подавляющие чрезмерные реакции иммунной системы и обеспечивающие спокойствие в иммунной системе.

ГЕНЕТИЧЕСКАЯ ПРЕДРАСПОЛОЖЕННОСТЬ — ЭТО ЕЩЕ ДАЛЕКО НЕ ДИАГНОЗ, А ЛИШЬ ПОВЫШЕННАЯ ВЕРОЯТНОСТЬ ЗАПОЛУЧИТЬ ЗАБОЛЕВАНИЕ, КОТОРАЯ МОЖЕТ НЕ РЕАЛИЗОВАТЬСЯ ЗА ВСЮ ЖИЗНЬ.

Относятся ли к провокаторам развития атопического дерматита бытовая пыль, пыльца и шерсть животных, на сегодняшний день еще только изучается. Единственное, в чем можно быть уверенным, стресс, ношение шерстяной одежды, отдушки и консерванты в косметике, холод, пот, сухость, влажность и курение могут вызывать его обострение и способствовать более тяжелому течению заболевания.

Следующая причина — это микроорганизмы кожи. В норме на нашей коже обитает пестрая смесь из огромного количе-

---

[1] Т-хелперы 2-го типа — это группа Т-лимфоцитов, отвечающая за активацию В-лимфоцитов, способствуя установлению гуморального иммунного ответа (то есть продукции антител).

ства микроорганизмов, все вместе они образуют микрофлору кожи. Иногда здоровый баланс в этом сообществе микроорганизмов нарушается. Штаммы бактерии Staphylococcus aureus[1], мерзкого провокатора образования гноя, вытесняют хорошие полезные микроорганизмы. Если в этой борьбе неоспоримое превосходство остается за *Staphylococcus aureus*, это может спровоцировать проявление симптомов атопического дерматита или усугубить его течение. Может случиться, что при расчесывании бактерии с ногтей попадают в ранки на коже, в результате чего усиливается зуд.

Родители могут предпринять некоторые меры, чтобы защитить детей. Правило номер один — сохранять спокойствие. Правило номер два — как можно больше времени проводить на улице. Свежий воздух, солнце и движение улучшают состояние при атопическом дерматите. Уход за кожей? Многие родители считают, что обильное нанесение крема (эмолента) на кожу способствует ее регенерации и защите. Но часто кремы не помогают, если проявления атопического дерматита уже есть. Атопический дерматит протекает вспышками, иногда стихает, а иногда обостряется. В нашей практике мы рекомендуем при легкой форме атопического дерматита обрабатывать кремом, не содержащим кортизол, пораженные участки кожи. Чистая вода и очищающие средства, не содержащие мыла (синдеты, бесщелочные моющие средства), — лучше, чем обычные мыло и шампуни, которые обезжиривают кожу и могут вызвать аллергию. При средней и тяжелой форме атопического дерматита не обойтись без кортизола или иммуномодуляторов (производные макролактама, один из видов ингибиторов кальцинейрина, применяемые для лечения атопического дерматита).

Надежды возлагаются на лосьон нового поколения, который был разработан в лаборатории университета города Сан-Диего. Это средство способно восстанавливать численность хороших бактерий на кожном покрове, которые были вытеснены злым *Staphylococcus aureus*. По результатам исследования, через 24 часа после нанесения данного трансплантата, коли-

[1] Или золотистый стафилококк — условно-патогенные микроорганизмы, вызывающие при определенных условиях инфекционно-воспалительные заболевания различных органов и систем.

чество *Staphylococcus aureus* на кожном покрове значительно уменьшилось. Вероятно, в будущем будет возможным лечить больных атопическим дерматитом с помощью хороших представителей их собственной микрофлоры кожи.

Также с марта 2017 года в США одобрен препарат иммунной терапии, моноклональное антитело, специфически подавляющий воспалительные и аллергические реакции в коже, а значит, и ужасный зуд: надежда для многих пациентов с тяжелыми формами атопического дерматита.

Предотвратить аллергию с самого начала за счет правильного питания

В последние десятилетия ученые особенно интенсивно занимались вопросом, какая стратегия питания является лучшей с точки зрения предотвращения развития аллергии. Вся их работа была сконцентрирована на поисках ответа на вопрос, нужно ли приучать ребенка к различным возможным аллергенам уже в раннем возрасте или, наоборот, как можно дольше оберегать ребенка от контакта с ними. На сегодняшний день доподлинно известно, что правда находится где-то посередине. Доказано, что после исполнения четырех месяцев еще на протяжении трех-четырех месяцев иммунная система привыкает к постоянным новым знакомствам и учится правильно вести себя с аллергенами. В это же время у ребенка возрастает потребность в питательных веществах, и родители должны начинать вводить прикорм, параллельно отучая ребенка от материнского молока. Вначале в качестве прикорма можно давать приготовленные дома овощи с картофелем или рисом или покупать готовое детское пюре в баночках, с 10-го месяца ребенок должен питаться тем же самым, чем питаются остальные члены семьи. Родителям НЕ нужно избегать белковых бомб, таких как омлет, яичница, сыр, крабы или продукты, содержащие глютен. Даже арахисовое масло разрешено (при этом запрещен цельный арахис, и то по причине возможного удушения). Полное ограждение ребенка от потенциальных пищевых аллергенов не является панацеей от аллергии в дальнейшем. Но стоит иметь в виду, что продукты, относящиеся к особо аллергенным, не должны поступать в организм ребенка одновременно.

Есть ли смысл приучать ребенка к аллергенам раньше, чем ему исполнилось 4 месяца? Нет, это не дает никакой дополнительной защиты от аллергии. Во всяком случае, если аллергены поступают из баночек или с родительской кухни. Грудничlate с первых дней жизни через материнское молоко получают небольшие порции аллергенов из продуктов питания, которые употребляет мать. С помощью этой обучающей игры иммунная система маленькими шажочками разрабатывает свой оптимальный механизм взаимодействия с потенциальными аллергенами.

ВТОРОЙ ГОД ЖИЗНИ

С 7-го месяца иммунная система ребенка остается одна в этом мире. Материнские антитела, которые первые полгода защищали организм от большого количества болезней, распадаются.

Но собственная адаптивная иммунная система ребенка в первые недели и месяцы прилежно обучалась и теперь может держать оборону. Врожденная иммунная система и без того работает уже несколько месяцев и надежно защищает. Кожа и слизистые, веки, мельчайшие реснички в дыхательных путях, соляная кислота в желудке, миллионы микроорганизмов в кишечнике и огромная семья белых кровяных телец в кровеносных сосудах и тканях заботятся о том, чтобы организм был в значительной степени защищен от различных возбудителей заболеваний. И это здорово. Ведь скоро основными местами пребывания ребенка станут развивающие группы для малышей, кафе для мамочек, курсы плавания, а для кого-то и садик. К сожалению, во всех этих местах блуждает огромное количество вирусов и бактерий, готовых напасть на ребенка. Они являются причиной кашля и насморка, реже диареи и известной трехдневной лихорадки[1] (розеолы). Вирус розеолы действительно провоцирует подъем температуры сроком на 3 дня, что сопровождается высыпаниями по всему телу. Счастье, что это заболевание не представляет серьезной опасности. Родители могут снизить температуру с помощью

[1] Псевдокраснуха, детская розеола. — *Прим. науч. ред.*

жаропонижающих, обеспечить ребенку покой и просто ждать, когда выйдет трехдневный срок болезни. Большинство родителей в период трехдневной лихорадки чувствуют себя очень неуютно, потому что развивается она внезапно и без видимых на то причин.

При постепенном подъеме температуры родители реагируют более спокойно, даже когда столбик термометра приближается к отметке 39 °С. В возрасте от седьмого до десятого месяца повышение температуры может сопровождаться видимыми признаками: кашлем, насморком или диареей. Родители думают, что у ребенка всего лишь режутся зубки. Ежедневно родители в моей практике рассказывают, что у их ребенка подскочила температура на фоне прорезывания зубов. В конце концов, это предположение было подтверждено акушеркой, подругой и толпой родственников, возможно, даже семейным доктором. Им следовало бы знать, что, по результатам масштабного исследования, подъем температуры на фоне прорезывания зубов уже давно считается лишь мифом.

4. В ДЕТСКОМ ВОЗРАСТЕ

Люди видят мир по-разному. Например, родители маленьких детей приходят ко мне и сообщают: «У нашей дочери уже третий раз температура за этот год. Это же ненормально!» Звучит так, будто их ребенок страдает загадочным, не поддающимся объяснению и лечению дефектом иммунитета. С другой стороны, это звучит как упрек: «Сделайте уже, наконец, что-нибудь. Так больше невозможно!»

КАКОЕ КОЛИЧЕСТВО ИНФЕКЦИЙ СЧИТАЕТСЯ НОРМОЙ?

Я согласен, что третья простуда с подъемом температуры у девочки — это ненормально. Но, по сравнению с большинством других детей, у нее дела обстоят весьма неплохо. Нормой для детей 3–5 лет считается 5–8, максимум 12 простудных заболеваний с повышением температуры в год. Инфекции, протекающие без температуры или с незначительным повышением, не считаются. 8–12 эпизодов заболеваний — это тяжелая простуда с высокой температурой каждые три недели с октября по март.

Наши бабушки и прабабушки легко относились к текущим детским носам. Дети были для них маленькими дикими существами, у которых под носами, преимущественно в холодное время года, постоянно были сопли: когда прозрачные, когда густые и желтые, как клей «Момент». Дети априори считались «сопливыми» и «сопляками», что не давало никакого повода для беспокойства. На сегодняшний день ситуация в корне поменялась.

Если ребенок кашлянул во второй раз или швыркнул, а еще хуже, если кашель не прошел и на третий день, родители начинают сильно волноваться. Но со слабостью защитных функций организма частота инфекций не имеет ничего общего. То обстоятельство, что дети часто и быстро заболевают простудами, связано лишь с тем, что их иммунная система не знакома с большим количеством возбудителей, а долговременная иммунологическая память находится в процессе формирования.

В первые годы жизни количество клеток памяти (из которых могут развиться защитные Т- и В-лимфоциты) невелико. Это приводит к тому, что иммунная система при любом контакте с возбудителем сначала должна запустить распознавательную программу, а затем уже запустить продуцирование защитных клеток. Данный процесс занимает до 1 недели. Если маленький ребенок подхватывает одну простуду за другой, это вовсе не означает, что у него слабый иммунитет. Это означает, что его иммунная система очень активно изучает новых возбудителей друг за другом. Чем больше партнеров для такой игры находит иммунная система, тем совершеннее она становится. Самое лучшее место для тренировки иммунитета — детский сад. Во время игры возбудители заболеваний перемещаются от ребенка к ребенку, таким образом иммунная система малыша тоже обретает достаточное количество друзей для собственной игры. Но мы не призываем родителей отводить больных и температурящих детей в детский сад для того, чтобы они тренировали иммунитет здоровых детей. Больной ребенок должен оставаться дома и находиться под присмотром родителей. Иммунная система с каждым выполненным заданием становится все более сильной. С возрастом она знакомится с большим количеством возбудителей, запоминает их и знает, как обороняться от них, если они встретятся повторно. Если ребенок в очередной раз пришел домой с кашлем и текущим

НОРМОЙ ДЛЯ ДЕТЕЙ 3–5 ЛЕТ СЧИТАЕТСЯ 5–8 ТЯЖЕЛЫХ ПРОСТУДНЫХ ЗАБОЛЕВАНИЙ СО ЗНАЧИТЕЛЬНЫМ ПОВЫШЕНИЕМ ТЕМПЕРАТУРЫ В ГОД.

носом, родителям нужно сохранять спокойствие и радоваться, что прилежная иммунная система их чада снова принесла с собой материал для домашнего изучения. К сожалению, подобная реакция родителям не свойственна. Успокаиваются они лишь тогда, когда врач прописывает ребенку антибиотики. Им не важно, что антибиотики бесполезны при вирусных инфекциях.

При воспалении среднего уха антибиотики также излюбленное средство врачей, особенно если ребенок относится к той небольшой группе детей, которые часто страдают данным заболеванием. В дошкольном возрасте частые эпизоды воспаления среднего уха не имеют ничего общего с дефектами иммунной системы. Среднее ухо зачастую воспаляется в связи с анатомическими особенностями, а иногда потому, что аденоиды больше, чем обычно. В подобной ситуации, согласно данным исследований, назначение антибиотиков оправданно лишь в 5–10% случаев.

КОГДА ИММУННАЯ СИСТЕМА ВЗБУНТОВАЛАСЬ. АЛЛЕРГИИ, АСТМА И АУТОИММУННЫЕ ЗАБОЛЕВАНИЯ

В детском садике и начальной школе наша адаптивная иммунная система упражняется. Она вступает в борьбу с разными возбудителями, за счет чего становится крепче. У некоторых детей это положительное свойство иммунной системы может иметь теневую сторону, когда иммунитет внезапно и с огромным усердием начинает без разбора атаковать все чужеродное и даже собственный организм.

У многих детей аллергическая астма или аллергия на пыльцу развивается в детском саду и в начальной школе. Многие уже с грудничкового возраста страдают атопическим дерматитом. Иногда кажется, что заболевание уже отступило, но ребенок снова начинает кашлять и швыркать, и врач ставит диагноз астма или аллергия на пыльцу (поллиноз). Каждый второй ребенок с атопическим дерматитом в будущем заболевает аллергической астмой или аллергией на пыльцу. У многих детей заболевание развивается при отсутствии предшествующего атопического дерматита. Часто матери недоумевают: «Но я же долго кормила грудью!»

На сегодняшний день известно, что материнское молоко в первые месяцы способно частично защитить ребенка от атопического дерматита, но не от аллергической астмы или поллиноза. В качестве профилактики эффективны свежий воздух и движение, прежде всего, отказ от курения в квартирах и автомобиле. Благоприятно сказывается и контакт с грязью в лесу, коридоре и по всему дому. В следующие годы ученые нам подробно расскажут, какие компоненты грязи особенно эффективны для предотвращения развития поллиноза и астмы. Не исключено, что тогда полезную грязь можно будет приобретать в аптеках.

В начальной школе или чуть раньше, в дошкольном возрасте, может случиться такое, что иммунная система, отлично функционирующая на протяжении длительного времени и отражающая внешние атаки вирусов, бактерий, грибов и других чужеродных агентов, вдруг начинает атаковать ткани собственного организма. Аутоиммунные заболевания могут проявляться в любом органе, любой ткани от «корня волоса до кончиков пальцев», иногда у одного человека может встречаться несколько аутоиммунных заболеваний.

В большинстве случаев целью аутоиммунной атаки является определенный тип клеток, например тромбоциты, или нервные клетки, или определенные клеточные структуры и даже компоненты внеклеточной среды. При некоторых аутоиммунных заболеваниях конкретный объект нападения еще неизвестен. Известно только, что без адекватного лечения иммунная система будет буйствовать до тех пор, пока кажущийся ей чужеродным орган или ткань не будут полностью разрушены.

К наиболее часто встречающимся аутоиммунным заболеванием детского возраста относятся: диабет, ревматоидный артрит, заболевания кишечника, такие как болезнь Крона или язвенный колит, и заболевания почек, гломерулонефрит[1] и не-

---

[1] Воспаление клубочков почек аутоиммунного или инфекционно-аллергического характера, которое проявляется отеками, повышением артериального давления, снижением выделения мочи.

фротический синдром[1]. Вопреки интенсивным исследованиям, причины аутоиммунных заболеваний до сих пор остаются неизвестными. Но есть уже некоторые объяснения. О них, а также о терапевтических возможностях и прогнозах мы сообщим в следующих главах.

Дети, у которых в первые годы жизни проявляется аутоиммунное заболевание, перво-наперво должны научиться грамотно справляться со своим заболеванием, принять собственную заносчивую иммунную систему и внимательно следовать прописанной терапии. То же самое действует в отношении детей с атопическими болезнями[2]. Если родители, братья, сестры и учителя будут их в этом поддерживать, ребенок через некоторое время смирится со своим заболеванием, будет сознательно принимать медикаменты и адаптирует стиль жизни под свой недуг.

> ЧАЩЕ ВСЕГО АУТОИММУННАЯ АТАКА ОРГАНИЗМА НАПРАВЛЕНА НА КОНКРЕТНЫЙ ТИП КЛЕТОК: ТРОМБОЦИТЫ, НЕРВНЫЕ КЛЕТКИ, ОПРЕДЕЛЕННЫЕ КОМПОНЕНТЫ.

Часто наблюдаю тенденцию: дети, которые в первые годы жизни практически жили в моей практике с постоянными инфекциями, самое позднее после окончания начальной школы начали появляться лишь на плановое обследование. Несмотря на все причуды иммунной системы, необходимо понимать, что в первые годы жизни ей стоит большого труда выполнять свою работу, расти и заниматься самообразованием. Ярким подтверждением этому является то, что с возрастом наше здоровье становится стабильнее и болеем мы меньше.

В пубертатном периоде наш иммунитет становится взрослым. Миллионы болезнетворных агентов продолжают кишеть вокруг нас, но наша сказочная иммунная система не позволяет

[1] Смертельно опасное заболевание, которое нередко становится причиной развития мозговой, сердечной, легочной дисфункции.

[2] Склонность или наследственная предрасположенность организма к чрезмерной выработке иммуноглобулина Е и появлению аллергических реакций.

им вредить нам. В большинстве случаев так происходит всегда. Но, если разгорается пандемия, например свиной грипп, очень вероятно, что нам не удастся отсидеться в стороне. Тогда мы тяжело заболеваем, страдам и думаем, что наша иммунная система бросила нас в беде. Но это не так. Она всего лишь оказалась не знакома со злобным возбудителем.

Если в зимнее время мы начинаем сдавать, это может означать, что мы подцепили банальную простуду. Простуда может на пару дней выкинуть нас из жизни, но затем все приходит в норму, и в течение длительного периода мы остаемся здоровыми, а не заболеваем сразу повторно, как это случалось в детском возрасте. Несколько по-иному обстоят дела с аллергией. Зачастую единственным действенным методом избавления от нее является только гипосенсибилизация, своего рода прививка. Некоторые аутоиммунные заболевания, например рассеянный склероз или ревматоидный артрит, появляются после пубертатного периода. Эти заболевания больше характерны для женщин. К теме взаимосвязи пола и иммунной системы мы вернемся позже. Защиту от особо опасных возбудителей нам обеспечивают прививки. Некоторые из них, например прививку против коклюша, дифтерии, столбняка, необходимо повторить во взрослом возрасте. Большинство прививок сохраняют свой защитный эффект на протяжении всей жизни.

5. С ПУБЕРТАТНОГО ПЕРИОДА ДО СМЕРТИ

Йенчепинг в шведской провинции Смоланд — ничем не примечательное место. Закоренелые поклонники группы ABBA, вероятно, знают его как место рождения блондинки Агнеты Фельтског, а любители садовых работ, возможно, косят свой газон газонокосилкой фирмы Husqvarna, производство которой находится в Йенчепинге. Очень далеко и совсем не интересно. Но для исследователей в области геронтологии Йенчепинг — самый интересный город на планете. В 1989 году группа ученых под руководством биомедиков Jan Strindhall (Ян Штриндхал) и Anders Wiskby (Андрес Вискби) затеяла продолжительное исследования, в котором принимали участие люди в возрасте 86–94 лет. Целью работ было определить взаимосвязь иммунитета и смертности. Опираясь на данные, полученные в результате этого исследования, ученые всего мира надеялись найти ответ на вопрос, как иммунная система может повлиять на то, чтобы человек оставался здоровым до глубокой старости. Ведь от иммунной системы, в конце концов, зависит, как долго мы живем.

ВЕЧНО МОЛОДОЙ? ИММУННАЯ СИСТЕМА И ВОЗРАСТ

Небольшое наблюдение за членами собственной семьи или семьей соседей обязательно покажет, что пожилой человек чаще, чем молодой, страдает от инфекций, а также онкологических заболеваний. Иммунная система пожилого человека стремительно ослабевает и теряет способность сопротивляться возбудителям. Уже в возрасте 50 лет существенно увеличивается риск умереть от инфекционного заболевания. Количество умерших от инфекции в 80-летнем возрасте в 10 раз превышает количество смертей среди лиц молодого возраста. Но это еще не все. Есть люди, которые и в глубокой старости продолжают чувствовать себя прекрасно, остаются здоровыми, бодрыми и хорошо борются с гриппом и диареей. Тайна их длинной жизни — неиссякаемые возможности иммунной системы. Исследование так называемых долгожителей, людей старше 100 лет, показало, что у них значительно более бодрый иммунитет, чем у большинства 70–80-летних.

Но что является признаком бодрого иммунитета? Шведские ученые на протяжении многих лет в рамках эксперимента регулярно обследовали участников эксперимента из Йенчепинга. При этом они разработали Профиль иммунного риска, коротко — IRP. Он описывает характерные изменения в работе иммунной системы и, на удивление, с высокой степенью надежности позволяет оценить, сколько человеку осталось жить. Врач, опираясь на данные IRP, может сказать, сколько пациенту осталось жить на этом свете, — немного жутковато, правда? К счастью, с помощью IRP невозможно составить предсказание для молодого человека. Максимально большой срок до предполагаемой даты смерти, который может определить тест, составляет два года. Иммунная система изменяется характерным образом и становится слабой.

После обследования 80–90-летних шведы взялись за 60-летних. И в этой возрастной группе они также обнаружили типичный профиль IRP, который позволяет определить, сколько предположительно еще осталось жить человеку.

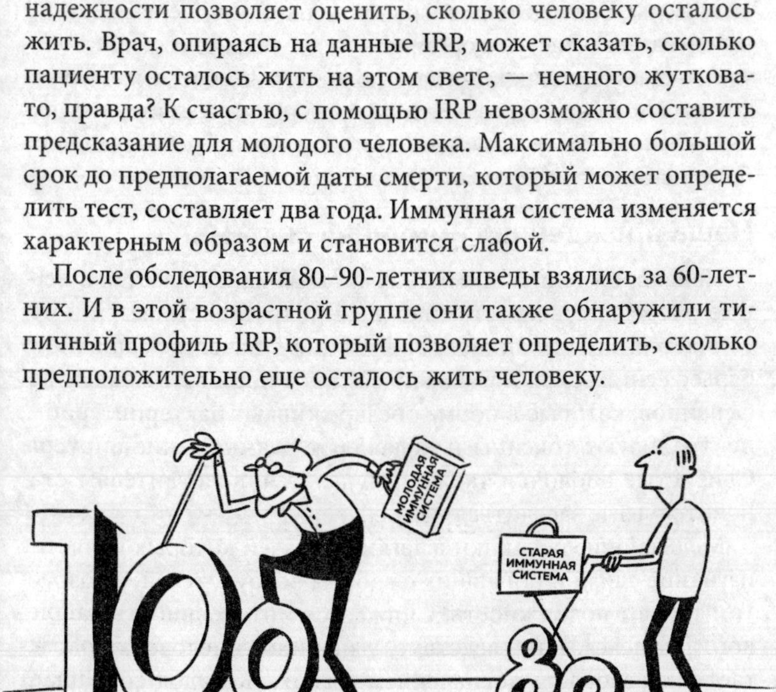

Наша иммунная система не может оставаться вечно молодой, что подтверждают результаты шведских исследований, а также наш собственный опыт при наблюдении за другими людьми. Иммунная система не покрывается морщинами, не горбится, но с годами она стремительно ослабевает. Ей становится сложно выключать атипичные клетки. Это является причиной того, что рак более распространен в пожилом возрасте. Иммунная система также теряет контроль над вторгающимися возбудителями, поэтому среди пожилых людей чаще встречаются инфекционные заболевания, прежде всего воспаление легких. У пожилых значительно чаще, чем в молодом возрасте, это заболевание заканчивается смертельным исходом. Иммунная система становится дементной и уже плохо начинает различать своих и чужих. Поэтому случаи аутоиммунных заболеваний в пожилом возрасте увеличиваются. Некоторые люди, которые в молодости благополучно преодолели ветряную оспу, в зрелом возрасте вынуждены снова встретиться со своим старым знакомым. Возбудитель ветряной оспы после перенесенного заболевания остается в организме, в нервных узлах (ганглиях), где впадает в спячку. Когда у пожилого человека иммунная система ослабевает, возбудители просыпаются, становятся активными и безжалостно нападают, вызывая у человека очень болезненное заболевание — опоясывающий лишай.

Наша врожденная иммунная система

Наша врожденная иммунная система изнашивается в первую очередь. С возрастом кожный покров иссушается и истончается. Его механическая функция в качестве защитного барьера снижается. Кожа начинает продуцировать меньше дефензинов, которые в норме обезвреживают бактерии, грибы, нейтрализуют токсины и подавляют размножение вирусов. Слизистые оболочки также иссушаются, возбудителям становится легче заселиться на них.

Мельчайшие реснички в легких, задачей которых является изгнание слизи и попавших с вдохом возбудителей, с возрастом теряют подвижность. Снижается интенсивность кашлевого рефлекса. Как следствие, у пожилого человека возрастает риск заболеть воспалением легких. Желудок сокращает секрецию соляной кислоты. В какой-то момент возбудителям удается выживать в желудке и распространяться по всему пищеварительному тракту. Кроме того, у пожилых людей уменьшается секреция мочи в почках, в связи с чем болезнетворные микроорганизмы, которые раньше быстро удалялись из организма, начинают чувствовать себя более уютно.

Что никогда не подведет, так это система комплемента, являющаяся компонентом врожденного иммунитета. Даже в зрелом возрасте наши белки неустанно курсируют с кровотоком в поисках болезнетворных агентов и с помощью запуска своего предохранительного каскада могут их прикончить. Как правило, система комплемента до глубокой старости функционирует достаточно хорошо. Но иногда иммунная система, к большому сожалению, начинает перегибать палку. С возрастом увеличивается синтез единичных сигнальных веществ (цитокинов), которые запускают воспалительные процессы и поддерживают их. В молодом возрасте, благодаря таким воспалительным реакциям, организм успешно борется с заболеваниями. А в пожилом возрасте иммунная система зачастую начинает вырабатывать сигнальные вещества, не имея на то никаких оснований. Образно говоря, вызывает пожарных, когда нет пожара. Такая чрезмерная предосторожность со стороны иммунитета может стать причиной развития хронических воспалительных процессов, ученые называют это явление инфламейджинг[1] (Inflamm'aging), возрастное воспаление, возрастной воспалительный фон.

В ПОЖИЛОМ ВОЗРАСТЕ ИММУННАЯ СИСТЕМА ЗАЧАСТУЮ ВЫРАБАТЫВАЕТ СИГНАЛЬНЫЕ ВЕЩЕСТВА БЕЗ ПРИЧИНЫ. ИЗ-ЗА ТАКИХ БЕЗОТВЕТСТВЕННЫХ ДЕЙСТВИЙ МОЖЕТ РАЗВИТЬСЯ ХРОНИЧЕСКОЕ ВОСПАЛЕНИЕ.

Воспалительные процессы усугубляют течение всех уже имеющихся заболеваний, от остеопороза и атеросклероза до

[1] Хроническое слабо выраженное системное воспаление — обычное проявление старения. Термин на русском языке не существует. — *Прим. науч. ред.*

старческого диабета, болезни Альцгеймера и других хронических заболеваний, которые старость превращают в муку.

Изменения в сообществе клеток иммунного ответа более глубокие, чем изменения кожного и слизистого барьеров системы комплемента.

Гранулоциты нашей врожденной иммунной системы в пожилом возрасте, как и в молодом, присутствуют в кровотоке в большом количестве. Но в ситуациях, когда они требуются для борьбы с инфекцией, иммунной системе уже не удается в кратчайшие сроки увеличить численность их популяции. Кроме того, нейтрофильные гранулоциты у лиц пожилого возраста погибают раньше, чем в молодом организме, а перед смертью отмечается снижение их пожирательных и атакующих способностей. Количество естественных киллеров с возрастом значительно увеличивается, но это не самая хорошая новость, потому что многие из них просто присутствуют, не выполняя при этом отведенную им работу.

Наша адаптивная иммунная система

Адаптивная иммунная система должна всегда активироваться в ответ на новое. С возрастом ответственные за этот процесс клетки уже несколько устают.

В первую очередь, Т-клетки (Т-лимфоциты) постепенно отходят от выполнения своих непосредственных обязанностей. Пока мы молоды, Т-лимфоциты, как и другие клетки крови, выходят из своего роддома, костного мозга, направляясь сразу в вилочковую железу (тимус), что находится ниже уровня горла.

В этой колыбели клеток решается, в какой тип Т-клеток превратится новорожденный Т-лимфоцит. Но уже в пубертатный период трудовой порыв этой железы, которую мы при приготовлении телятины оцениваем как вкусную зобную железу теленка[1], — ослабевает. Начиная с 20 лет, ткани тимуса все больше замещаются жировой тканью. Ученые считают, что в процессе инволюции тимуса ключевая роль отводится по-

[1] Сладкое мясо — кулинарное название желез внутренней секреции теленка, реже ягненка, иногда коровы или свиньи. К сладкому мясу относятся тимус, гланды, околоушная железа, подъязычная железа, поджелудочная железа, яичники. Блюда из этих желез считаются деликатесом. — *Прим. науч. ред.*

ловым гормонам. И лишь небольшой островок некогда энергичной железы продолжает работать на своем месте за грудиной, и продолжает осуществлять дифференцировку/обучение Т-лимфоцитов. В большинстве случаев этот участок сохраняет свою активность до глубокой старости, для того чтобы обеспечивать постоянное производство свежих Т-клеток. Поскольку к пожилому возрасту человек переносит большое количество заболеваний, в его распоряжении имеется большое количество клеток памяти, которые уже провели аналитическую работу с возбудителями, встречавшимися ранее на их жизненном пути. Но вместе с возрастом формируется дефицит способного к обучению потомства, т. е. недостаток свежих Т-клеток, способных накапливать информацию о новых возбудителях. И даже имеющаяся в небольшом количество популяция новых Т-клеток быстро погибает.

Обобщая сказанное, с возрастом у Т-клеток пропадает энтузиазм активно участвовать во всевозможных атаках, поскольку они перестают получать информацию о том, что происходит вокруг них. Передача сигналов и совместная работа с антигенпредставляющими клетками постепенно сходят на нет. Когда Т-лимфоциты и естественные уходят на пенсию, в первую очередь возрастает риск развития онкологических заболеваний. Небольшое обращение к статистике докажет эту взаимосвязь: чем старше человек, тем выше риск заболеть раком. Долгожителям повезло больше — их Т-лимфоциты и естественные киллеры остаются молодыми и защищают человека от бесконтрольного размножения опухолевых клеток.

Количество В-лимфоцитов, производящих антитела, с возрастом также уменьшается. И хотя В-лимфоциты памяти продолжают функционировать, количество синтезируемых ими антител (иммуноглобулинов[1]) сокращается, вместе с тем падает и их качество. Зачастую один клон В-лимфоцитов производит в огромном количестве один тип, абсолютно не функционирующих антител, при этом их производство не выключается. И хотя общее количество В-лимфоцитов уменьшается, количество иммуноглобулинов, т. е. общее количество

[1] Белок глобулярного характера, отсутствие или недостаток которого серьезно сказывается на состоянии организма человека.

антител, с возрастом увеличивается, при этом работу свою они выполняют плохо, вхолостую.

Защита, полученная в результате вакцинации в детстве и юности, с возрастом имеет свойство ослабевать. Наша иммунная система со временем забывает, что несколько десятилетий назад она сформировала защиту к определенным возбудителям в ответ на вакцину. Эффект от повторных и новых прививок у пожилого человека ниже, чем у молодого. Антитела в ответ на прививку в пожилом возрасте синтезируются в меньшем количестве. Несмотря на это, **пожилые люди должны вакцинироваться, прежде всего от гриппа и пневмококка — основных причин развития воспаления легких.** Небольшая защита лучше, чем совсем никакая. У некоторых пожилых людей иммунная система вообще перестает реагировать на прививку. Патоген проникает в организм, обходя иммунную защиту, которая ослаблена в силу возраста, иммунная система не оказывает никакого сопротивления болезнетворному агенту.

Наша иммунная система определяет, как долго мы живем. После 60 лет ее способность защищать организм от заболеваний значительно снижается. У обычных пожилых людей это происходит с большей скоростью, чем у долгожителей, которые долго остаются бодрыми и умирают, как правило, не имея длинной истории болезни.

Современная иммуногеронтология изучает возможности влияния на иммунную систему, чтобы она позволила нам, как в случае с долгожителями, прожить долгую жизнь в полном здравии. Ученые пытаются выяснить, какие изменения иммунной системы на фоне старения являются неизбежными, а какими можно управлять, чтоб предотвратить или замедлить их развитие. Иммуногеронтология не стремится найти рецепт вечной жизни. По имеющимся сегодня сведениям, человек не может прожить дольше 120 лет. Задача ученых выяснить и рассказать, что можно предпринять, чтобы отключить друг от друга два процесса: биологическое старение и хронологическое старение, как можно замедлить процесс старения и скорректировать работу иммунной системы таким образом, чтобы она функционировала как можно дольше на благо нашего здоровья.

ЧАСТЬ 2
ЕСЛИ ИММУННАЯ СИСТЕМА СХОДИТ С УМА

6. Иммунные дефициты

Взрослые часто жалуются врачу, что у них регулярно активизируется герпес, донимает диарея, что им никак не удается побороть цистит, а зуд, который провоцируют дрожжевые грибы, не облегчают ни йогуртовые ванны, ни другие подручные средства. «Моя иммунная система не функционирует», — заключает пациент.

Действительность же такова, что гениальная иммунная система заботится о них, поэтому они смогли прийти на консультацию, не страдают в течение длительного времени тяжелым заболеванием и, наконец, живы. Бактерии и грибы, которые присутствуют в крови и тканях этих пациентов, внося сбои в здоровые процессы, в ближайшем будущем будут уничтожены. Грибы, что гнездятся на слизистых или ногтях, так и останутся на поверхности и не проникнут внутрь организма. Иммунной системе достаточно редко требуется поддержка в виде медикаментозной помощи, основную работу она проделывает самостоятельно. Вместе с тем она заботится о том, чтобы организм избавлялся от его собственных, поврежденных или превратившихся в опухолевые клеток; а также следит, чтобы там не размножались болезнетворные микроорганизмы.

Для осуществления этих процессов иммунная система подключают микрофлору кожи, реснички в легких, большое количество слизи, соляной кислоты и мелких клеток, обеспечивающих нейтрализацию и утилизацию возбудителей и собственных клеток организма, которые становятся для него опасными. В первые годы нашей жизни они научились распознавать опасность и своевременно отражать ее. На этом их обучение не закончилось. Обучающие занятия преимущественно проводятся в слизистой кишечника. Там находятся миллионы бактерий, которые наши иммунные клетки могут использовать в качестве наглядного пособия. На слизистой носовой полости, в крови, в лимфоузлах и наших тканях — повсюду иммунные клетки сталкиваются с бактериями, вирусами, паразитами и спорами грибов. За счет этого иммунная система может непрерывно обучаться, обеспечивая нам все более сильную защиту.

Иммунная система состоит из различных кирпичиков и процессов, и порой в некоторых местах случаются ошибки. Какие-то из них носят врожденный характер, какие-то формируются в процессе жизни.

ВРОЖДЕННЫЕ ИММУННЫЕ ДЕФИЦИТЫ

У всех детей часто случаются незначительные, а иногда и тяжелые инфекции различного рода. Врожденные дефекты иммунной системы — это редкая патология, и в большинстве случаев на первых порах распознать ее можно только по косвенным признакам. Некоторые тяжелые врожденные заболевания, например синдром Дауна, сопровождаются дефектами иммунной системы.

Люди с синдромом Дауна страдают от частых инфекционных процессов, и чаще обычного им ставится диагноз лейкемия. Поскольку врачи знают о взаимосвязи данного заболевания со слабостью иммунной системы, в случае инфекционного заболевания они понимают, как быстро и эффективно нужно реагировать.

Некоторые дефекты иммунной системы имеют крайне тяжелое течение, и уже на первых неделях ребенок может оказаться на грани жизни и смерти. Какое-то время после рождения возможные проявления иммунодефицитов нивелируются антителами матери. В этом случае ребенок тяжело заболевает лишь спустя несколько месяцев. Педиатры настораживаются, когда у новорожденного фрагмент пупка отпадает позже обычного, или когда маленький ребенок на первом году жизни имеет частые воспаления кожи, или в целом не очень хорошо развивается.

Врачу требуется некоторое время для постановки правильного диагноза пациентам, которые обратились к нему с жалобами на частые инфекции, но при этом не страдают такими тяжелыми врожденными заболеваниями, как синдром Дауна, и не имеют типичных признаков тяжелых дефектов иммунной системы. В этом случае сначала еще раз досконально проверяется, не является ли причиной жалоб обычная простуда. К счастью, в большинстве случаев данное подозрение подтверждается. Но иногда бывает иначе.

ВРОЖДЕННЫЙ ИММУНОДЕФИЦИТ – РЕДКАЯ ПАТОЛОГИЯ, И В БОЛЬШИНСТВЕ СЛУЧАЕВ НА НАЧАЛЬНЫХ СТАДИЯХ РАСПОЗНАТЬ ЕГО МОЖНО ТОЛЬКО ПО КОСВЕННЫМ ПРИЗНАКАМ.

Сначала врач трактует подверженность инфекциям своего пациента как норму и назначает симптоматическое лечение. Возможно, врач определяет, что количество эпизодов инфекционных заболеваний у ребенка выше среднего в результате посещения детского сада, где тот постоянно контактирует с инфицированным детьми, или в результате заражения от старших братьев и сестер. Если со временем частота эпизодов инфекционных заболеваний увеличивается, или болезнь с каждым разом протекает в более тяжелой форме, если ребенок плохо развивается или даже приобретает угрожающее жизни заболевание, например онкологию, тогда у врача возникает мысль, что у ребенка может быть врожденный или как мы его еще называем, первичный, иммунодефицит. Как правило, к этому моменту маленький пациент уже посещает детский сад или начальную школу. Иногда признаки врожденных пороков иммунной системы становятся заметными только в подростковом или зрелом возрасте. Но и в этом случае пройдет какое-то время, прежде чем будет поставлен правильный диагноз.

Элвис поможет

Для того чтобы облегчить выявление врожденного иммунодефицита, в арсенале детских иммунологов есть шпаргалка. Она представляет собой перечень признаков, которые характерны для данной патологии. Этот перечень был назван «ELVIS»[1] (Элвис). Каждая буква обозначает характеристику, которая вместе с другими признаками может указывать на врожденный дефект иммунной системы. Не только врачи, но и родители могут ориентироваться с помощью этой шпаргалки.

1. Патоген (E)

Для врожденного дефекта иммунной системы характерно, когда возбудитель, являющийся безопасным для человека, у пациентов данной группы может спровоцировать развитие тяжелого заболевания, например пневмонии (оппортунистические инфекции).

2. Локализация (L)

Атипичная локализация инфекции также может свидетельствовать о врожденном иммунном дефиците. Например, если инфекцией поражено не только среднее ухо, но и другие органы, если гнойные процессы присутствуют в головном мозге, печени и других, достаточно редких для таких поражений органах.

3. Течение инфекции (V)

Решающее значение имеет также течение болезни. Если инфекция, сопровождающаяся лихорадкой, возникает несколько раз и каждый из них длится дольше, чем одна неделя, а антибиотики при этом не оказывают эффекта — это также может указывать на врожденный иммунодефицит.

---

[1] Акроним «ELVIS»: E = ungewöhnlicher Erreger (не типичные возбудители); L = ungewöhnliche Lokalisation (нетипичная локализация); V = ungewöhnlicher Verlauf (нетипичное течение); I = ungewöhnliche Intensität (не типичная выраженность); S = ungewöhnliche Summe (нетипичное количество эпизодов). Также у немецких врачей есть перечень GARFIELD (ГАРФИЛД): G = Granulome (гранулема); A = Autoimmunität (аутоиммунные заболевания); R = rezidivierendes (рецидивирующее течение); F= Fieber (лихорадка); E = ungewöhnliche Ekzeme (нетипичная экзема); L = Lymphoproliferation (патологическая пролиферация лимфоцитов); D = chronische Darmentzündung (хронические воспаления кишечника). — *Прим. науч. ред.*

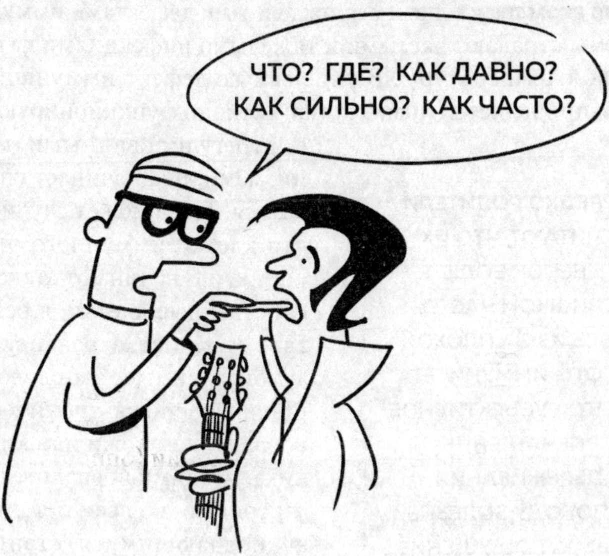

4. Интенсивность (I)

Другой предупредительный знак, на который стоит обратить внимание, — это интенсивность заболевания. Если у человека не просто насморк, бронхит или небольшой абсцесс на коже, а попутно возникает воспаление оболочек головного мозга, костей или абсцессы внутренних органов, в этом случае медики говорят о генерализованной инфекции[1].

5. Количество инфекций (S)

Еще одним признаком является общее количество эпизодов инфекционного заболевания. Зачастую родителям кажется, что большое количество инфекций у их ребенка указывает на дефект иммунной системы. Для того чтобы субъективные ощущения не мешали фиксировать объективные данные, родителям рекомендуется вести инфекционный календарь, в котором нужно делать отметки каждый раз, когда ребенок заболевает.

Если обнаруживаются один или несколько ELVIS-признаков можно начинать поиски дефекта иммунной системы.

---

[1] Форма инфекционного заболевания, характеризующаяся множественными поражениями органов и тканей человека.

При этом не все люди с врожденными дефектами иммунной системы страдают частыми и тяжелыми инфекциями на фоне высокой температуры. В ряде случае дефект иммунной системы проявляется иначе, когда, активно функционирующая, с отрегулированными механизмами, она начинает спотыкаться. Тогда может случиться, что клетки иммунного ответа ошибочно начинают атаковать собственные клетки, в результате у человека развиваются аутоиммунные заболевания, проявляющиеся хроническим воспалением кожи или кишечника, мелкими воспалительными очагами во всем организме, не поддающимися стандартному лечению, экземой или повторяющимися приступами лихорадки[1].

НЕРЕДКО РОДИТЕЛИ СЧИТАЮТ, ЧТО ИХ РЕБЕНОК БОЛЕЕТ СЛИШКОМ ЧАСТО, И ВСЕ ИЗ-ЗА ПЛОХОЙ РАБОТЫ ИММУНИТЕТА. НО ЭТО СУБЪЕКТИВНОЕ ВПЕЧАТЛЕНИЕ: ПЕРЕЖИВАНИЯ ПО ПОВОДУ БОЛЕЗНЕЙ СОЗДАЮТ ОЩУЩЕНИЕ, ЧТО ИХ МНОГО.

Перечень жалоб, которые может спровоцировать поломанная иммунная система, может быть очень длинным, и большинство из них действительно заставляют человека страдать. Но некоторые заболевания из этой категории встречаются настолько редко, что по всему миру найдется лишь несколько человек. Это двойная беда для пострадавших. Ведь чем реже встречается заболевание, тем сложнее его диагностировать из-за малого количества информации о нем.

О чем не расскажет анализ крови

Вернемся к вопросу постановки диагноза. После того как у врача появилось подозрение, ему необходимо исследовать кровь, чтобы понять, имеет он дело с дефектом иммунной системы или с нарушением ее регуляции. Иммунные Т- и В-клетки (лимфоциты), а также клетки-пожиратели

[1] Это и есть короткое описание признаков ГАРФИЛД (см. примечание на стр. 108). — *Прим. науч. ред.*

(макрофаги) происходят от общей стволовой клетки, из которой поэтапно развиваются зрелые иммунные клетки. Ошибки могут проскальзывать на каждом из этих этапов развития, приводя к различным иммунодефицитам. Чтобы определить причины жалоб пациента, врач, подобно классному руководителю, сначала пытается понять, все ли на месте или кто-то отсутствует. С помощью развернутого анализа крови он, в первую очередь, определяет количество белых и красных кровяных клеток, а также тромбоцитов, которые обеспечивают свертывание крови. Затем под микроскопом он исследует, как выглядят белые кровяные клетки и как происходит их деление. Лабораторным путем можно определить количество иммуноглобулинов, то есть общее количество антител. Это более сложное исследование, поскольку существует несколько типов антител. Для простоты их поделили на пять классов и дали им следующие обозначения: IgA, IgG, IgM, IgD и IgE.

Иногда врач обнаруживает отклонения в виде пониженного или повышенного содержания иммунных клеток и антител одного или нескольких видов. Результаты собственных анализов, отклоняющиеся от нормы, часто вызывают у пациента панику: «Все, я болен!» Но даже значительное отклонение показателей от средних не дает серьезного повода для беспокойства. Пациенты могут верить врачам, когда те уверяют, что все хорошо, что такой результат может быть связан с только что перенесенной простудой, и ни о каком дефекте иммунной системы не может быть речи.

Если показатели лабораторной диагностики очень явно отклоняются от нормы, доктор задумывается о наличии дефекта иммунной системы. Собирается консилиум специалистов. Иммунологи снова склоняются над показателями и еще раз пытаются установить, на каком участке иммунной системы произошел сбой.

Иногда бывает, что в мазке крови человека не обнаружено ничего подозрительного, однако сомнения не покидают врача. В этом случае также собирается консилиум специалистов.

НАРУШЕНИЯ ВРОЖДЕННОЙ ИММУННОЙ СИСТЕМЫ

Иногда случается, что иммунная система образует слишком мало гранулоцитов и макрофагов (клеток-пожирателей). Или у этих клеток очень короткий жизненный цикл. У некоторых людей клетки врожденной иммунной системы начинают сходить с ума, что может выражаться по-разному. Иногда они мечутся хаотично по организму и не могут найти путь к очагу инфекции, иногда им не удается выбраться из кровеносного русла, чтобы проникнуть в ткань. Порой у клеток-пожирателей просто пропадает аппетит на болезнетворного агента. Может случиться такое, что клетка-пожиратель заглатывает возбудителя, но убить его внутри себя не может, потому что у нее отсутствует яд. Время от времени сбой происходит в системе комплемента, потому что из-за отсутствия отдельных факторов системы комплемента обрывается общий каскад реакций.

Даже если сбои в системе случаются лишь местами, это может иметь неприятные последствия. Септический гранулематоз[1] является ярким тому примером. Он развивается, когда макрофаги не могут производить токсин — пероксид водорода, что обычно накапливается в их клеточных пузырьках (лизосомах). Тогда клетки проглатывают возбудителя, но не могут его убить, как уже было сказано выше. Вместо этого они разносят по всему организму болезнетворные микроорганизмы, в частности бактерии и грибы, и таким образом приводят в движение новые патогены. Другие части иммунного ответа по возможности стараются обезвредить возбудителя. Зачастую им это удается, но не полностью. Организм пытается заключить возбудителя в капсулу, образуются при этом мелкие гранулемы, которые и дали название данному заболеванию. Люди с септическим гранулематозом на протяжении всей жизни вынуждены избегать контакта с любыми возбудителями и должны практически ежедневно принимать антибиотики, чтобы держать под контролем распространение болезнетворных агентов по организму.

---

[1] Аутоиммунное воспаление стенок сосудов, захватывающее мелкие и средние кровеносные сосуды.

НАРУШЕНИЯ АДАПТИВНОЙ ИММУННОЙ СИСТЕМЫ

Вспомним: значительная часть адаптивной иммунной системы у человека развивается только после рождения. Иммунные клетки в результате взаимодействия с возбудителями обучаются защищать нас от них. У некоторых людей производство ответственных за этот процесс Т- или В-лимфоцитов, иногда сразу и тех и других, нарушено. Клетки не вызревают должным образом и поэтому не способны выполнять предусмотренную для них работу

Дефицит В-лимфоцитов

В-лимфоциты производят специфические антитела. Для того чтобы обеспечить организму реальную защиту, требуется большое количество В-лимфоцитов. У здорового человека В-клетки составляют от 1/10 до 1/3 от общего содержания лимфоцитов в крови. При некоторых дефектах иммунной системы содержание клеток падает до 1% от общего количества лимфоцитов. Следствием недостаточного присутствия В-клеток является недостаточный синтез антител, которые должны цепляться к антигенам возбудителя, тем самым помогая обезвредить его. Зачастую дефицит В-лимфоцитов после рождения долгое время остается незамеченным, поскольку организм ребенка еще защищают антитела, переданные ему матерью в утробе. В течение первых 6 месяцев жизни материнские антитела разрушаются. Вместе с этим у здорового ребенка начинается выработка собственных антител взамен материнских. У детей с дефицитом В-лимфоцитов такого не происходит, что обеспечивает бактериям, вирусам и грибам свободный доступ в организм. Они с легкостью захватывают беззащитный организм, и ребенок тяжело заболевает. На протяжении тысячелетий родители и врачи были вынуждены беспомощно наблюдать, как ребенок чахнет. О механизме и причинах подобного состояния ничего не было известно.

Огден Карр Брутон, врач-педиатр, служащий в американских вооруженных силах, в конце концов разгадал тайну, почему дети необъяснимым образом заболевают тяжелыми инфекциями. Один из его пациентов, восьмилетний мальчик, постоянно болел воспалением легких. Брутон, который до этого занимался вопросами питания детей и солдатских жен, обнаружил в крови своего пациента по имени Йозеф причину. У мальчика наблюдался общий недостаток антител. Брутон запротоколировал свое наблюдение, и в 1952 году опубликовал его в специализированном журнале. Так появилось первое научное описание врожденного иммунодефицита. Одновременно Брутон разработал терапию для Йозефа. Он вводил ребенку очищенный иммуноглобулин, полученный из донорской крови человека.

ОЧЕНЬ МНОГО ИНФОРМАЦИИ ОБ ИММУННОЙ СИСТЕМЕ И ДЛЯ НЕЕ ЗАКОДИРОВАНО В Х-ХРОМОСОМАХ, КОТОРЫХ ДВЕ У ДЕВОЧЕК И ЛИШЬ ОДНА У МАЛЬЧИКОВ. ПОЭТОМУ ЕСТЬ МНОГО ВАРИАНТОВ ВРОЖДЕННОГО ИММУНОДЕФИЦИТА, КОТОРОМУ ПОДВЕРЖЕНЫ ТОЛЬКО ПОСЛЕДНИЕ.

Иммунодефицит, обнаруженный у Йозефа, позже получил название по имени своего первооткрывателя. Это заболевание известно как болезнь Брутóна. Последователи ученого продолжили заниматься проблемой, и на сегодняшний день об этом заболевании известно достаточно много. Например, ученые обнаружили, что такая патология встречается только у мальчиков. Связана она с дефектом гена, что расположен на Х-хромосоме, которая у мужчин присутствует в количестве одной штуки. У женщин две Х-хромосомы, поэтому, если в одной из них присутствует дефект, вторая выравнивает его, не дает ему проявиться. Как следствие, женщины болезнью Брутóна не болеют. Но данный дефект женщина-носитель дефектного гена может передать своему сыну. Иммунодефицит, открытый Брутоном, является одним из многих, присущих только мальчикам. Потому что большое количество генов, содержащих информацию об и для иммунной системы, закодировано именно в Х-хромосомах.

Комбинированное нарушение Т- и В-лимфоцитов

Медикам на сегодняшний день известно большое количество дефектов иммунной системы, при которых количество В- и Т-лимфоцитов значительно снижено или эти клетки неправильно взаимодействуют друг с другом. Причина таких нарушений зачастую кроется в особой подгруппе Т-лимфоцитов. Они регулируют и стимулирует работу В-клеток. Если в них присутствует дефект, даже здоровый В-лимфоцит перестает правильно работать, что может проявляться недостаточным синтезом антител или полным прекращением их выработки. В этих случаях ученые говорят о сочетанном (или комбинированном) нарушении.

Среди таких, преимущественно редко встречающихся, дефектов иммунной системы можно назвать тяжелый комбинированный иммунодефицит (*англ.* SCID, Severe combined immunodeficiency) — самый известный и самый тяжелый из существующих на сегодняшний день. Новорожденные дети с такой патологией уже с первых месяцев жизни страдают тяжелыми инфекционными заболеваниями. Клетки иммунного ответа не защищают их от вирусов, бактерий и грибов. Раньше такие дети находились под пристальным вниманием врачей, потому что уже через несколько недель после рождения они заболевали туберкулезом. Возбудитель поражал их в результате прививки БЦЖ[1] еще в роддоме. В шприце с вакциной находились возбудители туберкулеза, которые должны были запустить иммунную систему малыша, заставить его организм вырабатывать иммунные клетки, чтобы в дальнейшем тот стал устойчив к туберкулезу. Несчастье детей с тяжелым комбинированным иммунодефицитом заключалось в том, что на фоне недостатка иммунных клеток у них не было никакого шанса развить иммунную защиту, и они оказывались беззащитными даже перед сильно ослабленной бактерией туберкулеза в препарате вакцины. С другой стороны, этим детям повезло. Туберкулез хорошо поддавался лечению, и врачи, зная, что ребенок страдает тяжелым недугом, начинали за-

[1] Вакцина против туберкулеза.

ниматься вопросом пересадки костного мозга. Но в Германии новорожденные уже 20 лет не прививаются от туберкулеза[1] в роддоме. Таким образом, диагностика этой тяжелой формы иммунодефицита отсрочивается во времени, появляется риск, что ребенок умрет позже, не пережив первое тяжелое инфекционное заболевание.

Терапия при дефектах врожденной иммунной системы

Большинство пациентов с врожденными дефектами иммунной системы раньше были обречены на смерть. Но сегодня большинству из них можно помочь. При повышенной предрасположенности к инфекционным заболеваниям, особенно бактериальной природы, многим пожизненно назначаются антибиотики. При недостаточной продукции антител хорошо зарекомендовала себя инфузионная терапия[2] с введением иммуноглобулинов. При тяжелых комбинированных дефектах иммунной системы пациентам можно помочь с помощью трансплантации костного мозга. Но для этого требуется подходящий донор, чьи стволовые клетки переносятся в организм больного и формируют в нем новую иммунную систему. На сегодняшний день начата разработка терапии, при которой больной ген стволовой клетки пациента, ответственный за развитие иммунодефицита, замещается здоровым геном.

ПРИОБРЕТЕННЫЕ ДЕФЕКТЫ ИММУННОЙ СИСТЕМЫ

Наша отважная иммунная система, которая так хорошо защищает нас от возбудителей заболеваний, очень хрупка и уязвима. При определенных внешних факторах она сама заболевает. Хронические заболевания кишечника или онкологические заболевания, например лейкемия, при которой здоровые иммунные клетки замещаются опухолевыми, луче-

[1] В Германии не делают БЦЖ в роддоме с 1998 г. — *Прим. науч. ред.*

[2] Метод лечения, основанный на введении в кровоток различных растворов определенного объема и концентрации с целью коррекции патологических потерь организма или их предотвращения.

вая терапия, медикаменты против малярии, ревматоидный артрит или эпилепсия, недоношенность или недостаточность питания — все это может очень сильно навредить иммунной системе, лишить ее трудоспособности, часто без шансов на восстановление. Тяжелый грипп, корь, которые, по мнению большинства, якобы укрепляют иммунную систему, в действительности могут вывести ее из строя на несколько месяцев и даже лет.

Иногда дефект иммунной системы может стать следствием приема определенных медикаментов. Пациенты, пережившие трансплантацию или страдающие тяжелой формой ревматизма, вынуждены подавлять активность иммунитета путем приема медикаментов, чтобы тот не атаковал пересаженный орган или собственные ткани. Благодаря такому искусственно созданному дефекту иммунной системы пациент выживает, но вместе с тем постоянно рискует в любой момент быть пораженным возбудителем инфекционного заболевания.

В целом приобретенные дефекты иммунной системы встречаются чаще врожденных.

СПИД

Самый известный приобретенный иммунодефицит — это СПИД (синдром приобретенного иммунодефицита). Развивается он в большинстве случаев на фоне инфекционного поражения вирусом иммунодефицита человека (ВИЧ *англ.* HIV, Human Immunodeficiency Virus). Данное заболевание впервые было описано в 1981 году. На сегодняшний день известно, что в самом начале XX века человек заразился им от обезьяны.

ВИЧ особенно опасен. Как и другие вирусы, он поражает здоровую клетку, но[1] затем встраивает свою генетическую информацию в ее геном. Вначале клетка не замечает изменений, работает и делится как обычно, тем самым помогая вирусу усиленно размножаться, поскольку в результате деления генетическая информация вируса передается дочерним клеткам организма. Примерно как хакер внедряет свою хакерскую программу в чужой компьютер, преследуя преступные цели.

---

[1] Другие вирусы не встраивают свою генетическую информацию в геном клетки. — *Прим. науч. ред.*

В норме клетка вскоре распознает, что вирусный геном подключился к ее собственному. Тогда она включает защитный модуль. Она кромсает вирус на куски специальными «ножницами для резки вирусов» и предупреждает окружающие клетки, вывешивая на поверхности своей клеточной стенки предупреждение о наличии вируса внутри нее. На помощь приходят миллионы иммунных клеток и окружают захваченную клетку, чтобы предотвратить распространение вируса. Все эти уловки ВИЧ успешно обходит, поскольку он со своим геномом уже является составной частью хозяйской клетки. В результате он продолжает спокойно делиться, ведет себя спокойно и не вызывает никаких подозрений у иммунных клеток, перемещаясь из клетки в клетку и перепрограммируя ее на свой лад.

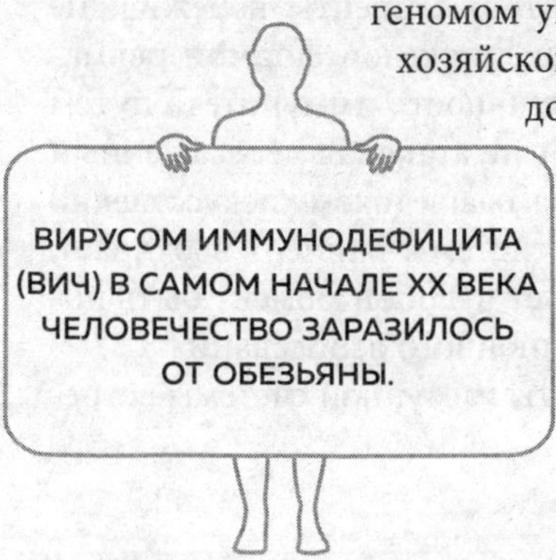

Только через несколько лет, когда вирусу удается распространиться по всему организму, он начинает атаковать с особой агрессией и яростью, разрушая Т-лимфоциты-хелперы и пробивая оборону иммунной системы. С этого момента организм становится беспомощным в отношении патогенов, заболевает тяжелыми инфекционными заболеваниями, становится подвержен онкологии. Вот на этой стадии развития заболевания уже говорят о СПИДе.

Преимущественно ВИЧ (и как следствие СПИД) распространен в развивающихся странах, что представляет собой очень большую проблему. Каждый день в этих странах отмечается до 1000 случаев нового инфицирования. Дети заражаются ВИЧ во время беременности, при родах или через материнское молоко. У взрослых вирус передается в результате сексуальных контактов. Из 36 млн ВИЧ-инфицированных (по данным ЮНЭЙДС в 2016 г.; *англ.* Joint United Nations Programme on HIV/AIDS сокращенно UNAIDS) по всему миру более 25 млн зараженных ВИЧ проживают в африканских государствах южнее Сахары. Иммунная система зараженных ВИЧ ослаблена настолько, что они уже не способны противостоять инфекциям и не реагируют на вакцинацию.

Еще несколько лет назад люди неизбежно погибали от СПИДа, вызванного ВИЧ-инфекцией. На сегодняшний день больные получают медикаментозную поддержку, которая тормозит размножение ВИЧ. Но не всем больным в мире доступны такие медикаменты. Прежде всего в Африке — настоящем рассаднике ВИЧ — среди инфицированных с ослабленным иммунитетом очень быстро распространяется саркома Капоши (очень редкая форма рака, которая чаще всего диагностируется у пациентов с диагнозом ВИЧ-инфекция в стадии СПИД). Это онкологическое заболевание — наиболее частая причина смерти у мужчин, проживающих в регионе южнее Сахары. Возбудителем, с большой степенью вероятности, является вирус герпеса 8-го типа (HHV-8).

Для сравнения: против вируса папилломы человека (ВПЧ), основного возбудителя рака шейки матки, уже давно существует вакцина. Сегодня в богатых западных странах все девочки, и даже мальчики, прививаются от ВПЧ. Напротив, спустя десятилетия после открытия возбудителя саркомы Капоши (HHV-8) в бедных африканских странах все еще не предпринимается никаких мер, чтобы победить заболевание или хотя бы взять его под контроль. Когда в марте 2017 года в Паульскирхе Франкфурта два американских исследователя в области онкологии Юан Чанг (Yuan Chang) и Патрик Мур (Patrick S. Moor) были награждены премией Пауля Эрлиха и Людвига Дармштадского, они воспользовались празднованием как поводом для проведения акции солидарности в пользу захлебнувшегося в эпидемии Африканского континента. Все предварительные наработки со стороны ученых были бы осуществлены, вакцину можно было бы легко выпустить, если бы промышленность, политика и медицина активно смотрели в одном направлении.

7. АЛЛЕРГИИ

Аллергии считаются молодым заболеванием. Но на самом деле прошло уже более 100 лет с того момента, как молодой знатный венский педиатр задался вопросом, почему его пациенты иногда очень выраженно реагируют, а иногда, наоборот, вовсе не реагируют на какие-либо вещества. Клеменс фон Пирке в 1906 году ввел термин «аллергия» и подразумевал, что антитела при повторяющихся контактах с безобидным аллергеном, чужеродным агентом, начинают чрезмерно реагировать на него. Аллергия была известна живым существам на Земле еще задолго до того, как впервые была описана и получила название. Всегда были люди и животные, страдающие от нее. Однако быстрое распространение аллергии в последние десятилетия, особенно в промышленно развитых странах Запада, является новым явлением. Ученые пока не имеют убедительного объяснения этому. Быстрое распространение не имеет отношения к наследственным факторам, поскольку они не меняются в течение нескольких десятилетий. Более вероятно, что распространение аллергии связано с западным образом жизни и нашими гигиеническими стандартами.

АЛЛЕРГИЧЕСКИЕ РЕАКЦИИ 1-го ТИПА — АНАФИЛАКТИЧЕСКИЕ

В Германии 20–30 миллионов людей страдают аллергиями. Их иммунная система играет в сумасшедшую игру. Вместо того чтобы защищать организм от возбудителей заболеваний, чужеродных белков и делать его не восприимчивым к ним, она дико возбуждается в отношении таких абсолютно безопасных субстанций, как пыльца, плесневые грибы или пчелиный яд. Вместо того чтобы безоговорочно утилизировать их из организма, она провоцирует поллиноз, бронхиальную астму или даже анафилактический шок, сопровождаемый удушьем и сосудистым коллапсом.

Роль роковой дамы иммунная система играет по четко прописанному сценарию.

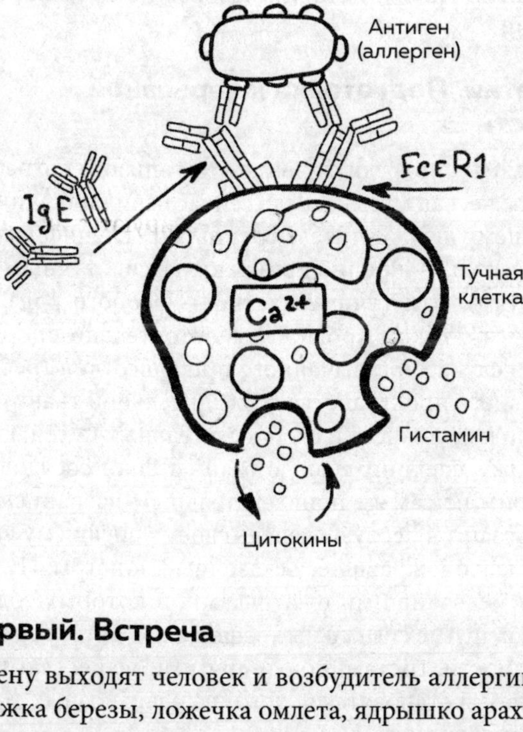

Акт первый. Встреча

На сцену выходят человек и возбудитель аллергии, например сережка березы, ложечка омлета, ядрышко арахиса, рыбная палочка, матрац, в котором несколько поколений пылевых клещей оставляло свои экскременты, или пчелка с наполненным ядом жалом.

Человек и аллерген встречаются. Пыльца березы во время прогулки залетает человеку в нос и оседает там на слизистой; омлет, орех и кусочек рыбной палочки попадают в желудочно-кишечный тракт; наследие пылевых клещей во время сна из матраца попадает в дыхательные пути спящего; пчела при сильном порыве ветра запутывается в волосах человека и в панике жалит его прямо в макушку.

Акт второй. Фаза сенсибилизации

Иммунная система распознает пыльцу, белок арахиса или рыбы, испражнения пылевых клещей или яд пчелы как инородного агента и вырабатывает специфические антитела, иммуноглобулины группы IgE, против чужеродного белка. Эти антитела могут распознать триггер аллергии, скопировать его и запомнить. На этой стадии человек не замечает никаких изменений.

Акт третий. Подготовка к серьезной опасности

Если бы мы смотрели фильм, в этом эпизоде потребовалась бы драматическая музыка. Ведь сейчас начинается подготовка к настоящему шоу. Антитела группы IgE, специфические для каждой клетки, — прочно прикрепляются к тучным клеткам (мастоцитам). Эти тучные клетки — особого рода. Они не переносятся с током крови, а самостоятельно пробираются туда, где в случае чрезвычайного происшествия требуется их присутствие: в пространства соединительной ткани, преимущественно подслизистый слой дыхательных путей, кишечника, под кожу, соединительную ткань стенки сосудов или нервов. Своим не самым привлекательным названием тучные клетки обязаны в первую очередь своему внешнему виду. Они выглядят как обожравшиеся сказочные монстры. Их «живот» наполнен мельчайшими пузырьками, в которых содержатся гистамин и другие сигнальные вещества. С антителами на своей поверхности, гистамином и другими веществами внутри тучные клетки становятся похожи на религиозных фанатиков в поясах смертников.

Акт четвертый. Закат империи

Ничего не подозревающий человек снова лакомится яичным пирогом или гуляет между цветущими березами, ложится спать на свой матрас или большим глотком нечаянно заглатывает пчелу из пивного бокала. Так аллерген повторно попадает в организм, где тучные клетки со своим антителами IgE уже его поджидают. Происходящее в дальнейшем похоже на кадры боевика. Как только антитела IgE и аллерген встречаются, внутри тучных клеток взрываются пузырьки, высвобождаются гистамин и другие сигнальные вещества. Сигнальные вещества присоединяются к клеткам сосудов, нервов, мышц, и в течение нескольких секунд или минут начинается мгновенная аллергическая реакция.

Кровеносные сосуды расширяются, становятся проницаемыми для сыворотки крови, мускулатура бронхов спазмируется. Такое человек уже не может не замечать. Его кожа краснеет, слизистые отекают, потому что давление быстро повышается, человеку становится тяжело дышать, он закашливается, с трудом хватает ртом воздух и проваливается в головокружительную глубину.

ПРИ АНАФИЛАКТИЧЕСКОЙ АЛЛЕРГИЧЕСКОЙ РЕАКЦИИ СИГНАЛЬНЫЕ ВЕЩЕСТВА ВСЕГО ЗА НЕСКОЛЬКО СЕКУНД ИЛИ МИНУТ ПРИКРЕПЛЯЮТСЯ К КЛЕТКАМ СОСУДОВ, НЕРВОВ И МЫШЦ, РАЗДРАЖАЯ ИХ, — ТАКОЕ ЧЕЛОВЕК ЗАМЕЧАЕТ МГНОВЕННО.

Акт пятый. Возмущение продолжается

Примерно через пару часов наступает финал. Сигнальные вещества аллергии вовлекают остальные клетки, участвующие в реакции воспаления, тем самым поддерживая возникшее восстание в вовлеченных тканях организма. Кожа продолжает оставаться красной, слизистые — отечными. Финальная стадия аллергической реакции особенно выражена у тех, кто страдает бронхиальной астмой.

И снова приветствует иммунная система

Будучи однажды сенсибилизированной[1], иммунная система не учится придерживать свое сумасшествие, не пускать его в ход и при каждом последующем контакте не реагирует на аллерген спокойнее, не становится равнодушной к нему. Как раз наоборот. При каждой новой встрече с аллергеном она реагирует все истеричнее, ее злость усиливается. Ученые

[1] Процесс приобретения организмом сверхчувствительности к раздражающим действиям чужеродных веществ.

называют аллергическую реакцию, в которой IgE играет ключевую роль, аллергической реакцией первого, анафилактического типа. На реакции первого типа приходится 90% всех аллергических реакций

ЦИТОТОКСИЧЕСКАЯ РЕАКЦИЯ. АЛЛЕРГИЧЕСКАЯ РЕАКЦИЯ 2-го ТИПА

Не всегда наша иммунная система запускает аллергическую реакцию синтезом IgE. Другим антителам тоже предоставляется шанс выступить на сцене. Например, в случае с редким типом аллергической реакцией 2-го типа, так называемой цитотоксической реакцией, где аллергенами становятся сами клетки: собственного организма или другого индивидуума, как, например, при переливании крови. Антитела группы IgG и реже IgM прикрепляются к поверхности клеток (в случае переливания крови это будут клетки донора крови). Иммунная система моментально реагирует на клетки, нагруженные антителами, как на чужеродные. Вместе с клетками-пожирателями группы гранулоцитов и макрофагами, а также естественными киллерами или системой комплемента она атакует кажущиеся ей чужеродными клетки, пока полностью не уничтожит их.

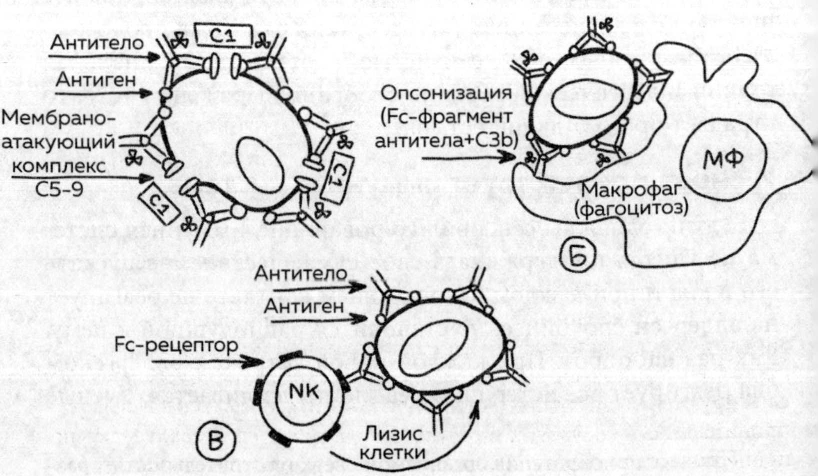

Когда еще никто не подозревал о существовании различных групп крови, развитие аллергической реакции данного типа после трансфузии донорской крови неподходящий группы приводило к смерти.

Подобным образом при определенных аутоиммунных заболеваниях так называемые аутоантитела[1] образуют связи с клетками собственного организма, например при тиреоидите Хашимото, широко распространенном заболевании щитовидной железы. Об этом поговорим позже в главе об аутоиммунных заболеваниях.

РЕАКЦИИ ИММУНОКОМПЛЕКСНЫЕ. АЛЛЕРГИЧЕСКИЕ РЕАКЦИИ 3-го ТИПА

Многие чужеродные антигены не связываются с клетками, а плавают в кровотоке в свободной форме. Если однажды организм уже сенсибилизировался к чужеродному белку и выработал к нему антитела IgG, антиген и специфичное ему антитело класса IgG образуют иммунный комплекс. Если комплекс «антиген—антитело» не удаляется своевременно защитными механизмами иммунной системы, то эти комплексы могут оседать на тонких стенках сосудов, например в почках, коже или суставах. Это активирует на местах систему комплемента, и развивается кратковременное воспаление, которое может проявляться крапивницей и отеком, а также может привести к длительным воспалительным реакциям в почках или артриту в суставах.

Во времена, когда еще не применялись прививки и антибиотики, для лечения тяжелых и смертельных заболеваний зачастую применялись иммунные сыворотки[2]. Ученые получа-

---

[1] Антитела, способные взаимодействовать с аутоантигенами, то есть с антигенами собственного организма.

[2] В ответ на первое введение такой сыворотки в организме синтезируются специфические антитела, которые при повторном контакте с аллергеном образуют циркулирующие иммунные комплексы, которые фиксируются на внутренней стенке кровеносных сосудов. Повышается проницаемость сосудов, и в результате развивается воспалительный процесс по типу системного васкулита — сывороточная болезнь. — *Прим. науч. ред.*

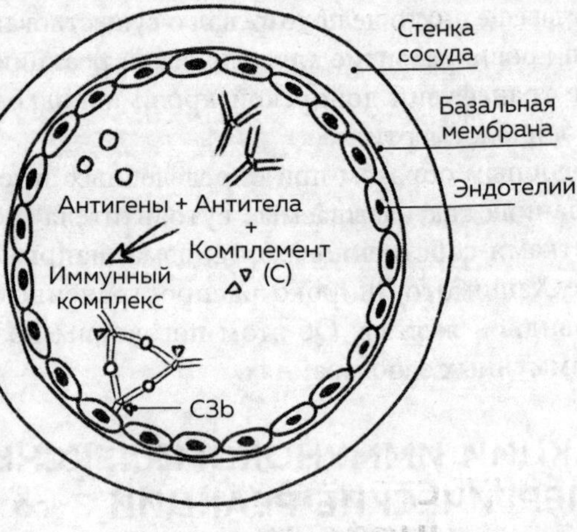

ли очищенные антитела из сыворотки крови пациентов, переживших болезнь. Иногда иммунные сыворотки получали из крови животных, преимущественно лошадей. На сегодняшний день такую технологию применяют только при производстве антисыворотки при укусах змей и пауков. Поскольку у нас не распространены кусающиеся и опасные змеи или пауки, маловероятно, что после укуса и лечения противоядием разовьется аллергическая реакция 3-го типа.

В последнее время случаи аллергической реакции 3-го типа встречаются все чаще, в том числе в Германии. Это связано с прогрессом в лечении рака. Сегодня ученые с помощью иммунных клеток мыши получают моноклональные антитела, которые эффективны при лечении некоторых разновидностей рака и аутоиммунных заболеваний.

Фактически антитела, специфичные для того или иного антигена, являются антителами мыши. Для того чтобы организм человека переносил (терпел) эти антитела и не принимал их за чужеродные, ученые отделяют максимально возможное количество «мышиного» материала у готового антитела и замещают убранные фрагменты белковыми цепочками человека. В результате от мышиных моноклональных антител остается только та часть мышиного, которая необходима, чтобы распознать и связать человеческий антиген.

Данный процесс можно представить на примере конструктора «Лего»: от одного кирпичика «Лего» остаются только шипы, которые вставляются в пазы другого кирпичика (этой частью антитело будет распознавать антиген и присоединять его, все как в конструкторе), тогда как вся остальная часть кирпичика заменяется на другую, в нашем случае — человеческую. Но, если в случае с деталями «Лего» все очень просто работает, мышиные антитела представляют собой очень сложные конструкции, от которых очень непросто отделить ненужную нам часть, чтобы заменить ее другой. Иногда при производстве антител остается фрагмент мышиного белка, и его бывает достаточно, чтобы развилась аллергическая реакция 3-го типа.

ГИПЕРЧУВСТВИТЕЛЬНОСТЬ ЗАМЕДЛЕННОГО ТИПА. АЛЛЕРГИЧЕСКАЯ РЕАКЦИЯ 4-го ТИПА

На косметический крем, краску для волос или соли никеля, содержащиеся в украшениях, пуговицах или кнопках, иммунная система зачастую реагирует аллергической реакцией в виде контактной экземы, которая может развиваться очень долго.

Иногда требуется 24 часа, иногда 72 часа, прежде чем человек заметит изменения. В отличие от первых трех типов аллергических реакций, в аллергии 4-го типа ключевая роль отводится не антителам, а Т-лимфоцитам. Поэтому их называют клеточными реакциями.

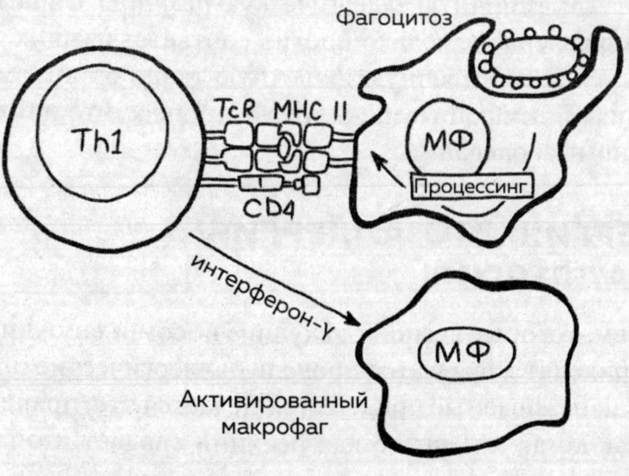

При иммунном ответе Т-лимфоциты реагируют на мельчайшие антигены, так называемые гаптены, то есть неполные антигены. Самостоятельно гаптены не способны вызвать аллергическую реакцию, а только с помощью белков-носителей в крови или клетке, с которыми они соединяются. И только в сочетании с белком-носителем, гаптены способны причинить вред.

Т-лимфоциты совместно с другими клетками иммунного ответа атакуют чужеродный агент. Цитокины, сигнальные вещества, высвобождаются и запускают реакцию воспаления, в процесс вовлекаются клетки-пожиратели, которые вытряхивают яды из своих клеток, чтобы обезвредить интервента. С помощью такой стратегии удается нейтрализовать аллерген. Но для человека, который, возможно, просто надел джинсы не с той кнопкой или купил не тот крем, борьба на коже и под ней очень неприятна. Контактная экзема мокнет, чешется, и на ее заживление требуется несколько дней.

Также целиакия, хроническое воспаление тонкого кишечника, вызываемое белком злаков — глютеном, классифицируется экспертами как подобие аллергической реакции 4-го типа. Целиакия не является классической аллергией, а представляет собой смешанную форму из аллергии и аутоиммунного заболевания. У людей с целиакией иммунная система ошибочно воспринимает компоненты безвредного белка клейковины (глютена) как нечто враждебное и вырабатывает против них антитела как типичную аллергическую реакцию. Однако антитела направлены не только против соответствующих белков, но и атакуют собственную кишечную ткань организма в сочетании с Т-лимфоцитами — тот же процесс, что и при аутоиммунном заболевании.

АЛЛЕРГИЯ! ЭТО АЛЛЕРГИЯ! ЭТО АЛЛЕРГИЯ!

Людям, которые весной с текущим носом и опухшими глазами приходят к врачу, тот проводит аллергические пробы на коже, так называемые прик-тесты. Делается это, правда, только тогда, когда аллергическая реакция спадает и опасности больше нет, чтобы в результате контакта с материалами теста и без того раззадоренная иммунная система не нагружалась еще больше.

Для теста врач берет 15–20 тестовых растворов, содержащих самые распространенные аллергены: цветочную пыльцу, домашнюю пыль, шерсть животных и споры плесневых грибов, при подозрении на других возбудителей аллергии могут также применяться экстракты редких растений или пищевых продуктов. Тестовый раствор наносится на внутреннюю поверхность предплечья. Для осуществления контроля в область проведения теста на кожу также наносят небольшое количество гистамина и физраствора. Гистамин моментально вызывает реакцию в виде волдырей, физраствор не должен вызывать никаких реакций. Затем врач с помощью прик-ланцета (скарификатора) царапает участок, на который было нанесено тестовое вещество, чтобы аллергенам было проще преодолеть защитный барьер.

ВО ВРЕМЯ ТЕСТОВ НА НАЛИЧИЕ АЛЛЕРГИИ НА ВНУТРЕННЮЮ СТОРОНУ ПРЕДПЛЕЧЬЯ НАНОСЯТ РАСПРОСТРАНЕННЫЕ АЛЛЕРГЕНЫ В ВИДЕ РАСТВОРОВ, А ПОТОМ СПЕЦИАЛЬНЫМ ЛАНЦЕТОМ ЦАРАПАЮТ КОЖУ ВНУТРИ КАПЕЛЕК – ТАК РАЗДРАЖИТЕЛИ МИНУЮТ ЗАЩИТНЫЕ БАРЬЕРЫ И СРАЗУ ВЫДАЮТ РЕАКЦИЮ ОРГАНИЗМА.

Под самым верхним слоем кожи аллергены тестовых растворов встречаются с тучными клетками. В случае сенсибилизации IgE на поверхности тучных клеток, как хороший прибор ночного видения, распознает специфический для него аллерген. В качестве следующего шага начиненная до ушей взрывчаткой тучная клетка взрывает весь свой арсенал гистаминовых бомб. Так в области проведения теста развивается мгновенная мини-реакция: в результате высвобождения сигнальных веществ расширяются капилляры, кожа краснеет. Кроме того, сосуды становятся более проницаемыми. Развивается отек, появляются волдыри. В результате раздражения нервных окончаний начинается зуд. Так врач абсолютно точно определяет, на какую субстанцию у человека может возникнуть аллергическая реакция.

Но полагаться на абсолютную достоверность результатов прик-теста не стоит. Выраженность прик-реакции не является моделью проявления аллергии в повседневности, ведь чувствительность кожи на разных участках тела разная. Реакция на предплечье будет отличаться от реакции на слизистой носовой полости. Кроме того, некоторые медикаменты, такие как антигистаминные, успокоительные, снотворные и другие, могут подавлять реактивность иммунной системы, снижая интенсивность тестовой реакции. На раздраженной и воспаленной коже, наоборот, реакция прик-теста будет более выраженной.

Зачастую вместе с прик-тестом врач проводит анализ крови, в ходе которого ищутся определенные антитела, — так называемый иммунофлюоресцентный анализ (ИммуноКАП). С помощью этого теста врач определяет наличие в крови специфичных к конкретному аллергену антител группы IgE. Как уже было сказано ранее, эти IgE участвуют в развитии классической аллергической реакции 1-го типа. Результат теста оценивается по шкале 0–5. Но и результаты этой пробы нужно трактовать крайне осторожно. Высокий класс, например, 2-й или 3-й, не всегда означает, что пациент действительно имеет аллергическое заболевание, т. е гиперчувствительность в отношении определенного аллергена. Повышенный титр всего лишь демонстрирует, что иммунная система готова отреагировать повышенной чувствительностью на встречу с антигеном; в случае если результат анализа находится на уровне 4–5-го, с высокой вероятностью можно говорить о возможном развитии аллергии. Пока сенсибилизация не сопровождается аллергической реакцией, говорят всего лишь о предрасположенности к аллергии. Только с появлением симптомов можно делать вывод о наличии аллергии как заболевания.

Бывает, что врачи делают анализ на наличие антител группы IgG. И при этом они всегда находят то, что ищут. Ведь у человека в крови присутствует большое количество антител этой группы, в том числе антитела на различные продукты питания. Однако IgG-антитела не запускают аллергические реакции 1-го типа. Они свидетельствуют о толерантности к продукту, процессу, обратному аллергии. Потому для пациентов этот тест не имеет никакого значения и НЕ рекомендован к сдаче ни какими-то научными организациями, ни ассоциациями.

Аллергия на продукты питания и пищевые непереносимости

Некоторые люди предполагают, что страдают аллергической реакцией в отношении определенных продуктов питания, например молока и молочных продуктов. С точки зрения медицины, они находятся где-то на границе между непереносимостью пищевых продуктов (как, например, непереносимость лактозы) и аллергией. В развитии классических аллергий главная роль отводится антителам IgE. Механизм же развития основных распространенных пищевых непереносимостей основан на том, что в организме отсутствует инструмент для расщепления и последующей утилизации определенной пищи. Например, при непереносимости лактозы у человека отсутствует фермент (энзим) лактаза. В норме этот энзим в тонком кишечнике расщепляет молочный сахар. При отсутствии лактазы бактерии кишечника вынуждены сталкиваться с неизмельченными молекулами сахара и разгрызать их. Но крупные обломки им вовсе не идут на пользу. Бактерии вырабатывают большое количество газов, что приводит к вздутию, урчанию и иногда поносу. Ни к вздутиям, ни к поносу иммунная система не имеет никакого отношения, даже если сидящему на унитазе кажется, что у него самая настоящая инфекция.

Некоторые реагируют на гистамин в продуктах питания, что сопровождается вялостью, головокружением, учащенным сердцебиением, шумом в голове, а иногда покраснением кожи, зудом и очень сильным урчанием в животе.

Многие фрукты и растения содержат гистамин, чтобы защищаться от опасных для них насекомых. Например, клубника. Но настоящей гистаминовой бомбой является крапива. Как только ее наполненные гистамином волоски соприкасаются с кожей человека, развивается зуд. Гистамин также содержится во многих продуктах питания, которые производятся с помощью бактерий: в выдержанных твердых сырах, квашеных огурцах и капусте, пиве, вине и даже черном чае. Некоторые продукты питания, прежде всего алкоголь, морепродукты, цитрусовые или усилители вкуса в готовых продуктах, способствуют высвобождению гистамина, содержащегося в нашем организме, что некоторые клетки иммунной системы используют для защиты от чужеродных субстанций. Рыба и некоторые разновидности орехов подавляют распад гистамина, произведенного организмом.

Пациенты с гистаминовой непереносимостью или лишены фермента диаминоксидаза, который расщепляет гистамин, или же он обладает недостаточной активностью. И, если в организме слишком много гистамина, человек начинает предъявлять жалобы. Это может произойти после уютного итальянского вечера с красным вином, салями и старым пармезаном. Все три продукта содержат гистамин — при одновременном употреблении всех трех есть вероятность, что организм может не справиться. Для развития аллергической реакции достаточно даже небольшого количества аллергена. У каждого человека имеется свой индивидуальный порог гистаминовой непереносимости, перешагнув который он начинает замечать ее проявления. Многие люди в день употребления красного вина с салями и пармезаном чувствуют себя как обычно, а проблемы появляются только на следующий день после того, как съедается всего один помидор, на который у человека никогда не отмечалось никаких реакций. Оставшийся после итальянского вечера гистамин вместе с гистамином томата дают именно то количество, которое уже перегружает организм, в результате развивается реакция.

ИНОГДА ВРАЧИ РЕКОМЕНДУЮТ ПАЦИЕНТАМ ИЗБЕГАТЬ ПРОДУКТОВ, СОДЕРЖАЩИХ ГИСТАМИН. ОДНАКО В ЭТОМ НЕТ НИКАКОГО СМЫСЛА, ВЕДЬ РЕАКЦИЯ НА НЕГО У КАЖДОГО ЧЕЛОВЕКА ОТЛИЧАЕТСЯ.

Некоторые врачи вручают своим пациентам список продуктов, содержащих гистамин, и настоятельно советуют им избегать их употребления. Но поскольку каждый человек индивидуально реагирует на гистамин и его количество, которое в продуктах сильно варьируется в зависимости от условий и сроков вызревания, **то толку от таких списков нет никакого**. Также тест на непереносимость гистамина лишен всякого смысла. Самое лучшее, если пациент самостоятельно понаблюдает, какие продукты и напитки, какого производителя, какой степени зрелости и в каком количестве вызывают у него жалобы. С учетом этих наблюдений можно составить индивидуальный план питания.

Один раз аллергия — на всю жизнь аллергик

Аллергия не наследуется. Но предрасположенность к ней — ДА. Около 40% населения в Германии имеет генетическую предрасположенность к аллергии. Лишь у каждого второго из них рано или поздно развивается заболевание. Некоторые заболевают уже в детстве, другие во взрослом возрасте. Даже в пенсионном возрасте могут развиться аллергические заболевания. Почему у кого-то аллергия ни разу в жизни не проявляется, несмотря на предрасположенность, а другие страдают ею на протяжении всей жизни? До сегодняшнего дня на этот вопрос никто не нашел ответа. По всей видимости, многие факторы могут играть роль в этом процессе. Какие-то из них тесно связаны с образом жизни или с питанием, четко определить другие на данный момент не представляется возможным.

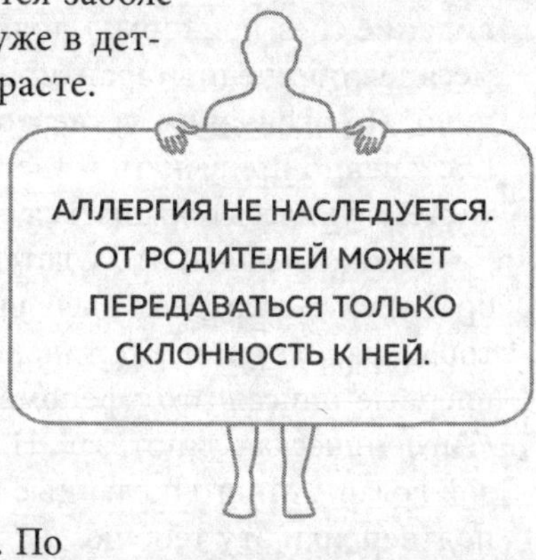

Аллергия не приходит одна

Люди с аллергией на пыльцу в течение жизни часто развивают другие аллергии. Их иммунная система реагирует на все больше и больше аллергенов: на пыльцу раннецветущих деревьев, особенно березы и фундука, на травы и пыльцу зерновых, особенно ржи, и в конце концов все чаще на амброзию. Эти растения семейства астровых с североамериканского континента попали к нам с птичьим кормом и вызывают тяжелые респираторные аллергические реакции. Люди, которые реагируют на цветущую березу слезотечением, зачастую не переносят также яблоко или фундук. Эти три продукта содержат похожие аллергены. Иммунная система не может их различить и борется в отношении каждого. В этом случае врачи говорят о перекрестной аллергии.

Многолетняя аллергия на пыльцу, сопровождающаяся чиханием и слезотечением, в будущем может развиться в аллергическую астму.

ЧТО ПОМОГАЕТ ОТ АЛЛЕРГИИ?

Грудное вскармливание снижает риск аллергии, но питать особые надежды на то, что исключительно грудное вскармливание (без прикорма) дольше рекомендованных четырех месяцев обеспечит гарантированную защиту, весьма обманчиво. По окончании четвертого месяца жизни дети должны постепенно привыкать к твердой пище, чтобы их иммунная система училась обращаться с потенциальными аллергенами.

Также отмечено, что у детей, которые растут в окружении братьев и сестер, реже выявляется поллиноз[1], чем у детей, которые растут одни. Британский эпидемиолог Дэвид Страчан впервые описал этот феномен в 1989 году. Так называемая «Гигиеническая гипотеза». Некоторые называют ее «Гипотезой грязи». Многочисленные исследования в данной области подтвердили эту теорию.

Сегодня, однако, предполагается, что именно безобидные, а не злые микробы, путешествующие от ребенка к ребенку через руки, влияют на микробиом и укрепляют иммунную защиту.

Каждый человек, выросший на ферме с животными, имеет хорошие шансы, что его склонность к аллергии никогда не перейдет в заболевание. Однако контакт с микроорганизмами из коровника не обеспечивает надежной защиты. На сегодняшний день мы не знаем точно, какие микробы, в каком возрасте

---

[1] Распространенное аллергическое заболевание, причиной которого является аллергическая реакция на пыльцу растений, характеризуется строгой сезонностью проявлений клинических симптомов и поражением многих систем организма.

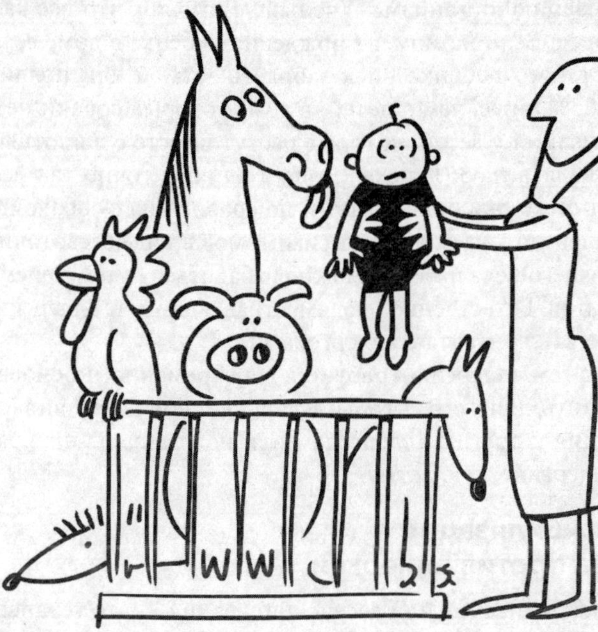

должны контактировать с иммунной системой ребенка, чтобы она защищала только от опасных патогенов и не боролась с пыльцой и другими безвредными веществами. Позволять детям играть в грязи большого города, чтобы укрепить их организм и предотвратить развитие аллергии, — тоже плохая идея. Там, наряду с безобидными и полезными микроорганизмами, встречается огромное количество возбудителей, которые могут стать причиной развития серьезных заболеваний, вместо того чтобы тренировать иммунную систему ребенка.

Полезно будет завести дома кошку или собаку, что подтвердили исследования Йоакима Хайнриха. Ученый института рабочей и социально-экологической медицины Мюнхенского университета имени Людвига и Максимилиана вместе со своей командой исследовал 12 европейских родовых когорт[1], чтобы понять, могут ли домашние животные вызвать аллергическую

[1] Группа людей рожденных в определенный период года. В данном случае в каждой когорте было от 400 до 4000 детей. — *Прим. науч. ред.*

сенсибилизацию[1] организма. Ученый установил, что все как раз наоборот. Если на момент рождения ребенка в доме есть собака, у такого ребенка риск заболеть астмой или поллинозом на 23% ниже, чем у детей, в доме которых собаки нет. Сенсибилизация у детей, которые растут вместе с животными, развивалась на 35% реже. Кошки влияют точно так же, но эффект от кошки более слабый по сравнению с собакой.

Если аллергия уже есть, то от симптомов в виде слезоточивости, текущего носа и кашля можно избавиться путем приема медикаментов. Естественно, людям, страдающим от аллергии, стоит избегать контакта с аллергенами.

Вместе с тем аллергию требуется своевременно и основательно лечить для того, чтобы в дальнейшем не развилась аллергизация к другим аллергенам или поллиноз не превратился в аллергическую астму.

Гипосенсибилизация[2] — прививка против аллергии

Гипосенсибилизация или десенсибилизация — это терапевтический метод, направленный на лечение аллергии анафилактического, или 1-го типа. С помощью такого метода сошедшая с ума иммунная система снова приводится в чувство и снова может быть толерантной к вызывающим аллергию веществам. В этом процессе ключевая роль отводится лимфоцитам Т-регуляторам. Т-регуляторы способствуют тому, что тучные клетки ведут себя сдержанно, а также обеспечивают производство большого количества IgG антител, нейтрализующих аллергены, связывая их с собой по принципу сборки «Лего». Тогда воспаление утихает и синтезируется меньше сигнальных веществ, симптомы аллергии ослабевают, и аллергик снова может радоваться жизни без насморка, зуда в глазах и одышки.

Гипосенсибилизация работает по принципу вакцинации, поэтому ее часто называют вакциной от аллергии или специ-

[1] Процесс приобретения организмом повышенной чувствительности к аллергену.

[2] Снижение чувствительности организма к аллергену путем введения больному экстракта того аллергена, к которому имеется повышенная чувствительность.

фической иммунотерапией. Однако этот метод действенен только в отношении аллергий, которые запускаются IgE, но это очень большая группа аллергий. Сначала врач на протяжении 4 месяцев раз в неделю вводит пациенту экстракт аллергена в следовых количествах в жировую ткань плеча. Время от времени доза аллергена повышается, чтобы иммунная система могла постепенно привыкнуть к аллергену и реакция гиперчувствительности не развивалась.

Если пациент переносит эту часть терапии без побочных эффектов, врач далее вводит максимальную дозу аллергена один раз в месяц, чтобы иммунная система окончательно усвоила урок. Через три года большинство людей справляются с аллергией. У пациентов, страдающих от аллергии на яды насекомых, терапия может длиться до пяти лет.

Относительно новый метод гипосенсибилизации — это когда вместо инъекций больные ежедневно принимают таблетки или капли, содержащие экстракт аллергена. Пациент удерживает их под языком, а затем проглатывает. Данный метод терапии также называют сублингвальной иммунотерапией. Данная методика менее эффективна, чем классическая, и работает в отношении ограниченного перечня аллергенов.

8. Аутоиммунные заболевания

Женщина утром за завтраком не может отрезать кусок хлеба из-за распухших межфаланговых суставов кистей.

Мужчина в фитнес-студии незаметно достает иглу, укалывает себе палец, наносит каплю крови на маленький прибор для определения уровня сахара и только затем встает на беговую дорожку и начинает тренировку.

Другой мужчина борется с утомляемостью и нарушениями зрения.

Молодая женщина уже несколько недель жалуется на «ком в горле».

Подросток смотрится в зеркало и в очередной раз расстраивается из-за высыпаний в виде бабочки прямо в центре лица.

Что объединяет эти пять персонажей?

Все они страдают аутоиммунными заболеваниями: первичный хронический полиартрит (ревматоидный артрит), диабет 1-го типа, рассеянный склероз, тиреоидит Хашимото, системная красная волчанка. Все пять заболеваний относятся к наиболее распространенным аутоиммунным болезням.

При аутоиммунном заболевании происходит то, чего в норме не должно происходить: адаптивная иммунная система атакует собственный организм, борется с собственными органами и тканями. Обычно в иммунной системе существуют довольно сложные механизмы, которые предотвращают подобные процессы. В вилочковой железе, колыбели Т-лимфоцитов, дендритные клетки представляют еще незрелым Т-лимфоцитам чужеродные и собственные антигены организма. Т-лимфоциты таким образом показывают, дружелюбны ли они к собственным антигенам организма или нет. Если Т-лимфоциты на собственные антигены организма реагируют враждебно, их исключают из списка сотрудников иммунной системы, и они включают программу самоуничтожения. Незрелые В-лимфоциты в костном мозге тоже должны успешно сдать экзамен на толерантность, прежде чем им будет разрешено отправиться в организм и производить антитела. Если их рецепторы реагируют на антигены собственного организма, В-лимфоциты также помечаются как потенциально опасные и, также как и Т-лимфоциты, отсортировываются и уничтожаются. Таким образом, с помощью этих двух простых тестов на центральных станциях по производству иммунных клеток наша иммунная система гарантирует, что с самого начала в команду будут входить только компетентные сотрудники.

Поскольку клетки, атакующие собственный организм (аутореактивные), особенно опасны, эволюция разработала еще одну систему безопасности, которая захватывает неблагона-

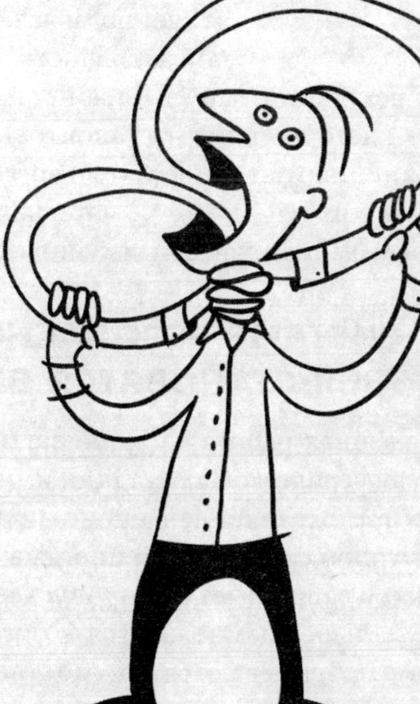

дежных кандидатов, если те преодолели первый барьер испытаний. Такая система расположена в периферических органах иммунной системы: в лимфоузлах, селезенке, миндалинах и лимфатической системе кишечника. В этих структурах размещается детский сад нашей иммунной системы, где лимфоциты впервые сталкиваются со своими коллегами и другими клетками иммунного ответа, и обучаются тонкостям работы в команде. Здесь также находятся Т-регуляторные лимфоциты, своего рода иммунные супермены, которые следят за тем, чтобы иммунные клетки не прикасались к собственным клеткам организма. Регуляторные клетки способны напрямую или с помощью сигнальных веществ — цитокинов — тормозить нападающие Т- и В-иммунные клетки за счет подавления их чрезмерной активности. В случае, если это не приносит результата, запускается процесс клеточной смерти. Феномен клеточной смерти (апоптоз) аутореактивные лимфоциты инициируют самостоятельно, сценарий этого процесса прописан в их генетическом материале — еще один умный защитный механизм нашей иммунной системы.

СУЩЕСТВУЕТ СПЕЦИАЛЬНЫЙ МЕХАНИЗМ, КОТОРЫЙ НЕ ДАЕТ ИММУННОЙ СИСТЕМЕ АТАКОВАТЬ СОБСТВЕННЫЙ ОРГАНИЗМ. ДЕФЕКТНЫЕ КЛЕТКИ САМОУНИЧТОЖАЮТСЯ ЕЩЕ «ПРИ РОЖДЕНИИ».

ПРОРЕХИ В СИСТЕМЕ БЕЗОПАСНОСТИ. ПОЧЕМУ ДРУЗЬЯ СТАНОВЯТСЯ ВРАГАМИ

Прекрасно слаженная работа двойной защитной сети по центральной и периферической аттестации иммунных клеток на толерантность предохраняет наш организм от разрушения собственной иммунной системой. Но иногда в процесс вкрадываются ошибки, и защитные сети пропускают единичные клетки, которые дальше размножаются в организме и, как безумные бегуны, набрасываются на собственные органы и ткани.

Генетические причины

Генетические причины могут привести к тому, что спокойная рассудительная иммунная система начинает безумствовать. Иногда достаточно одного изменения в одном гене, в результате которого на каком-либо участке защитной сети происходит сбой, чтобы вызвать ошибки в работе системы: аутореактивные иммунные клетки прорываются через систему контроля и устремляются в организм. Например, это регуляторные клетки, которые в результате генетического дефекта не функционируют должным образом. Расположенные на поверхности клеточной стенки радары могут давать сбои в работе, в результате чего иммунные клетки атакуют собственный организм, как следствие, развивается заболевание.

Многие пациенты имеют врожденную склонность к аутоиммунным заболеваниям. Эта предрасположенность может быть обусловлена наличием определенных подгрупп белков HLA, которые различны для каждого человека. При болезни Бехтерева, например, развитие патологии обусловливается подтипом HLA — B27. В норме HLA — белки на поверхности клеток (у человека называются МНС-комплексом), необходимы для распознавания и взаимодействия иммунных клеток организма, а также для распознавания свой — чужой. Подтип HLA — B27, по всей видимости, является некомпетентным в этом отношении. Ученые предполагают, что он не распознает некоторые патогены и иммунная система вынуждена принимать более агрессивные меры по их уничтожению. В результате развивается хроническое и болезненное воспаление мелких межпозвоночных соединений. Механизм такого процесса до сих пор не расшифрован. Со временем позвоночник человека с геном HLA — B27 становится неподвижным и сгорбленным как старая ветка. Но не у всех носителей HLA — B27 развивается заболевание. Присутствие HLA — B27 в крови означает, в первую очередь, предрасположенность, а не достоверное развитие заболевания. И наоборот: те, у кого отсутствует HLA — B27 (за очень редким исключением), не заболеют болезнью Бехтерева, даже если периодически страдают от болей в спине.

Многие аутоиммунные заболевания схожи; они связаны с определенными HLA-типами. Если у человека присутствует соответствующий тому или иному заболеванию HLA-тип, у него может развиться определенное аутоиммунное заболевание. Если таковой отсутствует, с высокой степенью вероятности человек защищен от соответствующего аутоиммунного заболевания.

Гормональные причины

Половые гормоны оказывают сильное влияние на иммунную систему. Эстроген усиливает ее активность, в то время как тестостерон ее снижает. В связи с этим у женщин есть большое преимущество. Они в большей степени защищены от болезней, чем мужчины.

На эстроген вместе с тем способен так «ужалить» иммунную систему, что она начинает атаковать собственный организм. Таким образом, 2/3 всех пациентов с аутоиммунными заболеваниями — это женщины. Особенно рискованными считаются периоды, когда в организме происходит гормональная перестройка: период первых менструаций, беременность, период после родов и климактерический период. В это время могут как появиться первые симптомы аутоиммунных заболеваний, так и усугубиться уже имеющиеся, или, наоборот, могут отметиться некоторые улучшения в их течении.

Инфекции и другие факторы окружающей среды

Лекарства, различные яды, радиационное излучение или комбинация этих факторов могут настолько нарушить работу иммунной системы, что она начинает вести борьбу с собственным организмом.

Особенно опасны возбудители инфекционных заболеваний, которые одновременно могут способствовать развитию аутоиммунных нарушений. На воспаление бактериальной или вирусной природы организм реагирует с помощью Т-лимфоцитов, В-лимфоцитов и цитокинов. Иногда по структуре белки на поверхности возбудителей могут быть похожими на собственные белки организма. Такой маскарад очень выгоден для патогенов. Иммунная система сбита с толку: она хочет атаковать патоген, но за врага она принимает собственные белки организма, которые в норме трогать не должна. Такой феномен носит название «иммунологическая мимикрия». Пока иммунная система не распознает, что она введена в заблуждение, проходит время, за которое возбудитель уже умудряется достаточно хорошо размножиться и распространиться в организме. Когда иммунная система понимает, что ее обвели вокруг пальца, она начинает атаковать возбудителя. Клетки адаптивной иммунной системы и антитела, что были произведены для защиты от инфекций, теперь также реагируют на собственные антигены организма и атакуют их. Ученые называют такой феномен игры в собственные ворота «перекрестной реактивностью». Такое явление может иметь фатальные последствия.

Самым известным примером подобной игры в собственные ворота является скарлатина. Это воспаление миндалин вызывается стрептококковыми бактериями группы А. В норме иммунитет подавляет заболевание в течение нескольких дней. Но однажды приведенная в состояние боевой готовности против стрептококка группы А иммунная система начинает атаковать и другие органы. Через несколько недель после перенесенного заболевания последствия такой атаки могут проявиться поражениями клапанов сердца и почек. Еще в годы моего студенчества в отделении кардиологии и сердечно-сосудистой хирургии я встречал достаточно много молодых пациентов, которые ранее перенесли скарлатину и впоследствии начали страдать пороками сердечных клапанов. К счастью, на сегодняшний день имеются антибиотики, которые помогают иммунной системе в борьбе со скарлатиной не сбиться с пути. Кроме того, сейчас возбудитель слабее, чем несколько десятилетий назад.

Также собственные белки могут превратить иммунную систему во врага организма. Иногда инфекции вызывают массовую гибель клеток тканей организма. Мертвые клетки высвобождают большое количество белка или компонентов клеточного ядра, таких как ДНК, которые иммунная система обычно не видит и не знакома с ними, потому что они спрятаны внутри клетки. Если белки и другие «внутренности» высвобождаются из мертвой клетки и попадают в кровь или ткани, иммунная система распознает их как чужеродные и начинает атаковать.

При аутоиммунных заболеваниях иммунная система реагирует подобно механизмам аллергических реакций 2–4-го типа.

С тем отличием, что противники не орех, пыльца, бижутерия, содержащая никель, или другой аллерген, а дружественные клетки собственного организма, которые всего лишь хотят нести свою службу в организме и даже не подозревают, что однажды попадут под раздачу иммунной системы.

В случае с тиреоидитом Хашимото аутоиммунные антитела разрушают клетки щитовидной железы. Сценарий такого механизма (использование антител для разрушений) нам уже известен на примере аллергической реакции 2-го типа. При системной красной волчанке иммунные комплексы, т. е. крупные соединения антител и растворимых собственных антигенов, оседают в сосудах, суставах, коже; в результате активируются макрофаги (клетки-пожиратели), естественные киллеры, аутореактивные Т-лимфоциты, что приводит к хроническому воспалению. По своему течению этот процесс похож на аллергическую реакцию 3-го типа. При диабете 1-го типа Т-лимфоциты-хелперы в коллаборации с аутореактивными (направленными на уничтожение собственных антигенов организма) цитотоксическими Т-лимфоцитами разрушают вырабатывающие инсулин клетки поджелудочной железы. Это напоминает механизмы замедленной аллергической реакции 4-го типа.

По сравнению с аллергиями аутоиммунные заболевания встречаются гораздо реже. Всего лишь 5% населения западных стран страдает аутоиммунными заболеваниями. Однако аутоиммунные заболевания оказывают более разрушительный эффект на организм. На сегодняшний день они считаются неизлечимыми, и профилактики от них не существует, при аллергиях же у пациентов есть выбор избегать контакта с аллергенами или провести десенсибилизацию.

Некоторые аутоиммунные заболевания поражают отдельные органы. При диабете 1-го типа иммунная система атакует поджелудочную железу, при Базедовой болезни и тиреоидите Хашимото целью атаки является щитовидная железа, при рассеянном склерозе иммунные клетки разрушают защитную оболочку нервных волокон.

Также имеются аутоиммунные заболевания, при которых иммунная система одновременно поражает несколько органов или тканей. Например, при системной красной волчанке поражаются практически все органы и ткани. Она проявляется в форме высыпаний на коже, в виде воспалений суставов, поражений нервов, глаз, желудка, кишечника, легких, сердца и мышц.

Бывают ситуации, когда аутоиммунные заболевания протекают в компании других патологий. У пациентов, страдающих целиакией, часто развивается диабет 1-типа, ревматоидный артрит и витилиго (кожное заболевание, при котором нарушается пигментация кожи). Тиреоидит Хашимото зачастую протекает на фоне базедовой болезни. В частности, у диабетиков с возрастом часто развивается как минимум еще одно дополнительное аутоиммунное заболевание. Команда ученых под руководством Джинг Хьюз (Jing W. Hughes) из медицинской школы вашингтонского университета провела интересное исследование, посвященное этому вопросу. В исследовании принимали участие более 25 000 пациентов с диабетом 1-го типа, которых обследовали на наличие дополнительного аутоиммунного заболевания. В результате было установлено, что 27% обследованных детей, подростков и взрослых имели минимум одно дополнительное аутоиммунное заболевание. Перечень сопутствующих заболеваний был широким: от тиреоидита Хашимото и базедовой болезни до целиакии, ревматоидного артрита и витилиго. Чем старше был диабетик, тем больше аутоиммунных заболеваний сопровождали его основное заболевание. У женщин диабетиков старше 65 лет в 47% (т. е. почти у половины) было диагностировано сопутствующее аутоиммунное заболевание.

КАК ПРАВИЛО, ИММУННАЯ СИСТЕМА НЕ ЗНАКОМА С КОМПОНЕНТАМИ, В НОРМЕ ЗАПЕРТЫМИ ВНУТРИ КЛЕТКИ. ПОЭТОМУ ВО ВРЕМЯ БОЛЕЗНИ ОНА ПРИЗНАЕТ ИХ ВРАГАМИ И АТАКУЕТ.

Обнаружение аутоиммунного заболевания, как правило, приводит пациента в растерянность. Наличие неизлечимого тяжелого заболевания — очень неприятное обстоятельство, а между тем для большинства столкнувшихся с такой бедой имеется помощь. При базедовой болезни возможно удаление щитовидной железы. Впоследствии такие пациенты так же, как и больные тиреоидитом Хашимото, принимают гормоны щитовидной железы в форме таблеток. Диабетики 1-го типа могут корректировать свое состояние путем введения инсулина. Системная красная волчанка, ревматоидный артрит и рассеянный склероз протекают с обострениями и ремиссиями. На сегодняшний день пациенты могут лучше контролировать течение собственного заболевания, в результате чего добиваются менее болезненного протекания, без развития тяжелых последствий. Стандартными препаратами в настоящее время являются противовоспалительные препараты с кортизоном и без него, а также различные химиотерапевтические средства, такие как метотрексат, которые также применяются у онкологических больных. В последнее время пациентам с прогрессирующими и устойчивыми к терапии формами аутоиммунных заболеваний назначают так называемую биотерапию. Биотерапия представляет собой преимущественно антитела, блокирующие цитокины и клетки иммунной системы, участвующие в развитии заболевания. Таких препаратов на сегодняшний день много. Ежемесячно новые препараты проходят клинические исследования, что дает пациентам новую надежду.

Если совсем ничего не помогает, всегда остается выход в виде терапии стволовыми клетками, которая может помочь сформировать в организме больного новую и толерантную к собственному организму иммунную систему. Об этом подробнее в главе «взгляд в будущее».

9. Аутовоспалительные заболевания

Киара хорошо учится в школе, а в свободное время играет на гитаре или встречается с друзьями. Но иногда она забывает, что уже изучала ранее или куда должна идти со своей гитарой, которая висит у нее за спиной. Ей не разрешается ходить вместе с подружками плавать. Летом она должна тепло одеваться, несколько раз в день пить что-то теплое. Есть мороженое ей тоже запрещено, зимой двенадцатилетняя девочка часто остается дома, поскольку холод вызывает у нее обострение заболевания. Тогда у Киары появляются температура и кожные высыпания, суставы начинают болеть больше обычного, ей становится тяжело концентрироваться и усваивать учебный материал. У отца девочки такая же проблема. С детства он страдает периодически повторяющимися подъемами температуры, сопровождающимися сыпью, которые усугубляются в холодное время года. Кроме того, у него больные суставы, и он часто жалуется на постоянную утомляемость, что очень сказываться на работе. Потребовалось 33 года, прежде чем он узнал, в чем причина его состояния. И все благодаря его дочери и врачам из клиники Дюссельдорфа. С самого рождения у Киары случались подъемы температуры, протекающие на фоне кожных высыпаний и боли в суставах. Однажды было установлено, что всплески температуры, скорее всего, имеют причины, никак не связанные с очевидной инфекцией. В университетской клинике врачи нашли разгадку необычных жалоб. Киара страдала криопирин-ассоциированным периодическим синдромом[1] (CAPS). Эта болезнь проявляется в раз-

[1] Группа редких аутовоспалительных заболеваний.

личной степени тяжести и формах. К ней часто относятся приступы лихорадки, экземы, а также слабость и забывчивость.

Когда Киаре поставили диагноз, провели обследование ее брата и сестры — близнецов — и отца. Близнецы оказались здоровыми, а отец Ральф тоже был диагностирован CAPS. С тех пор как ему был поставлен диагноз, ему стало легче управлять состоянием усталости и корректировать другие симптомы, что уже является большим прогрессом.

CAPS И КОМПАНИЯ — БРОШЕННЫЕ ДЕТИ МЕДИЦИНЫ

CAPS относится к аутовоспалительным заболеваниям, которые подробно были изучены лишь в последние годы. Общими для них являются периодические сильные воспаления на фоне отсутствия вирусов, бактерий и других возбудителей.

У пациентов возникают однодневные или многодневные подъемы температуры, зачастую сопровождающиеся кожными высыпаниями, болями в суставах и другими жалобами. Во многих случаях долгосрочные последствия таких приступов становятся заметными в пожилом возрасте: поражение слуха, зрения и почек.

CAPS ВСТРЕЧАЕТСЯ НАСТОЛЬКО РЕДКО, ЧТО БОЛЬШИНСТВО ВРАЧЕЙ, ВЕРОЯТНО, НИКОГДА НЕ БУДУТ ИМЕТЬ С НИМ ДЕЛО. А ЕСЛИ ДАЖЕ И БУДУТ, ТО, СКОРЕЕ ВСЕГО, ИМ НЕ УДАСТСЯ СООТНЕСТИ ЖАЛОБЫ ПАЦИЕНТА ИМЕННО С ЭТИМ ЗАБОЛЕВАНИЕМ.

Криопирин-ассоциированные периодические синдромы (CAPS) — это редкие заболевания, на сегодняшний день незнакомые большинству врачей, зачастую они относятся к категории «неуточненных и требующих дообследования». CAPS может протекать в трех разных формах. На сегодняшний день в Германии им страдают менее 200 человек. По всему миру насчитывается около 1000 пациентов с диагностированным CAPS. Эксперты предполагают, что, возможно, во всем мире более 5500 человек имеют такое заболевание и даже не догадываются об этом. CAPS встречается настолько редко, что большинство врачей, вероятно, никогда не будут иметь дело с такими пациентами, а если даже и будут, то, скорее всего, им не удастся соотнести жалобы больного именно с этим заболеванием. Ведь на первый взгляд периодические подъемы температуры и сопровождающие их проявления указывают на инфекционный процесс. Прежде чем больному встретится специалист, способный поставить правильный диагноз, ему предстоит длительное хождение по разным врачам.

Некоторые аутовоспалительные заболевания встречаются чаще, но пациентам просто не везет, что они проживают в регионах с недостаточно развитой медициной, и их болезнь так и остается «неуточненной, требующей дообследования». Ярким примером является семейная средиземноморская лихорадка[1] (FMF). Относится к генетическим заболеваниям с аутосомно-рецессивным типом наследования, т. е. проявляется только в том случае, если оба родителя передают генетический дефект ребенку. Вероятность того, что два носителя дефектного гена объединятся с целью создания семьи, велика в регионах Средиземноморья. Многие люди там являются носителем дефектного гена. Среди армян, арабов, евреев, турок и итальянцев 0,5% страдают семейной средиземноморской лихорадкой. Это означает, что, в зависимости от происхождения, соотношение больных и здоровых равно 1:200. По оценкам экспертов, только в Германии от 5000 до 10 000 человек турецкого происхождения страдают этим аутовоспалительным заболеванием. Оно проявляется в виде повышения температуры, воспаления околосердечной сумки или легких, воспаления суставов кистей и стоп и болезненного покраснения кожи. У детей лихорадка зачастую является единственным признаком данного заболевания.

К заболеванию не стоит относиться легкомысленно, поскольку хроническая воспалительная активность в организме, в большинстве случаев более ничем не сопровождающаяся, может стать причиной отложения белка в почках. В самых тяжелых случаях почки перестают выполнять свою функцию, что грозит и летальным исходом.

---

[1] Аутовоспалительное заболевание, характеризующееся повторяющимися короткими эпизодами лихорадки и серозита, в результате которых возникают боль в животе, груди, суставах и мышцах.

Отличие от аутоиммунных заболеваний

В отличие от аутоиммунных заболеваний, при которых врожденная или приобретенная иммунная система атакует с помощью специфического ответа, при аутовоспалительных заболеваниях активен только врожденный иммунитет. В данном случае не происходит образования аутоантител или аутоантигенспецифичных Т-лимфоцитов, которые по ошибке агрессивно атакуют структуры собственного организма. Врожденная иммунная система, по всей вероятности, атакует вслепую и без оснований. Поэтому воспаление часто принимает системный характер, то есть затрагивает одновременно различные области организма. Многие заболевания иммунной системы представляют собой смешанную форму аутоиммунных и аутовоспалительных заболеваний. Например, болезнь Крона, подагра, псориаз или ювенильный ревматоидный артрит, в развитии которых одновременно играют роль и адаптивная и врожденная иммунные системы.

Аутовоспалительные заболевания вызываются генетическими мутациями, которые передаются от родителей к детям. Родители при этом могут быть здоровыми. Если врачи диагностируют у пациента аутовоспалительное заболевание, то по возможности обследуется вся семья. Только так можно выявить остальных больных, определить носителя дефектного гена, дать своевременную консультацию и помочь. Сами по себе обострения, по всей вероятности, случаются произвольно. Но на практике отмечена взаимосвязь обострений со стрессом, менструальным циклом, физическими перегрузками или воздействием холода. Иногда обострение может развиться в результате приема определенных медикаментов или в результате воздействия комплекса факторов.

Один из виновников — IL-1ß

Между тем определен один из виновников многих аутовоспалительных заболеваний. Это сигнальное вещество IL-1ß (интерлейкин 1, ß) необходимо иммунной системе, когда патоген проникает в организм. IL-1ß гарантирует, что патогенные микроорганизмы будут обезврежены как можно быстрее. В головном мозге он воздействует на область, которая регулирует температуру тела, вызывая жар. В суставах IL-1ß способствует «иммиграции» воспалительных клеток и тем самым приводит к болезненным воспалениям. Кроме того, это сигнальное вещество провоцирует разрушение костной и хрящевой тканей, что в долгосрочной перспективе приводит к тяжелым последствиям. Также в других частях организма интерлейкин-1-бета стимулирует воспалительные клетки и сигнальные вещества, которые по его поручению повсюду запускают воспалительные процессы, в результате развивается системная воспалительная реакция.

В печени интерлейкин-1-бета индуцирует образование белков острой фазы. Эти белковые вещества помогают «чинить» поврежденные ткани. Кроме того, они контролируют площадь воспалительного очага и предотвращают его распространение. Существует около 30 видов белков активной фазы. При некоторых аутовоспалительных заболеваниях вследствие длительного обширного хронического воспаления эти белки циркулируют в крови в высокой концентрации на протяжении длительного времени, что может привести к тяжелым отсроченным последствием, например амилоидозу[1]. Амилоидоз является наиболее частым последствием средиземноморской лихорадки и проявляется тем, что определенный белок активной фазы, сывороточный амилоид А (SAA-1), накапливается в межклеточных пространствах, преимущественно в тканях почек. Такое поражение почек может привести к почечной недостаточности.

Новые медикаменты способны помочь

Вылечить аутовоспалительные заболевания невозможно, поскольку их причиной является дефект иммунной системы, в основе которого зачастую лежит генетическое нарушение. К счастью, на сегодняшний день достаточно много известно про данные заболевания, и существуют эффективные медикаменты, чтобы улучшить состояние таких больных и устранить или даже предотвратить развитие симптомов. Некоторые

[1] Системное заболевание, характеризующееся отложением в тканях амилоида (сложного белково-полисахаридного комплекса).

из этих препаратов являются нашими старыми знакомыми. Терапия колхицином (вещество, содержащееся в безвременнике осеннем, которым до сегодняшнего дня лечили подагру и воспаление околосердечной сумки) показала эффективность в отношении семейной средиземноморской лихорадки. К сожалению, терапевтический эффект отмечается не у всех пациентов.

МАЛО ТОГО ЧТО ЛЮДЯМ, СТРАДАЮЩИМ РЕДКИМИ ЗАБОЛЕВАНИЯМИ, МОГУТ ГОДАМИ НЕ СТАВИТЬ ДИАГНОЗ. ТАК ЕЩЕ И ФАРМКОМПАНИИ НЕ РАЗРАБАТЫВАЮТ ДЛЯ НИХ ЛЕКАРСТВА, ПОТОМУ ЧТО ТЕ НЕ ОКУПЯТСЯ: ТАК МАЛО ЛЮДЕЙ В НИХ НУЖДАЕТСЯ.

Разработать средства, помогающие пациентам с CAPS, очень сложно. Фармкомпаниям невыгодно заниматься разработкой специальных медикаментов для таких больных, поскольку заболевание очень редкое и спрос на подобные препараты заведомо будет низким. Евросоюз поддерживает фармкомпании специальными программами поддержки при разработке подобных медикаментов, тем самым стимулируя появление лекарственных средств для больных CAPS. Благодаря таким мерам на сегодняшний день уже имеются препараты, способные защитить пациентов от потери слуха или поражения почек. Также существуют лекарства, которые подавляют избыточную активность определенных интерлейкинов (в том числе уменьшают их количество), провоцирующих системное воспаление. В результате снижается интенсивность воспалительной реакции и риск развития опасных осложнений основного заболевания. Многие из тех, кто ранее постоянно жаловался на отсутствие энергии, могут почувствовать себя рожденными заново.

10. ТРАНСПЛАНТАЦИЯ

Все, что не относится к собственному организму, может оказаться вредным и поэтому должно быть разрушено. На этом простом принципе построена работа иммунной системы. Механизмы, которые в повседневности при контакте с возбудителями заболеваний являются полезными, при трансплантации представляют огромную проблему как для врачей, так и для пациентов. Ведь сердце, почки, легкие или печень, которые хирурги с предельной аккуратностью на протяжении нескольких часов пересаживают нуждающемуся в органе пациенту, могут стать предметом иммунного ответа и целью атаки структур иммунной системы до тех пор, пока не будут полностью разрушены. Есть одно исключение: когда донор органа и получатель (реципиент) имею идентичные HLA-признаки. Только в этом случае иммунная система реципиента чужеродные клетки не воспринимает как вражеские и может вытерпеть, принимает чужой орган за свой и оставляет его жить в организме.

HLA-ПРИЗНАКИ. СЛОЖНЫЕ ПОИСКИ ПОДХОДЯЩИХ

Однояйцевые близнецы в любом случае имеют идентичные HLA-признаки (характеристики). Вероятность же того, что у братьев и сестер будут идентичные HLA-признаки, составляет 25%. Вспоминаем об уроках биологии в школе: каждый человек имеет две формы одного гена, так называемые аллели. Каждый ген мы наследуем в количестве одного от отца и в количестве одного от матери. Это означает, что для ребенка появляется четыре возможных комбинации аллелей. Таким образом, для брата и сестры вероятность появится на свет с одинаковыми аллелями одного из генов HLA составляет 25%.

Но также существует маленькая гипотетическая вероятность того, что два неродственных индивидуума могут иметь очень схожие HLA-характеристики. Чем больше общего по HLA-признакам у донора и реципиента, тем больше вероятность удачного исхода трансплантации. Но это все теория. В реальности человек зачастую может несколько лет ожидать донорского органа. День и ночь он кидается к телефону в надежде, что это звонят из клиники, и голос на другом конце скажет: «Быстрее приезжайте. У нас есть для вас сердце». Пока человек торопится в клинику, хирурги готовятся к проведению операции. При трансплантации сердца и легких, органы забираются у погибшего по причине травмы мозга не совместимой с жизнью (церебральная смерть), преимущественно в результате ДТП, например у разбившегося на мотоцикле. Донорские органы должны быть максимально быстро пересажены в организм реципиента, в этом случае абсолютно нет времени контролировать их HLA-характеристики.

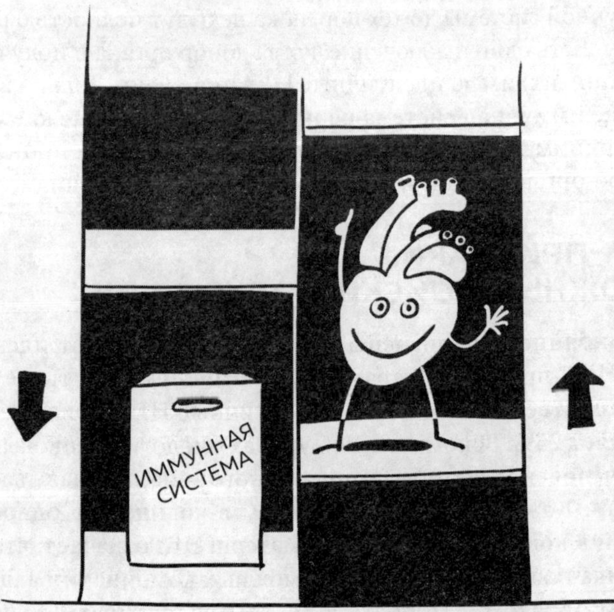

Сегодня пациенты с болезнями почек часто получают донорские органы просто от здорового человека, даже собственного супруга. Типы HLA в этом случае совпадают мало или не совпадают вовсе (невозможно найти полностью совпадающего донора и реципиента). Но на сегодняшний день в связи с развитием науки и фармакологии при большинстве трансплантаций данное обстоятельство уже не является решающим, что несет, тем не менее, в себе определенные риски.

Нужно признать, что даже если все HLA-характеристики донорских и реципиентных клеток совпадают, иммунная система все так же может заметить, что в организме человека есть нечто постороннее. Для того чтобы предотвратить любое отторжение чужеродного органа или стволовых клеток, каждый человек после трансплантации получает лекарства, подавляющие иммунную систему. Эти лекарства называются иммуносупрессорами. И они настолько эффективны, что трансплантация органов между не-HLA-идентичными донорами и реципиентами также часто является успешной. Только в данном случае реципиент должен на протяжении всей жизни принимать иммуносупрессоры, поскольку иммунная система даже спустя годы не смирится с тем, что у нее прямо перед носом живет и функционирует нечто чужеродное.

Врачи выделяют три различные реакции отторжения иммунной системой.

Сверхострое отторжение

При сверхостром отторжении иммунная система начинает обороняться уже во время трансплантации или в первые часы после нее. Развивается острая реакция, когда реципиент органа уже имеет антитела к HLA-характеристикам трансплантата в организме, в результате беременности, переливания крови или ранее проведенной трансплантации. Эти антитела сообщают Т-хелперам о том, что в организме находится что-то чужеродное. Т-лимфоциты-хелперы спешат к месту бедствия и высвобождают различные сигнальные вещества. Вместе с антителами, иммунными клетками и сигнальными веществами они закупоривают кровеносные сосуды в трансплантате (пересаженном органе), и тот через короткий период времени погибает. Никакие медикаменты не могут остановить эту молниеносную реакцию и спасти орган. Однако гиперострое отторжение встречается крайне редко с тех пор, как врачи перед каждой трансплантацией стали точно определять, присутствуют ли в крови реципиента антитела к чужеродному органу, а точнее к типам HLA донора на момент трансплантации. Если те обнаруживаются, трансплантацию не проводят.

Острое отторжение

Реакция острого отторжения встречается очень часто. Она начинается на 4–5-й день после трансплантации, и причинами ее развития, как правило, являются атакующие цитотоксические Т-клетки, которые за это время уже успели сформироваться в организме. Т-хелперы распознают чужеродные HLA-признаки донорского органа и моментально активируются. Дополнительно они получают информацию от дендритных клеток о присутствии чужеродного агента. Дендритные клетки представляют, с помощью собственных HLA-молекул на своей поверхности, белковые обломки чужеродного органа. Активированные Т-лимфоциты дают сигнал другим иммунным клеткам с помощью сигнальных веществ. И все вместе они отправляются к пересаженному органу, пытаясь уничтожить его. Высокий риск развития острого отторжения сохраняется первые 3–4 месяца после пересадки органа, но и по истечении этого периода сохраняется вероятность развития реакции острого отторжения. Только благодаря неустанному контролю со стороны врачей в большинстве случаев опасность своевременно распознается, и пациенту назначаются большие или меньшие дозы лекарств, подавляющих иммунные реакции (иммуносупрессоров), чтобы сохранить орган.

Хроническое отторжение

Иногда кажется, что все идет хорошо. Пациент приходит в себя после операции, новый орган хорошо функционирует, и вскоре человек может в полной мере наслаждаться жизнью, что прежде, на фоне основного заболевания, было невозможно. В большинстве случаев он снова может работать, путешествовать, занимается спортом. Все это продолжается, пока он не перегружает себя и обходит стороной простуженных людей. Только контрольные обследования и ежедневный прием медикаментов напоминают ему о том, что внутри работает чужой орган. Но иммунная система способна бороться против такого органа незаметно. Иногда сразу после трансплантации, иногда спустя месяцы или годы.

Т-хелперы и цитотоксические Т-лимфоциты вместе с антителами поддерживают продолжительное воспаление стенок сосудов, в результате чего просвет сосудов сужается до тех пор, пока не перекроется полностью доступ крови в пересаженный орган. Часто человек начинает замечать это постепенное отторжение только спустя годы после операции, ведь иммунная система работает очень тихо, без температуры или болей. Такая форма отторжения плохо поддается устранению с помощью иммуносупрессоров в больших дозах. Главное, чтобы пациент после трансплантации регулярно, раз или два в год, проходил обследование на выявление хронической реакции отторжения. Иммуносупрессоры не только подавляют отторжение пересаженного органа, но и тормозят общий фон работы иммунной системы. Люди, которым проводилась органная трансплантация, на фоне поддерживающей терапии иммуносупрессорами, подвержены инфекционным заболеваниям, а в долгосрочной перспективе имеют повышенный риск онкологии. Ученые всего мира работают над созданием лекарства, которое бы, с одной стороны, прицельно подавляло специфический иммунный ответ к пересаженным органам, а с другой стороны, не угнетало способность иммунитета противостоять вирусам, бактериям и паразитам, которые присутствуют повсеместно.

ИНОГДА ПОСЛЕ ПЕРЕСАДКИ ОРГАНА СРАЗУ ЖЕ ПРОИСХОДИТ ЕГО ОТТОРЖЕНИЕ. ОДНАКО ИНОГДА ИММУННАЯ СИСТЕМА МОЖЕТ «ВОЗМУЩАТЬСЯ» НЕЗАМЕТНО: ТОГДА ОТТОРЖЕНИЕ МОЖЕТ НАЧАТЬСЯ СПУСТЯ МЕСЯЦЫ И ГОДЫ ПОСЛЕ ОПЕРАЦИИ.

ТРАНСПЛАНТАЦИЯ КОСТНОГО МОЗГА

Особенно сложной является трансплантация костного мозга или стволовых клеток крови, что необходимо людям с онкологическими заболеваниями системы крови. При пересадке костного мозга HLA-характеристики должны соответствовать почти полностью. Поиск подходящих доноров напоминает поиск знаменитой иголки в стоге сена. Лишь треть пациентов находит своего донора среди родственников. Остальным приходится искать донора за пределами семьи, то есть неродственного донора. Вероятность найти такого очень мала, и чисто гипотетически ее не существует. Но каждый человеческий HLA-комплекс содержит не менее 7 генов, в составе которых могут быть 10–40 аллелей, так называемых подтипов. Таким образом, имеется бесконечное количество вариантов комбинаций. Если рассуждать сугубо теоретически, то на планете не существует двух людей с идентичными HLA-характеристиками. На практике такое встречается. Так как единичные HLA-гены не перемешиваются хаотично, подобно лотерейным билетам в барабане, то в ходе эволюции HLA-гены были систематизированы среди представителей одной народности с образованием постоянных HLA-комбинаций. Ученые предполагают, что некоторые из них, возможно, защищают человека от малярии. В реальности вероятность в собственной этнической группе найти неродственного донора с похожим HLA-типом намного выше, чем в теории. В случае с наиболее частыми комбинациями такая вероятность составляет 1:10 000, при редких комбинациях шанс может быть один на несколько миллионов. Однако вероятность, что европеец найдет донора среди азиатов, практически исключена.

ОБЫЧНО ИММУННАЯ СИСТЕМА ВОСПРИНИМАЕТ ПЕРЕСАЖЕННЫЙ ОРГАН КАК ЧУЖОЙ И ПЫТАЕТСЯ ОТ НЕГО ИЗБАВИТЬСЯ. ПРИ ТРАНСПЛАНТАЦИИ КОСТНОГО МОЗГА ВСЕ НАОБОРОТ: ПЕРЕСАЖЕННЫЙ КОСТНЫЙ МОЗГ ПОНИМАЕТ, ЧТО НАХОДИТСЯ В ЧУЖОМ ОРГАНИЗМЕ, И КАК СУМАСШЕДШИЙ НАЧИНАЕТ ЗАЩИЩАТЬСЯ ОТ НЕГО.

По данным немецкого банка доноров костного мозга каждые 16 минут один человек заболевает раком крови. Если врачи понимают, что помочь больному может трансплантация, то им нужен HLA-идентичный донор, причем нужен быстро. Время на идентификацию миллионов людей по типам и подтипам HLA зачастую просто отсутствует. Поэтому немецкие специалисты банка доноров костного мозга призывают людей к тому, чтобы те определили свой HLA-тип путем сдачи очень простого анализа: «Рот открыли. Палочку засунули. Донор готов», с последующей регистрацией в банке доноров. Чем больше потенциальных доноров костного мозга будет внесено в базу данных, тем выше вероятность того, что нуждающийся быстро найдет подходящего.

На сегодняшний день в Германии зарегистрировано около 6 млн человек, готовых стать донорами, у которых определен их HLA-тип, по миру количество таких потенциальных доноров составляет 27,7 млн. С помощью международного регистра доноров около 70% нуждающихся, не нашедших подходящего родственного донора, могут подобрать себе подходящего генетического близнеца.

При некоторых онкологических заболеваниях для победы над болезнью бывает недостаточно проведения обычного лечения, состоящего из операции, химиотерапии и облучения. Люди получают особенно токсическую химиотерапию, которая подавляст рост опухоли. При этом очень сильно страдает чувствительный костный мозг пациента, в котором производятся клетки крови, он умирает и разрушается. Для того чтобы больной выжил и мог самостоятельно продуцировать новые кровяные клетки, требуется трансплантация костного мозга. Новый орган — донорский костный мозг — в организме реципиента должен построить и развить абсолютно новую иммунную систему, чтобы убить оставшиеся раковые клетки и тем самым помочь человеку вылечиться. Эта стратегия носит название «реакция трансплантат против лейкемии» (РТПЛ, Graft-versus— Leukemia (GVL)).

Если найден подходящий донор, сама по себе трансплантация не представляет никакой сложности. Костный мозг донора забирается полой иглой из тазовых костей, очищается и водится больному, как при гемотрансфузии, в вену. После этого подсаженные клетки удивительным образом находят свои места в организме человека. Никаких разрезов, никаких длительных операций, никакого наркоза для реципиента.

Если при трансплантации органов иммунная система реципиента оценивает пересаженный орган как чужеродный компонент и стремится избавиться от него, в ситуации с трансплантацией костного мозга происходит обратная реакция: пересаженный костный мозг понимает, что находится в чужом организме, и как сумасшедший начинает защищаться от него. Довольно неравная битва, поскольку организм реципиента не имеет иммунной защиты. Трансплантат против хозяина (Graft — versus —host) — так называется это мучительное последствие пересадки костного мозга. Положительный эффект подобной реакции выражается в том, что пересаженные боеспособные клетки с такой же энергией начинают атаковать и раковые клетки, делая из них *tabula rasa*. И не потому, что они злокачественные, а потому, что они просто чужие.

Несмотря на столь явное преимущество, на сегодняшний день медики предпочитают пациентам с солидными опухолями по возможности пересаживать собственной костный мозг — аутогенная трансплантация. В таком случае костный мозг попадает в родные стены, чувствует себя в них уютно и ведет себя спокойно. Как это происходит? Еще до того момента, как организм в результате противоопухолевой терапии практически полностью освобождается от раковых клеток, из крови пациента с помощью большой центрифуги вылавливаются стволовые клетки и замораживаются. Это звучит странно, ведь мы знаем, что стволовые клетки находятся в костном мозге, а не в крови. В настоящий момент известно, что после химиотерапии, когда лейкоциты снова начинают размножаться, большое количество стволовых клеток свободно циркулирует в кровотоке (в то время как в норме они преимущественно находятся только в костном мозге). Стволовые клетки вызревают в эритроциты, лейкоциты, тромбоциты и другие клетки крови. При рецидиве (повторном развитии заболевания) или в случае, когда обнаруживается минимальная остаточная опухоль и пациенту назначается высокая доза химиотерапии, в результате чего погибает опухоль, а вместе с ней и костный мозг, пациенту вливают его собственные здоровые стволовые клетки, которые заселяются в костный мозг и начинают формировать новые клетки крови и иммунные клетки.

При резистентных лейкозах метод лечения собственными стволовыми клетками подходит плохо. Когда врачи в крови и костном мозге пациента больше не обнаруживают лейкозных клеток, введение собственных стволовых клеток пациенту сопряжено с высокими рисками. Если в препарате с замороженными стволовыми клетками присутствуют единичные лейкозные клетки, через какое-то время лейкоз разовьется снова.

ПРИ ЛЕЧЕНИИ СОЛИДНЫХ ОПУХОЛЕЙ МОЖЕТ ПРИМЕНЯТЬСЯ АУТОГЕННАЯ ТРАНСПЛАНТАЦИЯ. ДО НАЧАЛА ХИМИОТЕРАПИИ В КРОВИ ПАЦИЕНТА «ВЫЛАВЛИВАЮТ» СТВОЛОВЫЕ КЛЕТКИ НА ХРАНЕНИЕ, А ПОСЛЕ ПРОВЕДЕНИЯ ХИМИОТЕРАПИИ ВОЗВРАЩАЮТ ПАЦИЕНТУ, ЧТОБЫ ОНИ ЗАМЕСТИЛИ ПОСТРАДАВШИЙ ИЗ-ЗА ЭТОЙ ПРОЦЕДУРЫ КОСТНЫЙ МОЗГ.

В этом случае врачи отдают предпочтение подходящим стволовым клеткам здорового аллогенного донора. Сбор стволовых клеток из крови применяется и у здоровых доноров. Для этого предварительно костный мозг донора должен быть искусственно простимулирован, после чего он начинает поставлять стволовые клетки в кровоток.

Пока я со своим соавтором пишу данную книгу, мои замороженные стволовые клетки находятся в университетской клинике Дюссельдорфа. В целях безопасности они были у меня забраны после перенесенного онкологического заболевания на случай рецидива. Надеюсь, что мои стволовые клетки хорошо себя чувствуют во льду. Еще больше надеюсь, что они мне больше никогда не понадобятся.

ХОРОШИЕ ПЕРСПЕКТИВЫ

Вопреки всем рискам, трансплантация органов и стволовых клеток зачастую является единственной терапией, позволяющей спасти жизнь тяжелобольным людям или значительно улучшить ее качество. В Германии ежегодно пересаживают 2100 почек, из них 500 от живых доноров. Проводится почти 1000 операций по пересадке печени, 300 — сердца и 330 — легких. Дополнительно проводится 2900 аллогенных трансплантаций костного мозга и стволовых клеток.

Поскольку на сегодняшний день у врачей имеется большой опыт по пересадке органов, процент успешно проведенных операций очень высокий, что не может не радовать. «Шанс, что после первой трансплантации почки орган будет бесперебойно функционировать в течение пяти лет, составляет 80%, а в некоторых случаях 90%», — сообщает Бернхард Банас из немецкого сообщества трансплантологии, заведующий отделением нефрологии Университетской клиники Регенсбурга. «После третьей пересадки такой шанс значительно снижается и составляет чуть более 60%».

«Вероятность того, что в первый год после пересадки печени орган будет хорошо работать, составляет 80%, в последующие четыре — снижается до 75%», — объясняет Банас. Таким образом, у того, кто пережил первый год после трансплантации, самое страшное уже позади. Отсроченные во времени реакции отторжения пересаженной печени наблюдаются значительно реже, чем других органов.

При трансплантации сердца уже спустя короткое время после операции становится известно, прошла она успешно или нет. В случае успеха шансы очень хорошие: 5-летняя выживаемость у пациентов, перенесших такую трансплантацию, составляет 70%, и есть даже пациенты, живущие с чужим сердцем более 30 лет. Пересаженное сердце проживет дольше, если человек аккуратно обращается с ним, не курит и не набирает вес.

То же самое рекомендуется и счастливым обладателям нового легкого. Донорское легкое деликатный орган: иммунная система очень агрессивно атакует его. Поэтому пациент вынужден принимать высокие дозы иммуносупрессивных препаратов. В результате их приема на фоне отсутствия сопротивления иммунной системы болезнетворные микроорганизмы проникают в дыхательные пути. Легочный трансплантат постоянно рискует получить тяжелое воспаление. Пятилетняя выживаемость у таких пациентов составляет 50%, через

10 лет — уже 30%. Трансплантация костного мозга помогает онкологическим больным жить дальше, когда уже все другие терапевтические возможности были использованы.

Сегодня каждый второй пациент с формой острого миелоидного лейкоза (ОМЛ), ранее смертельно опасной формой рака крови, переживает критический пятилетний период без рецидивов вследствие аллогенной трансплантации костного мозга.

11. РАК

Иногда случается, что за завтраком пропадает аппетит и уходит хорошее настроение. Особенно, когда в утренних газетах читаешь, что частота диагностирования онкологических заболеваний всевозможных форм постоянно растет и каждый второй может рассчитывать на то, что однажды заболеет раком. Ничего удивительного, что от подобных новостей застрянет кусок в глотке. А может, оно и к лучшему? Ведь пшеничная мука и сахар — это яд для организма? Может быть, уже где-то внутри организма разрастаются раковые клетки? Почему у меня в последнее время так часто болит живот? Когда последний раз я проходил контрольное обследование? Буду ли я одним из тех двоих, кто непременно заболеет? В последнем разделе главы мы предоставим слово известному исследователю онкологических заболеваний, который поделится прекрасной новостью о том, что благодаря химиотерапии, облучению и новому, но, к сожалению, мучительному методу терапии, количество выживших в последнее время уверенно увеличивается. А для начала нового дня существуют более радостные занятия.

Например, мы можем послать пару положительных мыслей в сторону нашей иммунной системы со словами благодарности за то, что мы до сих пор не заболели раком. Иногда мы удивляемся тому, что после поездки в автобусе с чихающими и кашляющими пассажирами, обеда с простуженными коллегами иммунной системе удается защитить нас от простуды. Вместе с тем было бы неплохо задуматься, почему у нас нет рака, несмотря на то что в организме постоянно появляются аномальные (атипичные) опухолевые клетки, способные вызвать рак.

КАК РАЗВИВАЕТСЯ РАК

Рак развивается, если появляются аномальные (атипичные опухолевые), то есть дефектные клетки, которые неконтролируемо размножаются в организме и в итоге одерживают победу. Клетки, предшественники рака, могут появиться не только в течение жизни, но еще и до рождения и могут позже стать раковыми клетками. Клетки делятся и в дальнейшем формируют мышцы, нервы, печень и другие органы. Во время деления могут произойти изменения в генетическом материале, соответственно, программа развития клеток также изменится.

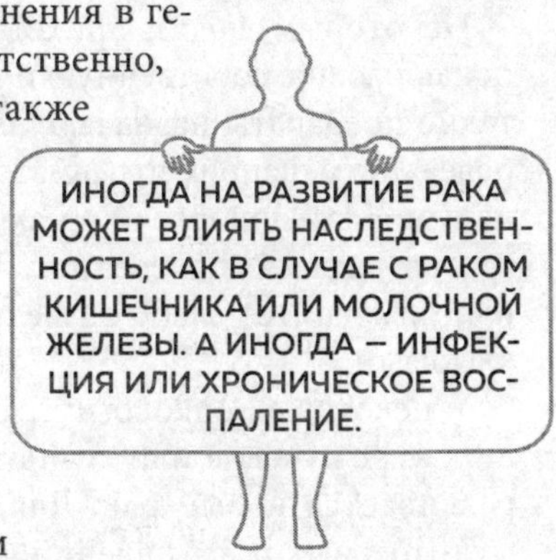

В результате ошибки, закравшейся в программу развития, клетка становится уже не такой, как было задумано изначально. Как правило, такие измененные клетки безмолвно погибают. Но некоторым обладательницам измененного генетического материала удается выжить, они начинают бесконтрольно размножаться и формируют опухоль. Поскольку организм постоянно производит новые клетки, очень велика вероятность, что в результате этого процесса будут появляться новые аномальные клетки.

Наследственность может играть роль при некоторых разновидностях онкологических заболеваний, например при раке молочной железы или толстого кишечника.

Иногда инфекции виноваты в том, что у нас рак. ВИЧ, если его не лечить, превращается в СПИД и в комбинации с определенными вирусами герпеса может стать причиной развития саркомы Капоши. У таких пациентов развиваются сине-коричневые язвы на всей поверхности кожного покрова, на слизистых и в кишечнике. Вирус папилломы человека (ВПЧ), который преимущественно передается половым путем, может стать причиной рака шейки матки и пениса. Бактерия Helicobacter pylori вполне может спровоцировать рак желудка. Вирус Эпштейн—Барр вместе с возбудителем малярии — одна из причин развития лимфомы Беркитта[1]. Хроническое воспаление печени на фоне вирусного гепатита В и С часто заканчивается гепатокарциномой.

Хронические воспаления могут протекать без возбудителей заболеваний. Яды и токсины окружающей среды, например асбест и табачный дым, провоцируют рак легких, ультрафиолетовое излучение, вызывающее солнечные ожоги, может стать причиной развития рака кожи.

Некоторым людям приходится принимать медикаменты, подавляющие собственную иммунную систему. Как правило, такие препараты назначают пациентам с аутоиммунным заболеванием, например ревматоидным артритом, или больным, получившим донорский орган, который необходимо защитить от отторжения собственной иммунной системой. Подавленный иммунитет слабо эффективен в борьбе с опухолевыми клетками.

У некоторых онкологических больных, успешно прошедших курс лучевой или химиотерапии, через много лет часто развивается новый рак. Для врачей это является поводом мучительных размышлений, что их терапия, возможно, уже закладывает основу для возникновения нового рака.

Даже у здоровых людей иммунная система с возрастом становится ослабленной и иногда не замечает, какое зло происходит прямо у нее перед носом.

У некоторых читателей возникает вопрос, влияет ли психогенная нагрузка на развитие рака? Могут ли стресс и депрессия стать причиной онкологического заболевания? Должны ли пессимисты, легко раздражающиеся по поводу любой несправедливости в этом мире, отдавать себе отчет в том, что могут заболеть раком? Жуткая перспектива! И вместе с тем большой миф! На сегодняшний день учеными не обнаружено прямой взаимосвязи между психоэмоциональным состоянием и развитием онкологических заболеваний. Однако тот, кто привык заглушать злость и негативные эмоции алкоголем и никотином, ведет малоподвижный образ жизни, разумеется, попадает в группу риска. Тот, кто в депрессии запирается дома,

---

[1] Разновидность злокачественного поражения лимфоузлов.

игнорирует профилактические осмотры, может не заметить признаков заболевания в организме и рискует проглядеть начальную стадию развития онкологического процесса.

Почему именно я?

«Почему это случилось именно со мной?» — спрашивают многие пациенты, когда им ставят диагноз рак. Тогда врачи с серьезной миной объясняют, что рак развивается в результате бесконтрольного деления поврежденных клеток, причиной которого может быть изменение в генетическом материале клетки, если в заложенную на уровне генома программу закралась ошибка, в результате чего защитные сети иммунной системы реагируют с запозданием, а дефектные клетки разрастаются. Пациент вежливо кивает головой: «Да-да, это все понятно. Но я спрашиваю о другом. Почему это случилось именно со мной?»

Если бы ученые взяли под контроль группу здоровых людей и на протяжении нескольких десятилетий ежемесячно основательно обследовали испытуемых, то однажды они бы сообщили, почему у некоторых из них развился рак. Например, человек № 1 работает слесарем-установщиком отопительного оборудования, в работе вынужден контактировать с асбестсодержащими компонентами; № 7 курит как паровоз; № 25 — во время ежегодного отпуска на Майорке часами лежит на солнце; № 56 — заливает немерено алкоголя на свои чувствительные клетки слизистой пищевода и т. д.

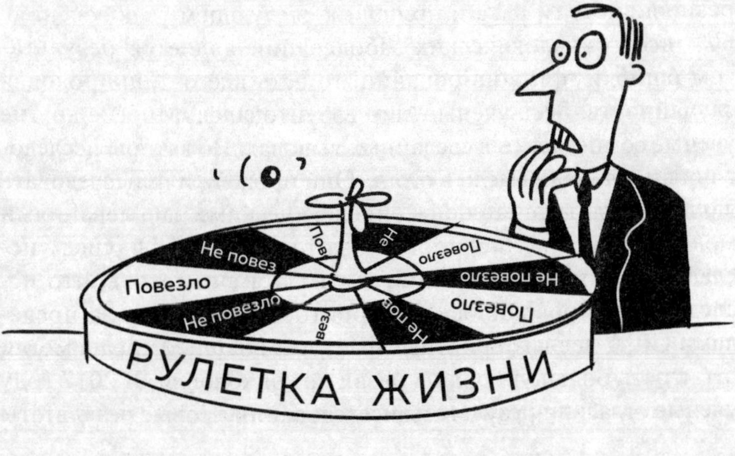

У каждого из них однажды в план строительства клеток закралась ошибка, в итоге развился рак. Мы знаем, что асбест, табак, солнечное излучение, алкоголь и копчености могут вызывать развитие некоторых онкологических заболеваний.

Чем дольше клетки страдают от бомбардировок такими вредными воздействиями, тем выше вероятность развития рака. Но в группе также найдутся люди, у которых нельзя четко определить очевидные факторы этого процесса. Есть вероятность, что предрасположенность к раку они унаследовали от своих родителей. Поэтому большинство онкологических больных — это всего лишь жертвы рокового стечения обстоятельств. Вполне возможно, что при формировании генетического материала случилась опечатка.

При каждом делении клетки удваивается количество генетического материала, который затем распределяется между двумя дочерними клетками. Каждый, кто однажды списывал на контрольной, знает, как легко можно допустить ошибку при копировании. Чем дольше живет человек, тем выше вероятность случайной ошибки при копировании.

В 2015 году ученые из онкологических центров Johns Hopkins Kimmel Cancer Center и Johns Hopkins Bloomberg School of Public Health в Балтиморе опубликовали в журнале Science статью о роли случайных мутаций в механизме развития рака. В своих исследованиях они анализировали последовательности генов и эпидемиологическую ситуацию по 32 разновидностям рака и пришли к следующему заключению. 60% всех онкологических заболеваний является результатом ошибки при копировании, то есть всего лишь роковая случайность. Весь ученый мир взбунтовался. Многие другие ученые сомневались в сделанных выводах. Но авторы исследования подливали масло в огонь. Они продолжили исследовать дальше и плотнее занялись онкологическими заболеваниями молочной железы и простаты, которые в предыдущем исследовании не были рассмотрены. Стоит отметить, что исследование проводилось на территории 69 стран. За пределами США неблагоприятные факторы внешней среды могли бы играть большую роль в развитии онкологии. В 2017 году ученые огласили результаты исследований. Новые результаты подтвердили и конкретизировали сделанные ранее. Случайные ошибки при копировании генов действительно играют более весомую роль, чем наследственный фактор или неблагоприятные внешние факторы. На этот раз ученые досконально исследовали мутации, в результате которых развивается рак. Согласно сделанному ими заключению, необходимо сочетание минимум двух критических генных мутаций, чтобы развилось онкологическое заболевание. Эти мутации могут случиться в результате отягощенной наследственности или на фоне неблагоприятных факторов окружающей среды, но в большинстве случаев причиной является случайная ошибка при копировании.

Тем не менее в формировании каждого конкретного вида рака ведущая роль отводится разным факторам. В развитии особо опасного рака поджелудочной железы в 77% случаев причиной является ошибка копирования; в 18% — неблагоприятные экологические и иные внешние факторы; и лишь в 5% заболевание развивается в результате генетической предрасположенности. В механизме формирования опухолей простаты, головного мозга и костей на 95% виноваты ошибки, возникающие при копировании. С карциномой легких ситуация в корне иная: в 65% случаев заболевание развивается в результате воздействия неблагоприятных внешних факторов, в 35% — в результате ошибки копирования, генетический фактор практически не играет никакой роли. Выводы ученых из Балтимора и сегодня подвергаются жесткой критике и вызывают много споров. Многие сомневаются, что простая случайность может играть ключевую роль в развитии онкологии.

Пока на вопрос «Почему именно я?» можно ответить только одно: «Не повезло!»

КАК ИММУННАЯ СИСТЕМА БОРЕТСЯ С АТИПИЧНЫМИ (АНОМАЛЬНЫМИ) ОПУХОЛЕВЫМИ КЛЕТКАМИ

Защищаться от рака организм начинает еще до рождения. Он это делает подобно продавщице на рынке, которая заворачивает в бумагу овощи и зелень. Организм защищает свой чувствительный генетический материал тем, что упаковывает его в хромосомы. В маленьких упаковках он очень хорошо защищен от внешних воздействий. Тем не менее в результате деления клетки в геноме постоянно случаются новые опечатки. С помощью специальных ремонтных ферментов (белковых молекул) клетка чинит измененные и поврежденные участки ДНК. Только здоровый генетический материал должен участвовать в построении новых клеток. Но такое раннее распознавание все равно не является безоговорочно надежным. Опечатки в генетическом материале могут проскочить ранний контроль и миновать ремонтный цех, в результате чего иммунная система принимает состояние боевой готовности. Как круглосуточный полицейский патруль иммунная система постоянно патрулирует организм и контролирует, не появились ли где-нибудь случайно клетки с опечатками, которые должны быть уничтожены. По сравнению с этой работой постоянная охота на грибы, паразитов, бактерии или вирусы, вызывающие простуду, когда иммунная система быстро распознает чужеродные агенты и запускает имеющиеся у нее в арсенале механизмы для их скорейшей нейтрализации, — сплошное удовольствие. Опухолевые клетки, в отличие от болезнетворных микроорганизмов, являются собственными клетками организма, на поверхности их клеточной стенки расположены точно такие же признаки, как у нормальных клеток организма. Поэтому иммунной системе не сразу удается заподозрить в них врага.

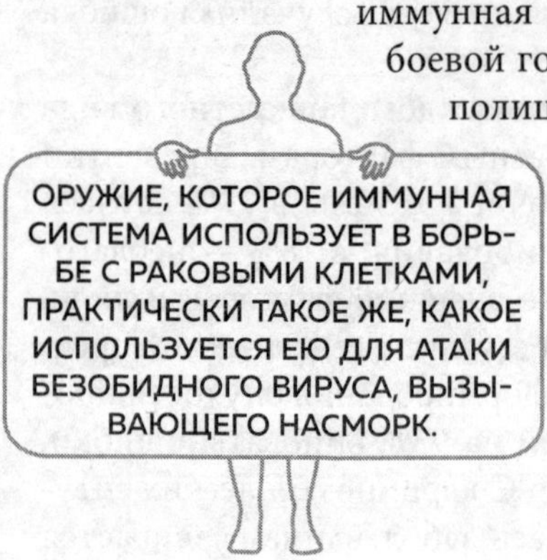

Кроме того, опухолевые клетки владеют некоторыми трюками, с помощью которых им удается обвести иммунную систему вокруг пальца. Например, они очень быстро размножаются и постоянно изменяются в результате мутаций. Но в подавляющем большинстве случаев иммунная система распознает опухолевые клетки, несмотря на их уловки. На их поверхности помимо комплекса МНС, что указывает на принадлежность клетки к данному организму, присутствует большое количество других антигенов, именно они позволяют иммунной системе заподозрить опасность. Эти антигены называются опухолеассоциированными антигенами. Они выглядят точно так же, как антигены здоровых клеток, но присутствуют в избыточном или наоборот очень незначительном количестве, что вызывает подозрение со стороны иммунной системы.

Также на поверхности атипичных клеток присутствуют специфичные опухолевые антигены. Они происходят от вызывающих рак вирусов или в результате изменений генома клетки. Такие антигены также сигнализируют иммунной системе о том, что клетка аномальная.

Как только иммунная система идентифицирует аномальную клетку, она запускает защитный модуль. Оружие, которое она пускает вход в борьбе с раковыми клетками, практически такое же, какое используется для атаки безобидного вируса, вызывающего насморк.

Цитотоксические Т-лимфоциты устремляются к опухолевым антигенам на поверхности опухолевой клетки. Лимфоциты Т-хелперы призывают остальные клетки иммунного ответа на помощь и принимают на себя командование атакой. B-лимфоциты интенсивно производят антитела, которые прикрепляются к антигенам опухолевых клеток. Нагруженные антителами, атипичные клетки становятся завтраком для фагоцитов (клеток-пожирателей) и естественных киллеров. Пока они еще только натачивают ножи, активируется система комплемента и тоже подключается к борьбе с опухолевыми клетками. При благополучном исходе иммунная система занимает пьедестал победителя. Человек, в организме которого только что прошла такая война, ничего не замечая, просыпается утром, завтракает и отправляется на работу. Возможно, он злится на пробки в дороге. Но, к сожалению, подвиг иммунной системы, которая только что спасла ему жизнь, так и остается незамеченным.

Подлые трюки опухолевых клеток

У иммунной системы нет времени почивать на лаврах, ведь организм постоянно производит все новые клетки, каждая из которых может стать дефектной и привести к развитию опухоли. Если одной из них удастся обмануть иммунную систему, она начинает бесконтрольно делиться, опухоль растет. Наша бдительная иммунная система постоянно совершенствуется, учится, но организм также продолжает производить новые клетки, и всегда могут возникнуть спонтанные мутации. Смышленая иммунная система распознает опухолевые клетки относительно быстро и расправляются с ними. К несчастью, так происходит не всегда. В результате генетических мутаций опухолевая клетка может измениться настолько, что иммунная система перестает видеть в ней врага. Тогда раковой клетке удается обойти ловушки, расставленные иммунитетом.

В то время как здоровые клетки ответственно придерживаются установленных правил, заботятся о том, чтобы в организме все оставалось в равновесии, каждый выполнял свою работу, помогал другим и не вредил друг другу, опухолевые клетки размножаются стремительно быстро, образуя конгломерат, который и представляет собой опухолевое образование. Доброкачественная опухоль просто растет и увеличивается в размерах. Шишка, выросшая под кожей, может выглядеть не очень эстетично, но не представляет серьезной опасности. Если доброкачественные опухоли начинают своей массой сжимать и теснить сосуды, нервы, органы брюшной полости и головной мозг, с ними приходится иметь дело при помощи скальпеля. Злокачественные экземпляры растут с особенно высокой скоростью. При этом они не знают никаких границ, разрастаясь, выходят за пределы ткани и органов и посылают свои единичные дочерние клетки в путешествие по организму. Те находят себе новые уютные места, в которых делятся, образуя дочерние опухоли, так называемые метастазы.

ОРГАНИЗМ ПОСТОЯННО ПРОИЗВОДИТ ВСЕ НОВЫЕ КЛЕТКИ, КАЖДАЯ ИЗ КОТОРЫХ МОЖЕТ СТАТЬ ДЕФЕКТНОЙ И ПРИВЕСТИ К РАЗВИТИЮ ОПУХОЛИ: ИЗ-ЗА ГЕНЕТИЧЕСКИХ МУТАЦИЙ ОПУХОЛЕВАЯ КЛЕТКА МОЖЕТ ИЗМЕНИТЬСЯ НАСТОЛЬКО, ЧТО ИММУННАЯ СИСТЕМА ПЕРЕСТАЕТ ВИДЕТЬ В НЕЙ ВРАГА.

К несчастью, раковые клетки, являющиеся, по сути, собственными клетками организма, имеют такие же возможности, как и здоровые клетки. Они также способны призывать иммунные клетки для достижения собственных целей. Случается, что клетки иммунной системы начинают воевать, как наемные убийцы, на две стороны. Одни — за добрые здоровые клетки, другие — за аномальные и злые.

Как только раковые клетки замечают, что попадают под обстрел, они пытаются замаскироваться, в первую очередь уменьшая количество опухолеассоциированных и опухолевых антигенов на поверхности своей клеточной мембраны. Тем самым они отсылают цитокины сообщить иммунной системе, что их можно оставить в покое. Одновременно вовлекают Т-регуляторные клетки, которые подавляют активность клеток врожденной иммунной системы. Дополнительно опухолевые клетки используют еще одну особенно подлую и вместе с тем очень элегантную стратегию: они вынуждают своих обидчиков покончить жизнь самоубийством. В норме организм принуждает цитотоксические Т-лимфоциты погибать после выполненной работы. Опухолевым клеткам известно, как это происходит, иногда они вынуждают своих обидчиков умереть еще до нападения.

ЧТО МОГУТ ПРЕДПРИНЯТЬ ВРАЧИ ПРОТИВ РАКА

У тех, кто читает медицинские журналы, может сложиться мнение, что мы живем в эпоху расцвета медицины и рак уже давно должен быть побежден. В действительности же ученые по всему миру неустанно пытаются узнать больше о природе онкологических заболеваний и разработать средства для излечения пациентов. И в этом они уже достаточно хорошо преуспели. На сегодняшний день мы довольно много знаем о процессах развития онкологических заболеваний и иммунном ответе на раковые клетки. Рак до сих пор является серьезным и опасным заболеванием, но выживаемость после перенесенного онкологического заболевания значительно увеличилась. Еще 10 лет назад лишь у 60% переболевших раком груди первые 10 лет после лечения протекали без рецидивов; сегодня это цифра составляет 85%. В лечении некоторых форм рака крови, то есть лейкозов, рака яичек, кожи и лимфатических желез удалось совершить значительный прорыв.

«Что мне до этого? Что мне дает статистика, если я в настоящий момент на 100% болен?» — спросит онкологический больной. Скорее всего, ему предстоят операция, химиотерапия и облучение. В плане основных методов лечения за последние десятилетия не произошло кардинальных изменений. Но на сегодняшний день имеется больше знаний о тонкостях лечения рака. Мы можем лучше взвешивать риски и пользу при назначении того или иного лечения, точнее определять стадии онкологического процесса, то есть размер опухоли и степень ее распространенности. С помощью методов лучевой диагностики — рентгена, КТ, МРТ, сцинтиграфии[1] и ПЭТ-сканирования[2] — врачи могут точно установить локализацию и размер опухоли в любой точке организма: лимфоузлах, кровеносном русле, в отдельных органах. Обнаружение метастазов не более 1 мм тоже давно не представляет особых сложностей. С помощью молекулярно-генетических методов диагностики врачи идентифицируют мутации в опухолевых клетках, за счет чего могут более точно определить степень ее злокачественности. Эти ставшие уже дежурными методы диагностики помогают точнее рассчитать дозировку препаратов, чтобы не стрелять из пушки по воробьям и не идти на медведя с пневматическим ружьем — это однозначный прогресс.

На сегодняшний день не всем пациентам назначается одинаково жесткая химиотерапия, и далеко не каждый получает весь имеющийся ассортимент терапевтических методов: химиотерапия, облучение и операция. Даже оперативные техники становятся более точными и функционально-сберегающими. Лучевая терапия проводится более прицельно и в щадящей дозировке, появляются все новые методики ее проведения. Например, прямо во время операции в полость опухоли вводится зонд, осуществляющий облучение тканей вокруг опухоли. В результате применения такого подхода уби-

---

[1] Метод функциональной визуализации, заключающийся во введении в организм радиоактивных изотопов и получении двумерного изображения путем определения испускаемого ими излучения.

[2] Позитронно-эмиссионная томография.

вается больше раковых клеток, чем при традиционной лучевой терапии после операции.

Химиотерапия — это своего рода контролируемое отравление. Больному назначаются медикаменты, способные убить максимальное количество раковых клеток. К сожалению, вместе с ними неизбежно погибают и здоровые клетки в больших количествах. В результате у пациентов выпадают волосы, появляются болезненные язвы на слизистых, они страдают запорами или поносами, постоянно мерзнут. Но методики химиотерапии тоже постоянно совершенствуются. Современные химиопрепараты лучше комбинируются друг с другом и назначаются в меньшей дозировке, что уменьшает выраженность неприятных побочных эффектов. Так, онкологические больные больше не должны выплевывать душу при рвоте, как это было еще пару лет назад. Выпадение волос можно предотвратить с помощью охлаждающего колпака, который помещается на голову во время проведения химиотерапии.

> ХИМИОТЕРАПИЯ – ЭТО СВОЕГО РОДА КОНТРОЛИРУЕМОЕ ОТРАВЛЕНИЕ. ПОЭТОМУ ВРАЧИ ПРОСЧИТЫВАЮТ ДОЗИРОВКУ ДЛЯ КАЖДОГО ПАЦИЕНТА ИНДИВИДУАЛЬНО, И НА СЕГОДНЯШНИЙ ДЕНЬ ПРОЦЕДУРА СТАНОВИТСЯ ВСЕ БОЛЕЕ ЩАДЯЩЕЙ.

Но самый опасный побочный эффект от химиотерапии устранить пока не является возможным. Тяжелые цитотоксины ослабляют иммунную систему, которая, наоборот, должна не только бороться против рака, но и успевать делать свою ежедневную текущую работу, то есть держать под контролем бактерии, вирусы, грибы и паразитов. Ехать в переполненном автобусе в детский сад за ребенком, устроить вечерний поход в кино — не самые лучшие занятия на этапе проведения химиотерапии или после ее завершения. Особенно от последствий разрушений химиотерапии или лучевой терапии страдают дети и подростки. Цитотоксины могут нарушить их физическое и психическое развитие. У них могут быть нарушения роста и полового созревания, нарушения концентрации внимания или небольшая потеря интеллекта. И, конечно же, их психоэмоциональное состояние страдает.

Назад к исследованиям. Ученые все-таки в большинстве своем прагматики, но и им мечтать не чуждо. Если бы они не мечтали, то не продвинулись бы ни на миллиметр вперед. Мечта ученых, занимающихся онкологией, выглядит примерно так: сделать иммунную систему своим союзником и открыть противоопухолевый препарат, который не будет ослаблять иммунную систему, а наоборот, прицельно укрепит ее, чтобы она снова могла бодро распознавать раковые клетки и уничтожать их. Не просто препарат, своего рода увеличительное стекло для чтения, со встроенной в нее пушкой.

Ученые всего мира усиленно работают над тем, чтобы воплотить эту мечту. Они пытаются досконально понять механизмы распознавания раковых клеток иммунной системой и использовать такие знания для стимуляции иммунного ответа при раке. Но раковые клетки постоянно меняются. Некоторые полностью утрачивают опухолевые антигены. Такой маскарад значительно перегружает иммунную систему.

Антитела в терапии рака

На сегодняшний день уже имеется иммунная терапия, которая вполне функционирует.

Например, ученые открыли антитела. Эти антитела в организме пациентов разыскивают раковые клетки, к которым они специфичны, и прикрепляются к их поверхности, подобно служебным собакам, прицепившимся к штанине грабителя. Нагруженная антителами опухолевая клетка становится объектом внимания естественных киллеров и фагоцитов (клеток-пожирателей). Одновременно запускается каскад реакций системы комплемента.

Другие антитела блокируют метаболические пути в опухолевых клетках, обрекая клетку на голод, а также сосуды, снабжающие опухолевую ткань, перекрывая доступ питательных веществ. В результате нападения иммунной системы с одновременной блокадой по всем фронтам судьба опухоли предрешена. Она погибает.

Но на сегодняшний день не существует супероружия, состоящего из антител, которое делает иммунную систему бодрой и способной противостоять любым онкологическим заболеваниям. Особенно солидные опухоли не напугаешь антителами и армией иммунных клеток. Как и прежде, такие опухоли лечатся оперативным путем, лучевой и химиотерапией. Микрометастазы, которые уже, вероятно, образовались, возможно побороть с помощью иммунной терапии антителами. Иммунотерапия антителами хорошо зарекомендовала себя при меланоме, так называемом «черном раке кожи», лимфомах, то есть онкологических заболеваниях лимфатической системы, и некоторых других разновидностях рака. Между тем уже более 60 различных антител допущены к применению и используются в борьбе с раком и другими аутоиммунными заболеваниями.

Ингибиторы чекпоинтов. Снятие тормозов с иммунного ответа

Наша иммунная система хорошо знает свои слабые места. Одно из них особенно чувствительное. Чтобы предотвратить ситуацию, когда иммунная система промахнется и в результате иммунной реакции пострадают здоровые клетки, есть контрольная система, так называемый «чекпоинт». Это своего рода система включателей и выключателей, которая беспокоится о том, чтобы текущая иммунная реакция своевременно закончилось, прежде чем от нее начнут страдать здоровые клетки. Таким механизмом торможения иммунных реакций владеют и раковые клетки — наследие времени, когда они еще были здоровыми. Используя метод активации «чекпоинта», раковая клетка ослабляет активность Т-лимфоцитов.

Первые медикаменты, способные целенаправленно отключать систему «чекпоинт», тем самым освобождая иммунные клетки от его оков, применяются уже несколько лет. Они относятся к группе лекарственных из антител и называются ингибиторами чекпоинтов. Они способствуют тому, чтобы иммунная система в полную силу и без ограничений могла бороться с опухолями. Примером ингибитора чекпоинта являются антитела ипилимумаб, которые применяются в терапии пациентов с «черным раком кожи». Другие антитела еще проходят клинические исследования. Ингибиторы чекпоинтов не являются суперdroжием. До сих пор никому не известно, почему при лечении одних пациентов они оказываются эффективными, но не помогают другим, и почему у некоторых пациентов освобожденные таким образом иммунные клетки начинают атаковать собственные здоровые, т. е. имеют больше побочных эффектов, чем терапевтических, что приводит к немедленному прекращению терапии.

Многие пациенты возлагают большие надежды на иммунотерапию, но они не знают, что даже конвенциональная терапия использует иммунную систему в качестве своего помощника.

Как только раковые клетки после облучения и химиотерапии отмирают, в организме развивается воспаление, чтобы удалить все мертвые клетки, убрать территорию. Вспомним: при воспалении иммунная система пытается как можно скорее избавиться от всего вредного. Клетки на местах активируются сигнальными веществами, сосуды расширяются, чтобы как можно больше естественных киллеров и фагоцитов было доставлено к очагу воспаления. И все вместе они атакуют врага, подобно акулам, которые плавают в морях и, чувствуя запах крови, молниеносно стремятся к источнику этого запаха, чтобы заполучить добычу.

То же самое происходит в организме онкологических больных. Антигены умирающих опухолевых клеток поглощаются специализированными макрофагами (фагоцитами), которые свою добычу выставляют на витрину и демонстрируют другим иммунным клеткам. Одновременно из нутра умирающих опухолевых клеток выходят белковые молекулы. Другие иммунные клетки видят своих коллег с трофеями в виде антигенов и распознают, что и для них есть работа. Ведь там, где погибает 1 опухолевая клетка, в большинстве случаев имеется еще несколько других, которые рассчитывают выбраться живыми из переделки и образовать новую опухоль. Фагоциты и их коллеги не дают им никаких шансов.

Очищение желудка как мера профилактики

Бактерии способны вызвать нечто большее, чем понос. *Helicobacter pylori* охотно проскальзывает под слизистую, которая защищает стенку желудка от разрушения собственными кислотами, так как, с одной стороны, она теплая и влажная, а с другой — наполнена кислотой и ферментами, разрушающими все на своем пути. На слизистой желудка образуются поры, через которые агрессивный желудочный сок проникает в ткани желудка и поражает их. Так возникает воспаление желудка и язва. В долгосрочной перспективе эти изменения могут привести к раку.

При воспалении разрушаются клетки, как следствие, организм должен построить новые. Если воспаление хроническое, то приходится образовывать очень много новых клеток. В процессе постоянного возобновления утраченных клеток однажды может возникнуть атипичная опухолевая клетка, которую иммунная система не распознает и не уничтожит. Но благодаря антибиотикам и блокаторам соляной кислоты в желудке, где расселился огромный клан *Helicobacter pylori*, снова торжествует порядок и угроза развития рака отступает.

Прививка от рака

Грипп, ОРВИ или ветрянка — это заболевания вирусной природы. Также есть вирусы, ответственные за развитие рака. Например, вирус гепатита В и С, разные типы вирусов герпеса, вирус иммунодефицита человека (ВИЧ) или некоторые разновидности вируса папилломы человека, которые преимущественно передаются половым путем. За открытие роли ВПЧ в механизме развития рака шейки матки немец Харальд цур Хаузен в 2008 году получил Нобелевскую премию. Все эти вирусы, впрочем, как и все вирусы, на самом деле делают только то, что они делают всегда: вносят свой генетический материал в клетку-хозяина, используют информацию, хранящуюся там, чтобы контролировать клетку, и принуждают ее производить материал для создания и сборки новых вирусных частиц[1]. Однако они также могут взаимодействовать со сложной системой контроля, управляющей процессами деления и смерти клетки. Процессы деления и смерти клетки должны всегда быть в балансе, чтобы мы оставались здоровыми. Как только вирус парализует эту систему контроля, клетки начинают бесконтрольно расти. Если иммунная система вовремя не обнаружит такой неконтролируемый рост, может развиться рак.

---

[1] Другие вирусы не встраивают свою генетическую информацию в геном клетки, а просто проникают в нее, высвобождая свой генетический материал внутри клетки. — *Прим. науч. ред.*

Как минимум против двух вызывающих рак инфекций на сегодняшний день существует вакцина. Против инфекции, вызываемой вирусом гепатита В, и инфекции, вызываемой вирусом папилломы человека. В результате можно предотвратить развитие определенных форм рака печени и рака шейки матки. Но следует помнить, что прививки защищают только здоровых, не инфицированных ранее людей. Против уже имеющегося онкологического заболевания на сегодняшний день защитной вакцины нет.

ВИРУС, ВНОСЯ СВОЙ ГЕНЕТИЧЕСКИЙ МАТЕРИАЛ В КЛЕТКУ ХОЗЯИНА, ЗАСТАВЛЯЕТ ЕЕ ВОСПРОИЗВОДИТЬ ВИРУСНЫЕ ЧАСТИЦЫ. В НЕКОТОРЫХ СЛУЧАЯХ ЭТО МОЖЕТ ПРИВЕСТИ К ТРАНСФОРМАЦИИ КЛЕТОК И ИХ НЕКОНТРОЛИРУЕМОМУ ДЕЛЕНИЮ — ТО ЕСТЬ К ОНКОЛОГИИ.

В идеальном случае хорошо было бы получить вакцину из раковых клеток, которая стимулировала бы иммунную систему таким образом, чтобы та училась побеждать раковые клетки, — так называемая активная вакцина. Над этим работают ученые всего мира. Они пытаются разработать вакцины против уже сформировавшегося в организме онкологического заболевания. Насколько они преуспели в этом, а также на поиск каких новых путей борьбы с раком затрачиваются усилия сейчас, мы расскажем в последней главе данной книги, в которой речь пойдет о будущем иммунологии.

ЧАСТЬ 3
ЧТО ВЛИЯЕТ НА ИММУННУЮ СИСТЕМУ

12. Снаружи и внутри

Иммунная система оказывает нам услуги. Она адаптирует свои сервисы под наши текущие потребности. Она обеспечивает организму выживание в мире, полном возбудителей болезней, и возможность передавать наши гены следующим поколениям, чтобы нить жизни не прерывалась. Продолжение вида — это единственное, что волнует природу. Ни один другой орган нашего организма не реагирует в такой степени на условия нашего существования, как иммунная система. Многие из этих условий определены уже на момент рождения и даже еще раньше, например пол. Иммунная система особенно быстро подключается к процессам, влияющим на зарождение, становление и развитие новой жизни. Женщин она защищает более надежно и самоотверженно. Непременными условиями нашего существования являются также старость и смерть. Было бы бессмысленно, если бы иммунная система пыталась встать поперек дороги у этих условий, поэтому со временем она отстраняется.

Иммунная система также адаптируется к смене времен года и условиям жизни человека. В ходе тысячелетий эволюции она узнала, что в определенные месяцы люди нуждаются в большей защите, чем в другие; что к жителю Гренландии и Африки требуется разный подход. На нашу иммунную систему влияют болезни, которыми мы переболеваем в течение жизни. Некоторые, например ВИЧ, корь или паразиты, могут ее ослабить, в результате мы серьезно заболеваем. Медикаменты и токсины внешней среды также действуют на иммунную систему. И, конечно, наше окружение и погода. Но тут от нас уже ничего не зависит.

Многие факторы, влияющие на иммунную систему, мы самостоятельно определяем образом жизни, который ведем. Мы можем решать, что употреблять в пищу, определять количество двигательной активности, продолжительность сна, настроение, с которым станем принимать вызовы жизни.

В следующих главах речь пойдет о том, что и как влияет на нашу иммунную систему. Мы не можем изменить климат, но нелишним будет узнать, как, например, наша иммунная система ведет себя в зимние месяцы, почему мы заболеваем большей частью вечером, а не утром. И, конечно же, полезно будет узнать о взаимосвязи психики и иммунитета и как, изменив образ жизни, мы поддержим нашу иммунную систему и наше здоровье.

ПОЛ

Женщины очень любят потешаться над мужчинами, когда те уже с мелкой царапиной разыгрывают драму, укладываются в постель и ведут себя так, будто находятся при смерти. Дело в том, что сильный пол действительно больше страдает от инфекций, чем слабый. Это подтвердили Оливер Рестиф (Olivier Restif) и Вильям Амос (William Amos), исследователи из Кембриджа. Они моделировали иммунную систему женщин и мужчин с помощью компьютерной программы, чтобы выяснить, почему мужчины чаще, чем женщины, подвержены гриппоподобным инфекциям.

Связан ли данный факт с тем, что мужчина должен выбираться во вражеский мир, где на каждом углу его поджидают чихающие и кашляющие, в то время как женщина сидит дома и обустраивает уют? Маловероятно, ведь женщины точно так же бывают в местах, где обитают возбудители инфекций: метро, супермаркете, офисе. Дома тоже небезопасно, если в нем живут дети с насморком. Ученые объясняют феномен страдающих мужчин с точки зрения эволюции. У мужчин более низкие способности иммунной защиты, чем у женщин. После того как мужчина размножился, он становится неинтересен природе и бесполезен для нее, ведь свой вклад в сохранение вида он уже внес. Поскольку природа живет по принципу «используй или уничтожь», то есть стремится избавляться от всего ненужного, то инвестировать в защитную систему мужчины для нее бессмысленно. Ей важнее, чтобы мужчина передал максимально возможное количества генов. В организме мужчины синтезируется большое количество тестостерона. Тестостерон — это крепкие мышцы, борода, низкий голос, продукция сперматозоидов и либидо. Кроме этого, гормон тестостерон подавляет образование Т- и В-лимфоцитов, иммуноглобулинов, цитокинов, в результате чего организм мужчины получает более слабые защитные способности. Именно поэтому мужчины чаще болеют инфекциями и тяжелее их переносят.

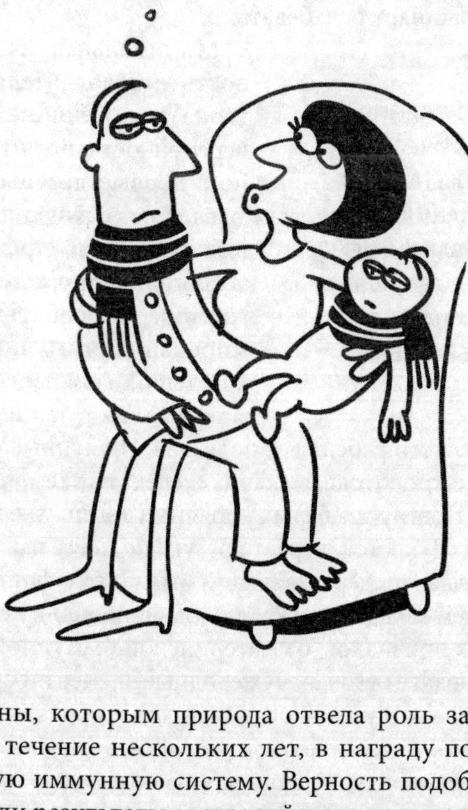

Женщины, которым природа отвела роль заботы о потомстве в течение нескольких лет, в награду получают более крепкую иммунную систему. Верность подобного тезиса подтвердили результаты австралийского исследования, в ходе которого изучался иммунный ответ мужчин и женщин на риновирус. В отличие от британских коллег, которые создавали компьютерную модель, австралийцы опирались на результаты лабораторных тестов. Команда ученых во главе с Джоном Апхемом (John Upham) из Университета Квинсленда установили, что врожденная иммунная система у испытуемых обоих полов, вне зависимости от возраста, функционирует одинаково. Адаптивная иммунная система женщин, пока они находятся в детородном возрасте, на вирусы, вызывающе простуду, реагирует сильнее, синтезируя большее количество специфических антител к возбудителю.

Исследование других инфекций показало, что до наступления климактерического периода женщины сильнее защищены от заболеваний, чем мужчины, с наступлением этого периода их защита начинает ослабевать.

> ДО НАСТУПЛЕНИЯ КЛИМАКТЕРИЧЕСКОГО ПЕРИОДА ЖЕНЩИНЫ СИЛЬНЕЕ ЗАЩИЩЕНЫ ОТ ЗАБОЛЕВАНИЙ, ЧЕМ МУЖЧИНЫ, А ПОСЛЕ ИХ ЗАЩИТА НАЧИНАЕТ ОСЛАБЕВАТЬ.

Минимальная восприимчивость к возбудителям характерна для женщин во время беременности, преимущественно в первые месяцы, что указывает на важную роль половых гормонов, прежде всего эстрогена и прогестерона. Оба гормона способствуют формированию иммунных клеток в больших количествах, чтобы максимально защитить мать и ее нерожденного ребенка от болезней. Иммунные клетки путешествуют в кровотоке, в тканях и следят за тем, чтобы мать не заболела. Подгруппа белых кровяных телец, уже известных регуляторных Т-клеток, играет другую, не менее важную, роль. Она вырабатывает сдерживающий иммунитет фактор-интерлейкин-10, тем самым защищая плод, наполовину состоящий из отцовских признаков, от материнской иммунной системы, которая распознает его как чужеродные элемент и с легкостью может уничтожить уже на стадии оплодотворения яйцеклетки. Другие иммунные клетки в результате торможения отказываются от планов нападения на еще не рожденного ребенка, и новая жизнь может развиваться дальше.

На протяжении 30 лет — примерно столько отведено природой женщине на размножение и выращивание потомства —

иммунная система женщины особенно хорошо защищает ее от возбудителей заболеваний. Пока мужчины, страдая, лежат в кровати, женщины могут удерживать позиции. Вместо того чтобы шутить шутки с подружками про больных коллег и мужей, им стоило бы порадоваться, что эволюция предусмотрела для них самый сильный иммунитет. Но и женщинам нельзя забывать, что усиленная иммунная система обладает серьезным недостатком. Она может потерять рассудок и начать атаковать собственные ткани, поэтому женщины во всем мире чаще болеют аутоиммунными заболеваниями, чем мужчины.

БИОЛОГИЧЕСКИЕ ЧАСЫ И СОН

Детские и подростковые врачи — это преимущественно специалисты по вакцинации. В первый год жизни дети получают прививки, которые на протяжении всей жизни должны защищать их от заболеваний.

Своим пациентам я рекомендую делать прививки ранним утром. Для этого существует практический аспект. Если у ребенка начнет развиваться реакция на прививку, родители заметят ее в течение дня, а не среди ночи.

Не так давно была обнаружена еще одна причина, чтобы делать прививки по утрам. Британские ученые из Бирмингемского университета установили, что в результате прививки от гриппа, сделанной утром, на протяжении месяца синтезируется большее количество антител, чем после прививки, сделанной после обеда. Итак, прививка сделанная утром, формирует лучшую защиту. Новые исследования показали, почему иммунная система по утрам более работоспособная, чем в другое время суток. Ключевую роль в этом могут играть цитокин интерлейкин-6 и гормон кортизол, уровень которых в крови имеет тесную взаимосвязь с временем суток.

Интерлейкин-6. Утренняя разминка для организма

Интерлейкин-6 или IL-6, как и многие другие цитокины, выполняет роль дирижера в оркестре иммунной системы. При воспалительных процессах он координирует передачу эстафеты от врожденного иммунитета к приобретенному. Рано утром, между 2 и 8 часами, наступает время интерлейкина-6, когда он синтезируется в больших количествах, чтобы в случае необходимости быстро подоспеть на помощь.

Он вступает в игру, когда гранулоциты и клетки-пожиратели врожденной иммунной системы (фагоциты) уже находятся в эпицентре отражения инфекционной атаки. Как известно, жизнь гранулоцитов короткая. Когда они умирают, они призывают интерлейкин-6 помочь им выпустить рецепторы IL-6. Интерлейкин-6, который проплывая мимо, в сочетании с точно подобранными рецепторами образует так называемые рецепторные комплексы, которые активируют адаптивную иммунную систему. Они побуждают организм со скоростью ветра образовывать еще больше Il-6, обеспечивают образование белков острой фазы в печени и увеличение количества лимфоцитов, способных отражать нападение. Активированные цитотоксические Т-лимфоциты напрямую атакуют врага, В-лимфоциты продуцируют антитела и клетки памяти. В утренние часы, когда уровень интерлейкина-6 самый высокий, эти процессы протекают особенно активно, что и является причиной того, что вакцинация в утренние часы обеспечит лучшую защиту на более долгое время.

Повышенная активность иммунных клеток лежит в основе того, что пациенты, страдающие ревматоидным артритом, по утрам на фоне высокого уровня Il-6 испытывают особенно сильные боли.

При тяжелых инфекциях организм может очень быстро синтезировать новый интерлейкин-6, который так же быстро разрушается. Время полураспада проворных помощников составляет всего нескольких минут. Это делает их любимцами реаниматологов. По уровню Il.-6 в крови врачи могут сразу определить, развивается ли в настоящий момент у человека тяжелый сепсис или проводимая терапия дает эффект.

Кортизол – быстрый источник энергии

Окружающий нас мир — невеселая ферма. И он никогда не был таким. Чтобы выжить в этом мире, эволюция подарила нам гормон кортизол, удивительный наркотик, синтезируемый нашим организмом, а точнее, корой надпочечников. Кортизол принимает участие в формировании костной ткани и ряде других важных обменных процессах. Он помогает при стрессе. Он заряжает организм энергией, повышая уровень сахара. Кроме того, кортизол влияет на иммунную систему. Энергия и сильные защитные способности раньше были очень важны для мамонтов в ситуации бедствия, в нашем мире такое сочетание необходимо, например, чтобы пережить контрольную или экзамен. Короткая подача дозы кортизола приводит в боевую готовность преимущественно белые кровяные клетки и отправляет их в путешествие.

ПРИ КРАТКОВРЕМЕННОМ СТРЕССЕ КОРТИЗОЛ ПОМОГАЕТ СОСРЕДОТОЧИТЬСЯ И ПОВЫСИТЬ РАБОТОСПОСОБНОСТЬ. ТАК ОН СПАСАЛ В МОМЕНТЫ ОПАСНОСТИ. ПРИ ХРОНИЧЕСКОМ СТРЕССЕ, КОТОРЫЙ ЛЮДИ ИСПЫТЫВАЮТ В СОВРЕМЕННЫХ РЕАЛИЯХ, КОРТИЗОЛ СКОРЕЕ ОПАСЕН, ЧЕМ ПОЛЕЗЕН.

Кортизол повышает работоспособность и активирует иммунитет только в ситуации кратковременного стресса. При продолжительном, не проходящем, стрессе повышенный уровень кортизола сохраняется долгое время и уже подавляет иммунные реакции.

Как и IL-6, кортизол в течение суток синтезируется организмом в разных количествах. В течение 24 часов организм осуществляет 7–10 коротких выбросов кортизола. В ночное время синтезируется меньшее количество, чем в утренние часы, на 6–8 часов утра приходится пик выброса кортизола.

Выходит, что наша иммунная система — это жаворонок. Утром она особенно бодра и активна. После ночного отдыха она самоотверженно борется с болезнетворными организмами и защищает наше здоровье. Если непременно требуется посетить больного друга или подругу, рекомендуется это делать до обеда, когда уровень интерлейкина-6 и кортизола в крови достигает пиковых значений, после обеда иммунная система делает паузу.

Это подтвердилось в результате экспериментов на мышах, которые проводили ученые кембриджского университета. В разное время суток они инфицировали мышей вирусом герпеса, помещая возбудителя в носовую полость животных. Мыши — существа ночные, а по утрам они вялые и уставшие. Помещенный в носовую полость вирус герпеса в дневное время размножался практически в 10 раз быстрее, чем в активную фазу их жизнедеятельности, то есть ночью. Для сравнения ученые провели инфицирование мышей, у которых был выключен ген, регулирующий внутренние биоритмы. У этой группы время суток, в которое они заражались, не играло вообще никакой роли: вирусы в организме размножались с одинаковой скоростью. Точно такой же опыт ученые провели на клеточных культурах. В клетках, где был выключен ген регуляции биологических часов, вирус герпеса размножался с одинаковой скоростью, а в клетках с работающим геном контроля внутренних часов, в зависимости от времени суток, скорость распространения вируса менялась в большую или меньшую сторону. Такая же тенденция была отмечена в опытах с заражением вирусом гриппа.

Надеюсь, людям с помощью этих знаний будет проще разобраться с факторами риска заболеть гриппом. Вероятность того, что он атакует нас вечером по дороге с работы домой, значительно выше.

Недостаток сна ведет к болезни

Взаимосвязь была установлена в ходе исследования, проведенного психологами и специалистами в области сна университета Питтсбурга. В течение 2 месяцев команда во главе с психологом Шелдоном Коэном проводила медицинские тесты с участием 164 добровольцев. Семь дней в лаборатории сна ученые наблюдали за испытуемыми, слизистые оболочки которых предварительно были обработаны спреем для носа, в котором содержались вирусы, вызывающие простуду. Ученые фиксировали продолжительность сна и оценивали качество каждой фазы. Было установлено, что даже незначительный недостаток сна ослабляет иммунную систему, что делает путь для вирусов, а вместе с тем и для болезни, свободным. Испытуемые, которые ночью спали шесть и менее часов, заболевали в четыре раза чаще, чем те, кто спал долго, вне зависимости от других факторов, влияющих на здоровье, как, например, уровень стрессовой нагрузки или возраст.

Интересен эксперимент питтсбургских ученых тем, что испытуемые могли спать столько, сколько они хотели. Те, кто спал по 6 часов, делали это добровольно. Субъективно они не ощущали никаких последствий незначительного дефицита сна. Но объективно значительно нагружали иммунную систему.

Потребности нашей иммунной системы такие же, как у остальных систем организма. Она нуждается в достаточном сне, чтобы качественно выполнять свою работу. Дефицит сна, даже незначительный, и его нарушение ослабляют иммунную систему. Когда появляются возбудители, он не реагирует должным образом. Она ленится и не производит достаточного количества лимфоцитов и Т-клеток. Те немногие, что уже есть, при недостатке сна проявляют слабую активность и не имеют никакого желания обороняться. Тогда мы заболеваем.

ЛЮДИ, ПОДХВАТИВШИЕ ИНФЕКЦИЮ, ЧАСТО ЧУВСТВУЮТ СЕБЯ УСТАВШИМИ, ЧАЩЕ ХОТЯТ СПАТЬ. КАК БУДТО БЫ САМА ИММУННАЯ СИСТЕМА ШЕПЧЕТ ИМ: «ЛЯГ, ЗАКРОЙ ГЛАЗА И ДАЙ МНЕ ПОРАБОТАТЬ».

Таким образом, мы должны обеспечить нашему организму достаточное количество сна. Ведь только отдохнувшая иммунная система может защищать нас от заболеваний. Кроме того, сон она использует как оружие.

Люди, подхватившие инфекцию, чувствуют себя часто уставшими, увеличивается потребность во сне. Как будто бы сама иммунная система шепчет им: «Ляг, закрой глаза и дай мне поработать». Действительно, клеткам иммунного ответа требуется легкий поверхностный сон, при котором глазные яблоки не двигаются. Глубокий сон, когда снятся сны, двигаются веки и глазные яблоки, им, наоборот, мешает. Любой, кто, будучи больным, ложился вздремнуть, когда зачастую даже сложно понять, спишь ты или бодрствуешь, мог ощутить на себе благоприятный эффект такого сна. Когда инфекция уже побеждена, к человеку возвращается глубокий сон, он может уснуть как камень и наутро после болезни проснуться ослабленным, но чувствовать себя при этом будто рожденным заново.

ВРЕМЕНА ГОДА

«Каждый год зимой как минимум один раз я страшно простужаюсь!» Врач такое слышит часто. В тишине он вздыхает и размышляет, что уже миллион раз объяснял госпоже Мюллер или господину Майеру, что «страшная простуда» связана не столько с погодными изменениями, сколько с тем, что возбудитель заболевания нашел свой путь в нос госпожи Мюллер или легкие господина Майера.

Это правда, что многие заболевания чаще всего возникают в зимнее время года и протекают более тяжело, чем в летнее. Течение заболеваний сердечно-сосудистой системы, аутоиммунных заболеваний и психических расстройств тесно связано со сменой времен года. Также уровень витамина Д в организме меняется в зависимости от сезона. Возможное объяснение этому в 2015 году нашли ученые из Кембриджа во главе с генетиком Джоном Тоддом. Ученые брали пробы крови и жировой ткани у 16 000 испытуемых, проживающих в Великобритании, США, Исландии, Австралии и Гамбии. Применяя разные методы, они исследовали в пробах активность определенных генов, всего 22 822. Почти в четверти этих генов ученые обнаружили сезонные изменения. Изменения при этом носили зеркальный характер, в зависимости от того, проживал испытуемый в Северном или Южном полушарии.

Изменение активности генов в разное время года непосредственно влияет на физиологию клеток, ответственных за иммунный ответ. Они также влияют на состав крови и жировой ткани. Например, в пробах крови людей из Гамбии отмечалось особенно большое количество иммунных клеток, если проба крови была забрана в период дождей, то есть между июлем и октябрем. В этот период в Гамбии очень много москитов и других переносчиков заболеваний, характерных для Африки, поскольку возбудители любят влажный теплый климат. Пробы испытуемых из северных стран показывают повышенное содержание иммунных клеток в зимнее время. Так организм защищает человека в условиях низких температур окружающей среды. Кроме того, в зимнее время люди чаще собираются в замкнутых пространствах, где скапливаются возбудители. Обратная сторона медали: и без того гиперактивная иммунная система больного аутоиммунными и аутовоспалительными заболеваниями в сезон преобладания типичных для региона возбудителей становится еще более активной, заболевание усугубляется, страдания больного усиливаются.

На сегодняшний день никто точно не понимает механизма взаимосвязи времен года и изменений в работе иммунной системы. Интенсивность дневного света и температура окружающей среды могут играть решающую роль, предполагают ученые. Они оптимистично верят, что однажды благодаря их знаниям многие болезни можно будет эффективнее лечить, если корректировать терапию с учетом времени года. Возможно, тогда в наших широтах вакцинировать будут только зимой, поскольку в зимнее время иммунная система лучше подготовлена и прививка сформирует более сильную защиту. Но пока это все размышления на долгосрочную перспективу.

Как взаимосвязаны простуда и холод

«Одевайся теплее, иначе тебя заберет смерть (простудишься до смерти)», — говорят миллионы (немецких) матерей своим детям с наступлением поздней осени. У них всегда есть много историй о том, что будет, если не одеться как следует. Эти истории повторяются каждый раз, когда ребенок собирается на улицу.

Такие присказки были и в арсенале моей мамы, как только температура опускалась ниже 10 °C. Будучи послушным ребенком я надевал джемпер под пуховик. В конце концов, я боялся, что меня унесет смерть. На сегодняшний день как врач я понимаю, что простуда вызывается вирусами, без вируса не бывает кашля, соплей и температуры. Я могу очень сильно замерзнуть зимой, но я не простужаюсь, если на меня перед выходом на улицу не чихнет или не кашлянет пациент в моей клинике или прохожий на улице. Но факт остается фактом, в зимнее время мою практику посещает больше чихающих и кашляющих пациентов.

Американский ученый Доулинг (H. F. Dowling) был первым, кто занялся вопросом, как начинается насморк. Доулинг подвергал испытуемых добровольцев различным температурным воздействиям. В результате выяснилось, что низкие температуры не играют никакой роли в развитии насморка у испытуемого. Другой американский ученый заключенным в техасской тюрьме помещал в нос риновирусы. Затем испытуемых отправляли в холодное помещение, причем некоторые были одеты тепло, некоторые легко, кто-то был с мокрыми волосами, а кто-то с сухими. Бедняг колотило от холода, но они не заболевали. Ученый не нашел взаимосвязи между холодом и развитием простуды. Неужели матери напрасно оберегают своих детей от холода?

Common Cold Centre (Центр по изучению простудных заболеваний) при Кардиффском университете в Уэльсе, единственном университете, который более 20 лет занимается исключительно исследованиями простуды и гриппа во всем мире, тестировал медикаменты и домашние средства, изучал вопрос путей передачи вирусов. В 2005 году ученые центра попросили 90 здоровых испытуемых поместить ноги в ведро с холодной водой. Менее чем через неделю почти 1/3 испытуемых начала чихать, впоследствии у них появился насморк. В контрольной группе с таким же количеством участников, которые держали ноги в пустом ведре, заболела лишь 1/10 испытуемых. Ученые сделали вывод, что холодные ноги могут привести к спазмированию сосудов слизистой носовой полости и снижению объема крови в кровотоке. Лейкоцитам, что прибывают на место внедрения патогена, не удается преодолеть стенку сосуда, и человек может заболеть. Критики этого эксперимента отметили в нем недостатки. Они ссылались на то, что британские ученые недостаточно точно удостоверились, что на слизистой носа участников находился «насморочный вирус». Также симптомы могли иметь другие причины.

УЧЕНЫЕ ПРЕДПОЛАГАЮТ, ЧТО СИЛЬНОЕ ОХЛАЖДЕНИЕ НОГ МОЖЕТ ПРИВЕСТИ К СПАЗМИРОВАНИЮ СОСУДОВ СЛИЗИСТОЙ НОСА И СНИЖЕНИЮ ОБЪЕМА КРОВИ В КРОВОТОКЕ, ИЗ-ЗА ЧЕГО ЛЕЙКОЦИТЫ НЕ СМОГУТ ПРЕОДОЛЕТЬ СТЕНКУ СОСУДА ПРИ АТАКЕ ПАТОГЕНА, И ЧЕЛОВЕК МОЖЕТ ЗАБОЛЕТЬ.

Поиски причин развития насморка продолжаются и по сей день. Американский иммунолог Эллен Фоксман и ее команда из Йельского университета пытались разгадать эту загадку, подойдя к проблеме системно и основательно в лабораторных условиях. Для этого они рассмотрели, что происходит, если обычные насморочные вирусы встречаются с клетками слизистой носовой полости. Часть клеток слизистой носа встречалась с вирусами при температуре 33 °С, другая при температуре 37 °С. В первом случае (при 33 °С) вирусы показали более быструю скорость размножения на поверхности слизистой, чем во втором (при 37 °С). Но прежде чем мы зимой на нос наденем термос, нас следует узнать, что ученые для эксперимента брали клетки слизистой носовой полости мышей. На вопрос: «Кто чаще простужается, человек с теплым носом или с посиневшим от мороза?» — до сих пор не имеется однозначного ответа. Эксперименты с ведром и клетками слизистой мышей показали, что, возможно, держать ноги в тепле зимой — не такая и плохая идея.

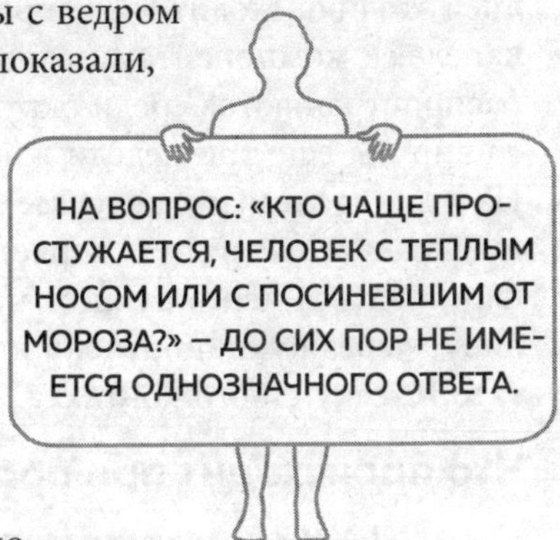

Некоторые ученые частоту заболеваемости насморком в зимний период связывают не с холодом, а с влажностью. При высокой влажности насморочные вирусы чувствуют себя уютно и быстро размножаются. Кроме того, в холодное время года люди чаще собираются в закрытых помещениях. Миллионы вирусов при чихании легко распространяются среди группы людей, вдыхаются и прочно обосновываются в чужом носу. Еще проще вирусы распространяются «платочным путем». В капле слизи носа они ожидают, когда капля переместится к кончику носа и будет срочно ликвидирована носовым платком. При этом какое-то количество слизи попадает на руки. Через руки, которые соприкасаются с поручнями, выключателями, деньгам и т. д., вирусы расселяются по разным предметам и поверхностям. Человек, который будет прикасаться к тем же поверхностям и предметам после вас, цепляет вирус своими пальцами. Само по себе это не представляет никакой опасности. Наши пальцы защищены своего рода защитными перчатками. Самый верхний слой кожи состоит из разговаривающих клеток, через который возбудители не способны проникнуть глубже и не могут никак навредить. Но пальцами мы можем прикоснуться к носу, глазам или уголкам рта. В этих областях наше живое нутро в виде слизистой оболочки соприкасается с окружающей средой. Всего лишь нескольких квадратных миллиметров достаточно вирусу, чтобы обосноваться на них и в дальнейшем проникнуть в организм.

Насморочный вирус, кстати, очень заразный и может замечательно найти дорогу к нашим дыхательным путям. Если ему удается там размножиться, простуды не избежать. Спустя день после собственного заражения мы уже легко можем заражать наших друзей или родственников. В течение трех дней это происходит очень просто: при любом чихе миллионы капелек с компонентами слизи носа и миллионами вирусов распространяются среди окружающих нас людей. После этого вирусы еще три недели живут на слизистых нашего носа. На этой стадии мы перестаем часто и много чихать, и воздушно-капельный путь теряет актуальность. Вирус начинает передаваться через руки от человека к человеку. Подцепить вирус через руки, поручень или клавиатуру можно в результате 10-секундного контакта.

Что происходит при простуде?

Было бы несправедливо вину за заложенный или текущий нос, красные глаза и кашель переложить только на вирусы. Вирусы, вызывающие простуду, нашему носу и слизистой глотки изначально не причиняют никакого вреда. Они не кусаются и ничего не разрушают. У них и не получилось бы сделать это. Вирус — это всего лишь маленький носитель информации, работает по принципу компьютерных вирусов, которыми можно атаковать чужой компьютер. Он включает свою генетическую информацию в наши клетки, захваченные клетки хотят, но больше не могут безошибочно выполнять свою работу, например синтезировать слизь для носа. Вирусы перепрограммировали их так, что те вынуждены произвести вирусные частицы. Клетки реагируют моментально на такой рейдерский захват. Мы можем замечать этот процесс по некоторым симптомам. Они не самые приятные, и тогда мы думаем, что наша иммунная система бросила нас в беде.

А все наоборот: мы можем оставаться спокойными и испытывать благодарность по отношению к нашей иммунной системе за то, что в настоящий момент она работает на износ, чтобы освободить нас от вирусов. Информация о хакерской атаке у нее уже давно есть. Клетки уже подали сигнал с помощью специальных белков на поверхности клеточной стенки. Они сообщили, что чужеродный агент прорвался внутрь и творит бесчинства. Система функционирует, как при нападении на банк. Люди в банке пытаются быстро повесить на окно бумагу с текстом «Помогите! Нападение! Три заложника! Преступники вооружены». Сотрудники банка в панике нажимают сигнальную кнопку, чтобы проинформировать полицию.

НЕКОТОРЫЕ ЛЮДИ ЛУЧШЕ ЗАЩИЩЕНЫ ОТ ВИРУСОВ, ВЫЗЫВАЮЩИХ ПРОСТУДУ, ДАЖЕ ЕСЛИ У НИХ НЕТ АНТИТЕЛ. ВОЗМОЖНО, ТОТ, КТО СЧИТАЕТ ОХЛАЖДЕНИЕ ОПАСНЫМ И ВРЕДНЫМ, ПРОСТУЖАЕТСЯ БЫСТРЕЕ.

При нападении на банк пострадавшему остается надеяться, что прохожие увидят призыв о помощи и полиция быстро отреагирует. В нашем организме иммунная система с миллионами сторожевых клеток день и ночь патрулирует организм. Если они замечают нападение на одну из клеток, они сразу подают сигнал своим коллегам, и те моментально реагируют. Цитотоксические Т-лимфоциты разрушают атакованные клетки, лишь бы вирусу не удалось размножиться и распространиться. На помощь спешат соседние клетки. Сосуды расширяются, чтобы доставить больше иммунных клеток к месту происшествия. За счет этого горло краснеет. Сосуды пропускают жидкость, в которой содержатся иммунные клетки, которые устремляются в прилежащие ткани. Нос начинает течь, образуется защитная слизь, из которой умершие клетки должны быть удалены. В-лимфоциты начинают синтезировать антитела, которые нацелены на вирусы простуды, атаковавшие нас. Они маркируют захваченные вирусом клетки для других иммунных клеток, захватывают убегающие вирусы, обезвреживают их и бросают на растерзание клеткам-пожирателем. Так вирусы напоследок еще и становятся обедом. Держать оборону они уже не в состоянии.

Но не все люди быстро сдаются в оккупации вирусам, вызывающим простуду. Кому-то везет, у них уже есть антитела, способные отразить атаку. Но даже без антител некоторые люди лучше защищены от простуд, чем другие. Почему так? На сегодняшний день ученым до конца неизвестно. Это могут быть психоэмоциальные причины. Тот, кто считает охлаждение опасным и вредным, простудится действительно быстрее. Влияние может оказывать и хронический стресс. Или недостаток цинка и витамина Е. Все это ослабляет иммунную систему и позволяет вирусам простуды быстрее прорвать оборону.

Сморкаться или шмыгать?

Спор, затянувшийся на несколько десятилетий между сторонниками носового платка и его противниками, похож на боксерский ринг. 12-й раунд уже давно позади, а бой все продолжается. Коротко обобщая суть: некоторые медики считают, что сморкаться вредно, потому что при сморкании часть слизи с микроорганизмами попадает в придаточные пазухи, в результате возрастает риск развития их воспаления. Это заболевание протекает куда более неприятно, чем обычный насморк. При шмыганье носом с последующим проглатыванием, возбудители поступают в желудок, где обезвреживаются соляной кислотой. Вывод: выше нос.

Защитники носового платка считают, что угроза развития воспаления придаточных пазух носа скорее надумана. При простуде придаточные пазухи носа, как правило, уже воспалены. Если в процессе сморкания несколько микроорганизмов дополнительно забредут в пазуху, то страшного ничего не произойдет. Кроме того, при сморкании, как и при чихании, формируется воздушный вихрь в глотке, который предотвращает попадание микроорганизмов в бронхи и развитие бронхита. И немаловажно, что шмыганье и проглатывание могут вызвать отвращение окружающих.

Эксперты прописали инструкцию правильного высмаркивания. Попробую коротко описать ее основные правила. Для высмаркивания нужно использовать только бумажные носовые платки и только один раз, после чего их следует выбрасывать в мусор. Абсолютно бессмысленное занятие использовать носовые платки с ментолом. Ощущение свободы в носовой полости после их применения всего лишь субъективное. Лучше всего каждую ноздрю очищать отдельно. Высморкать одну ноздрю, заткнув при этом другую, и наоборот. После высмаркивания большинство микроорганизмов оказываются в носовом платке, но некоторое их количество все равно попадает на пальцы. Поэтому рекомендуется после сморкания мыть руки.

Закаливание холодной водой

Многие мои пациенты убеждены, что у них слабая иммунная система, которая срочно нуждается в укреплении, чтобы противостоять простудам.

Например, господин С. Его жена — одна из тех матерей, которые даже в первый месяц лета заставляют своих детей надевать шапки, перчатки и шарф. Сама одевается точно так же. Господин С является ее полной противоположностью. Каждое утро он обливается холодной водой, пока не посинеет от холода. Его дети тоже должны закаляться, чтобы укрепить организм.

Холодный душ в действительности работает как сауна. Организм получает раздражение и должен как-то реагировать на него. В результате улучшается терморегуляция, кровоснабжение слизистых. Наш организм учится летом быстрее охлаждаться, а зимой не переохлаждаться. Укрепляется ли наша иммунная система в результате раздражения холодным душем или после посещения сауны, неизвестно.

Некоторые сведения дает докторская работа Катрин Гедше (Katrin Goedsche) из университетской клиники г. Йена, которая появилась в 2005 году. Врачи в течение нескольких месяцев исследовали, как обливание по Кнейпу влияет на иммунную систему пациентов с хроническим бронхитом. В течение десяти недель подряд группа бесстрашных испытуемых три раза в неделю обливалась холодной водой, включая мытье верхней части туловища два раза в неделю. Через 3 месяца испытуемые прошли обследование. Результат: частота инфекции, от которых они раньше часто страдали, уменьшилась. Количество лимфоцитов в крови испытуемых увеличилось на 13%. Иммунная система таким образом подзарядилась. Вывод ученого: обливание холодной водой эффективно, но только на регулярной основе и в течение продолжительного времени. Сегодня однозначно можно сказать, что обливание помогает людям с ограниченной функцией легких и склонностью к частым инфекциям.

В раздел сенсаций не так давно попало исследование медиков города Эссен из отделения натуропатии. «Эффективность умывания холодной водой доказана в результате научных испытаний», — писали в СМИ. Ученые исследовали, какое влияние на иммунную систему оказывает ежедневное направление холодной струи в область лба и щек, по старому правилу Кнейпа, в три подхода. Вместе с тем испытуемым нужно было зубной щеткой очищать язык для стимуляции кровообращения. После чего определялся уровень антител IgA. Результат: количество IgA увеличилось на 25%.

ХОЛОДНЫЙ ДУШ В ДЕЙСТВИТЕЛЬНОСТИ РАБОТАЕТ, КАК САУНА. ОРГАНИЗМ ПОЛУЧАЕТ РАЗДРАЖЕНИЕ И ДОЛЖЕН КАК-ТО РЕАГИРОВАТЬ НА НЕГО. В РЕЗУЛЬТАТЕ УЛУЧШАЕТСЯ ТЕРМОРЕГУЛЯЦИЯ, КРОВОСНАБЖЕНИЕ СЛИЗИСТЫХ.

Иммуноглобулин А — это защитные антитела, которые встречаются в слюне и слизи. Они не дают вирусам удерживаться на слизистых в носу, ротовой полости и глотке.

С помощью холодного душа и обливания лица стимулируется иммунная система. Звучит гениально. Эта новость быстро распространилась в СМИ. Но никто не сказал о том, что в испытаниях в Йене участие принимало 15 человек, а в исследованиях медиков Эссена испытуемых было всего двое. Эти исследования никак не могут претендовать на научный прорыв, а более напоминают малосодержательную болтовню.

Дети в семье С. вполне здоровы. Возможно, иммуноглобулинам не нужны обливание и чистка языка, и они справятся с сезонными инфекциями самостоятельно, без стимуляции в виде закаливания.

Услышав все это, господин С. был несколько разочарован. Его дети радуются: больше никакого ледяного душа по утрам!

Лечение симптомов простуды

Надежной защиты от простуды (ОРВИ) не существует. Вести отшельнический образ жизни вдали от всех вирусов — нереально. Существуют ли средства, которые могут быстро снова поставить на ноги, если нас зацепила простуда?

Если посмотреть на полку с медикаментами в ванной комнате, то ответ звучит утвердительно: «Да». Огромное количество спреев, капель, таблеток, сахарных шариков от текущего и заложенного носа, слезящихся глаз, выматывающего кашля — это все всегда найдется в среднестатистическим хозяйстве. Такие препараты подавляют симптомы, заботятся о том, чтобы мы, несмотря на простуду, продолжали жить обычной жизнью. В результате мы продолжаем ходить на работу, отводим в садик больных детей, по вечерам даже умудряемся сходить в кино. Тем самым заражаем людей вокруг.

Вирусы нам никогда не победить. Существует огромное количество их разновидностей, что делает невозможным создание препарата, эффективного сразу против всего их разнообразия. Даже если бы нам удалось уничтожить все вирусы, вызывающие простуду у человека, рано или поздно они бы вернулись снова в нашу жизнь. Огромное их количество обитает в носах собак, кошек, морских свинок, коров и лошадей.

С помощью медикаментов мы можем избавиться только от симптомов простуды. Одни снимают отек слизистой носа, чтобы мы наконец могли дышать, сироп от кашля помогает избавиться от кашля, ибупрофен, парацетамол и аспирин улучшают общее самочувствие, снижают температуру, уменьшают головные и мышечные боли, устраняют чувство разбитости. Однако следует помнить, что дети вообще не должны принимать аспирин. В редких случаях действующее вещество может способствовать развитию серьезных побочных эффектов в детском организме.

Теплое питье в виде чая с лимоном и медом тоже помогает тем, что стимулирует образование слизи в слизистой носовой полости. В ней содержится большое количество лейкоцитов, которые атакуют вирусы. Мед снимает кашлевые позывы, что подтверждено многочисленными исследованиями.

Особенно рекомендуется горячий куриный бульон со специями и большим количеством имбиря. Имбирь стимулирует функции слизистой оболочки и обладает некоторым обезболивающим эффектом.

Капли в нос и спреи освобождают носовые ходы, чтобы можно было спать. Важно, чтобы насморк не влиял на продолжительность и глубину сна. Хороший сон укрепляет иммунную систему.

Тот, кто не любит носовые капли, может приготовить солевую ингаляцию. Поскольку ингаляция готовится на горячей воде, проводиться детям она должна особенно осторожно и под присмотром взрослых. Ингаляция противопоказана астматикам, остальным такой способ лечения вполне подходит. В результате освобождаются дыхательные пути, уменьшает симптомы простуды. Это делается так: в кастрюлю с горячей водой бросают пригоршню соли (очень важно читать надпись на этикетке: соль не должна содержать фторидов!). Раствор доводится до кипения, слегка остужается, голову следует наклонить над кастрюлей, сверху закрыться полотенцем, чтобы сохранить пар, и просто спокойно вдыхать и выдыхать[1].

Растительные препараты, например эхинацея, помогают от кашля, как и сиропы, если верить в их эффективность. Когда мы болеем, нам всегда хочется верить, что какой-нибудь препарат нам обязательно поможет. И тогда мы полагаемся на те, в которые верим. Эффект плацебо действительно помогает вылечиваться. Не совсем практично только одно: часто, выбирая лекарство, мы отдаем предпочтение рекламируемым средствам, которые в большинстве случаев стоят неоправданно дорого.

---

[1] Описанный метод довольно спорный. — *Прим. науч. ред.*

А я очень верю в эффективность куриного бульона с имбирем. Это дешево, хорошо пахнет и очень вкусно, после первой ложки прошибает пот, течет нос, горло перестает болеть, проходят другие симптомы. Тысячу раз лучше любого плацебо-медикамента.

ДЕТИ НЕ ДОЛЖНЫ ПРИНИМАТЬ АСПИРИН. ОН МОЖЕТ СПОСОБСТВОВАТЬ РАЗВИТИЮ СЕРЬЕЗНЫХ ПОБОЧНЫХ ЭФФЕКТОВ В ДЕТСКОМ ОРГАНИЗМЕ. К ТОМУ ЖЕ НЕЛЬЗЯ С ПОМОЩЬЮ МЕДИКАМЕНТОВ ИЗБАВИТЬСЯ ОТ ВИРУСА.

Ученые и по сей день не могут оставить насморк в покое. В большинстве случаев насморк достаточно безобидное заболевание. Но вместе с тем ежегодно поражает миллионы людей. Ученые собирают носовые платки простуженных людей, взвешивают их, считают количество приступов чихания, записывают кашель на свои смартфоны. Так было установлено, что у простуженных людей насморк активизируется преимущественно между 8–11 часами утра. Таким людям не рекомендуется в 8 утра метаться по автобану в попытках выполнить 160 дел, ведь в этот промежуток усиливается чихание. А в послеобеденное время у простуженных людей усиливается кашель.

ТЕМПЕРАТУРА

Когда я спрашиваю у родителей, чем болеет ребенок, многие отвечают: «Температурит». И они непременно хотят, чтобы повышенная температура тела как можно быстрее снизилась до значений нормы. Парацетамол или ложка ибупрофена — и заболевание проходит. Это похоже на игру, когда дети просят закрыть глаза и прячут какой-то предмет. В действительности вещь никуда не исчезает. Таблетки, свечи и микстуры могут снизить температуру, но не сделают человека здоровым. Средства для понижения температуры, скорее, мешают работе иммунной системы и затормаживают процесс излечения.

Температура не является ни причиной заболевания, ни самим заболеванием, а всего лишь попыткой организма помочь себе выздороветь на самом деле очень гениальным способом. Температура преимущественно формируется в голове, в маленьком участке под названием «гипоталамус». Гипоталамус, помимо терморегуляции, контролирует и обеспечивает и другие процессы в организме, например суточные ритмы, ощущение холода, жажды, а также либидо. Как только иммунная система распознала первые признаки заболевания и начала натачивать ножи, нервная система сообщает головному мозгу, что происходит на других уровнях. Из центра управления гипоталамуса поступает команда: «Поднять температуру тела!» Сердце сокращается быстрее, объем крови в сосудах увеличивается, сосуды расширяются, за счет чего улучшается кровообращение. Включается экстренная программа по модернизации трассы для того, чтобы клетки иммунного ответа быстрее могли добраться до места происшествия. Мышцы и бурая жировая ткань вырабатывают тепло, температура тела повышается, за счет чего ускоряются обменные процессы. Иммунные клетки размножаются с большой скоростью. Антитела и белки острой фазы быстро синтезируются. На линии фронта становится горячее. Прежде всего Т-лимфоциты активизируются, более тесно контактируют с антигенпрезентирующими клетками. Температура — это своего рода турбокнопка, способная запустить работу иммунной системы в особенно быстром, активном и эффективном режиме.

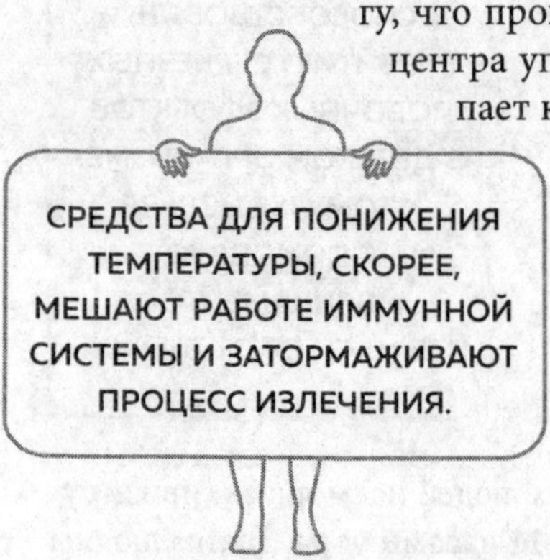

Вместе с тем температура провоцирует усталость. Когда у нас высокая температура, нам хочется прилечь отдохнуть, и это тоже часть помощи организму. Организм перестает расходовать энергию на пустые цели, он концентрируется на том, чтобы побороть болезнь. Высокая температура осложняет существование нашим врагам-возбудителям. Болезнетворные микроорганизмы начинают чувствовать себя, как в пекле ада. При нормальной температуре или чуть ниже возбудители старательно размножаются, а когда температура повышается, они похожи на туриста на экваторе: вяло передвигаются и мечтают снова оказаться в привычной для них температурной среде.

Есть люди, у которых никогда не повышается температура, а есть такие, у которых, наоборот, при болезни она повышается легко. Вторым повезло больше. Исследования показывают, что с лихорадкой шанс пережить сепсис возрастает вдвое. Если лечить насморк жаропонижающими медикаментами, организму потребуется больше времени, чтобы обезоружить вирус. Исследования на мышах и людях доказали, что даже ветряная оспа и многие другие инфекционные заболевания протекают дольше, если принимаются жаропонижающие препараты. Родители могут понаблюдать за своими детьми, когда те болеют. На фоне приема жаропонижающих больной ребенок вполне бодро скачет по комнате и расходует энергию, которая очень нужна его иммунной системе. Как только действие медикамента проходит, ребенку становится хуже, чем было до приема жаропонижающих, заболевание длится дольше. Иммунный ответ на прививку развивается хуже на фоне жаропонижающей свечки. Есть некоторые данные, что организм в этом случае образует меньше антител. Дети, у которых в первый год жизни отмечалась температура выше 39 °С, имеют меньше шансов в будущем заболеть астмой или аллергией.

ТЕМПЕРАТУРУ НУЖНО СНИЖАТЬ, ТОЛЬКО ЕСЛИ ОНА СОПРОВОЖДАЕТСЯ СИЛЬНЫМИ ГОЛОВНЫМИ БОЛЯМИ, БОЛЯМИ В КОНЕЧНОСТЯХ, ЗНАЧИТЕЛЬНОЙ ВЯЛОСТЬЮ И УГРОЗОЙ ОБЕЗВОЖИВАНИЯ, А ТАКЖЕ ЕСЛИ ЕСТЬ ОСНОВНОЕ ЗАБОЛЕВАНИЕ. В ОСТАЛЬНЫХ СЛУЧАЯХ ОРГАНИЗМ СПРАВИТСЯ С НЕЙ САМ.

Все эти знания должны убедить нас не снижать температуру только потому, что она есть. Опасной для организма является температура свыше 41 °С. **Если у пациентов уже имеются органические поражения или присутствует основное заболевание, температуру нужно снижать**. Температуру также требуется снижать, если она сопровождается сильными головными болями, болями в конечностях, значительной вялостью и угрозой обезвоживания. При некоторых тяжелых заболеваниях, например черепно-мозговой травме, врачи в любом случае дают жаропонижающие препараты, ведь при высокой температуре организм потребляет очень много энергии. Во всех остальных ситуациях рекомендуется подождать и понаблюдать за собственным состоянием. Ведь в большинстве случаев наш организм прекрасно знает, когда наступает время переключить рычаг на нормальную температуру.

13. Психика

Наш мозг выбрал себе уютное прекрасное место. Он хорошо защищен черепной коробкой, находится выше всех остальных органов. Оттуда с помощью 100 миллиардов нервных клеток он управляет процессами, протекающими в организме. Сигналы о том, что происходит во внешнем мире, мозг получает от наших глаз, ушей, кожи, рта и носа. Он сортирует информацию и выдает распоряжения, что организму необходимо сделать. «Солнечно-желтая паста с красным томатным соусом», — сообщают глаза мозгу. Нос подтверждает: «Пахнет фантастически!» В животе уже в течение нескольких часов урчит от голода, и желудок сообщает мозгу: «Хочу есть!» В таких случаях все очень просто. Командный центр отдает команду: «Принимать пищу!» А спинной мозг передает команду дальше. Руки тянутся к ложкам и вилкам, рот открывается, слюнные железы выделяют слюну, ниже, в кишечнике, уже булькают пищеварительные соки. Все эти процессы происходят под верховным командованием мозга. Первый кусочек попадает на язык и проглатывается. Для осуществления этого короткого действия головной мозг активирует более 50 мышц. При этом мозг заботится, чтобы наше сердце продолжало биться, мы вдыхали и выдыхали, периодически моргали. За эти процессы отвечает стволовая часть мозга. В промежуточном мозге решается, кажутся нам макароны слишком горячими или слишком холодными, хотим ли мы чем-нибудь их запить. Мозжечок координирует наши движения. Благодаря работе мозжечка томатный соус отправляется строго в рот, а не на белую футболку. Головной мозг с бороздами на поверхности, похожий на половину грецкого ореха, помогает нам общаться за столом, найти дорогу домой после вкусного обеда, заботится, чтобы через неделю мы могли помнить о хорошо проведенном времени. В мозге расположены области, которые отвечают за речь, логику, творческое мышление, ориентацию и память.

Без головного мозга и продолжающего его спинного мозга мы не получали бы сигналов из собственного организма или внешнего мира, не могли бы анализировать, оценивать и реагировать, не могли бы сочинять романы, строить самолеты, наши легкие не могли бы дышать, а сердце биться. Мы не могли бы двигать руками и ногами и напоминали бы овощи. Наш мозг — самый ценный продукт, созданный эволюцией. Для того чтобы голова была ясной, мозг должен быть здоровым.

Мозгу не разрешено болеть. Для этого существует гематоэнцефалический барьер[1]. Он состоит из слоя клеток, который выстилает мелкие кровеносные сосуды в головном мозге и расположенную под ними тонкую мембрану. Гематоэнцефалический барьер работает по примеру швейцарской гвардии в Ватикане, которая обеспечивает папе возможность беспрепятственно управлять в своих покоях своими кардиналами. Точно так же гематоэнцефалический барьер не пропускает болезнетворные микроорганизмы в центральную нервную систему. Он, как стена, отделяет нашу иммунную систему от центральной нервной системы, поскольку велика опасность, что бактерии или вирусы повредят мозг, или иммунная система, атакуя болезнетворных агентов, заденет спинной и головной мозг, нарушив тем самым их работу, в результате чего выйдет из строя центральное управление.

Однако гематоэнцефалический барьер не может полностью оградить мозг и спинной мозг от болезнетворных микроорганизмов. В редких случаях, когда бактерии или вирусы проникают в структуры головного и спинного мозга, развиваются такие инфекционные заболевания, как менингит или энцефалит.

Иммунные клетки также могут преодолеть гематоэнцефалический барьер. Между тем мы знаем, что между моз-

---

[1] Физиологический барьер между кровеносной системой и центральной нервной системой.

гом и иммунной системой существуют тесные взаимоотношения. Кроме того, с самого рождения головной мозг от болезнетворных микроорганизмов защищает целая группа клеток, которые называются микроглией. По сути своей они являются клетками-пожирателями, как макрофаги этажами ниже. Они похожи на них и происходят из общей стволовой клетки, которая, скорее всего, уже в эмбриональном периоде заложена в мозге и является первым кирпичом в развитии иммунной системы. В то же время клетки микроглии могут производить цитокины, которые активируют другие иммунные клетки.

В последние годы ученые нашли много подтверждений тому, что наша иммунная и центральная нервные системы взаимно влияют друг на друга. Они считают, что иммунная система оказывает большое влияние на наше психоэмоциональное состояние, и, наоборот, наша психика и эмоциональный фронт влияют на иммунную систему. Результаты, подтверждающие данный вывод, получены в многочисленных экспериментах на отдельных людях или небольших группах испытуемых и частично в результате экспериментов на животных.

Но даже масштабные исследования психики и иммунитета у человека имеют свои подводные камни. Например, трудно установить четкую взаимосвязь между психоэмоциональными нагрузками, иммунной системой и заболеванием. Те, кто подвергается эмоциональным перегрузкам, вероятнее всего, просто не ведут здоровый образ жизни, в результате чего заболевают. Получить достоверные данные о связи психики и иммунной системы возможно, наблюдая в течение нескольких лет за несколькими тысячами испытуемых. Это очень трудоемко и затратно. Таким образом, большинство исследований проводится на небольшом количестве испытуемых и в формате ретроспективного исследования, то есть основано на данных из воспоминаний испытуемых и субъективных заключений. Тот, кто провел свою жизнь в добром здравии, может отнести себя к обладателям легкого характера. Тот, кто на самом деле склонен к позитивному мировоззрению, предположительно, не относится серьезно к пережитым заболеваниям или даже уже давно про них забыл.

Зачем мы это рассказываем? Не все результаты психонейроиммунологии[1] являются «новаторскими», даже если о них часто говорят в различных СМИ. Но подобные исследования, безусловно, вносят свой вклад в понимание того, как осуществляется взаимодействие между организмом, духом, душой и иммунной системой. Представления об этих процессах могут помочь нам индивидуально откорректировать собственный образ жизни, чтобы мы оставались здоровыми.

ИММУННАЯ СИСТЕМА ПОМОГАЕТ В ОБУЧЕНИИ

Мы знаем, что в нашей иммунной системе есть клетки, способные к обучению. Но могут ли эти клетки помочь мозгу учиться? Возможно, странный вопрос. Однако на сегодняшний день уже имеются первые признаки того, что иммунная система не только защищает от болезней, но и участвует в формировании интеллекта.

Ученые провели интересные эксперименты с мышами. Сначала они отключили у животных способность образовывать В- и Т-лимфоциты. Таким образом, у мышей сформировался дефицит наиболее важных клеток приобретенной иммунной системы. Затем исследователи поместили мышей в емкости с водой. Грызунам в процессе плавания предстояло найти платформу под водой. Точно такой же эксперимент был проведен на мышах дикого типа. Они нашли платформу без особых усилий и запомнили ее расположение. Мыши, у которых отсутствовали иммунные клетки, вели себя очень рассеянно. Они хаотично плавали в емкости и никак не могли найти платформу. После первой части эксперимента этим мышам вводили Т- и В-лимфоциты мышей дикого типа. В результате мыши начинали умнеть на глазах. Видимо, взбодренная иммунная система влияет на интеллект и способность к обучению. Она определяет то, как мы думаем, как мы обрабатываем опыт и переживания и как мы себя чувствуем.

[1] Наука о взаимосвязи между психикой и иммунной системой.

КАК ИММУННАЯ СИСТЕМА ВЛИЯЕТ НА НАШИ МЫСЛИ И ЧУВСТВА

Ученые уже задумываются над тем, как, воздействуя на иммунную систему, можно управлять процессами в центральной нервной системе, чтобы помочь людям, которым до сегодняшнего дня никакой помощи не оказывалось. Например, многим солдатам, пожарным и санитарам, которые часто возвращаются домой из горячих точек с посттравматическим стрессовым расстройством. В обычной повседневной жизни у них случаются приступы внезапных воспоминаний (флэшбеки). Они вдыхают запах шашлыка на летнем празднике, но вместе с тем видят вертолет, кружащий над городом; слышат крики детей в бассейне, а мысленно возвращаются в Афганистан, в горящий дом или вооруженную засаду на дороге, впадают в панику и начинают дрожать и потеть. До сих пор практически нельзя таким людям помочь. Однако в будущем, возможно, ученые смогут создать вакцину, которая будет вводиться до начала службы и отвлекать иммунную систему.

Рабочая группа во главе с ученым Стефаном Ребером (Stefan Reber) из клиники психосоматической медицины и психотерапии университета города Ульм разработала оригинальную идею, основанную на известной гигиенической гипотезе. Суть гипотезы: бактерии, которые присутствуют в естественной среде, помогают укреплять иммунную систему. Но, поскольку мы боремся с бактериями всеми возможными способами, иммунной системе не хватает взаимодействия с микроорганизмами. В результате она может начать чрезмерно реагировать на стресс и влиять на психику. Тезис ученых города Ульм звучит так: если люди, ввиду недостаточного контакта с микроорганизмами, часто страдают от воспалительных заболеваний и психических расстройств, вызванных стрессом, микроорганизмы им могут вводиться извне и оказывать лечебный эффект. По крайней мере, на особях мышей мужского пола было продемонстрировано, что идея работает и вполне возможно создать вакцину, например, от страха. Исследователи взяли мертвую бактерию, найденную в загрязненном водоеме, поместили ее в шприц и вакцинировали ею одну группу испытуемых мышей; другая группа осталась невакцинированной.

Затем исследователи создали ситуацию психосоциального стресса для обеих групп испытуемых мышей. Факт, что мыши и люди имеют много общего, уже давно известен. Вместе с тем ни мышам, ни людям не нравится быть зависимыми от более сильного индивидуума на чужой территории. Исследователи сажали в клетку взрослую мышь-самца. Мышь сразу завладевала клеткой и становилась в ней хозяином. После чего ученые помещали в клетку непривитых мышей. Животные дрожали от страха и пытались покорным поведением успокоить доминирующего хозяина, чтобы затем сбежать. На фоне пережитого страха у мышей развивалось воспаление кишечника. Позже было обнаружено, что стресс повлек изменения микрофлоры кишечника, в результате развилось воспаление.

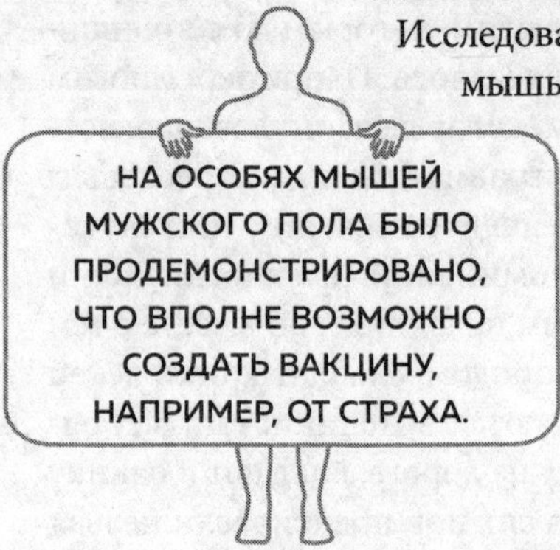

Затем в эту же клетку были подсажены вакцинированные мыши. Доминирующая мышь пыталась отогнать их, но безрезультатно. Привитые мыши контрольной группы оставались равнодушными и не давали себя запугать. Не исключено, что однажды станет возможным защитить солдат, пожарных и санитаров неактивными бактериями от посттравматических стрессовых расстройств. Или помочь им прививкой, если они уже страдают подобным психическим расстройством. В любом случае исследователи показали, что иммунизация бактериями может повышать устойчивость к стрессу и психотравмам. По крайней мере, у мышей.

КАК БЕСПОКОЙСТВО, ДЕПРЕССИЯ И СТРЕСС ВЛИЯЮТ НА ИММУННУЮ СИСТЕМУ

И наоборот. Влияют ли наше мышление или эмоции на работу иммунной системы? Можем ли мы заболеть, если в жизни что-то идет не очень хорошо, если мы чувствуем себя несчастными или психологически перегруженными?

Об одном интересном наблюдении рассказали ученые из университета города Манчестер в British Journal of Surgery (Британском журнале хирургии). Они обследовали 17 700 пациентов после операции на бедре и колене по причине грыжи или варикозного расширения вен. Ученые обнаружили, что тревожные состояния или депрессии могут влиять на скорость и процесс заживления ран. Даже при легкой тревоге или депрессии было установлено, что на 20% возрастает риск развития осложнений в процессе заживления ран или повторной госпитализации в связи с незаживлением раны. Психика решает, как работает наша иммунная система.

Многие люди, возможно, замечали, что в период сильной стрессовой нагрузки, например во время экзаменов, подхватывали вирус. В основном люди начинают принимать аспирин, лишь бы продержаться до окончания экзаменов, после чего иммунитет падает, как спортсмен, добежавший до финиша. Человек заболевает, с высокой температурой и болью в конечностях остается в постели вместо того, чтобы отмечать радостное событие.

Наш сын однажды неделю жил в семье своего приятеля, пока мы, родители, уехали в небольшое путешествие. До этого момента оба парня были хорошими друзьями, но на той неделе, когда им пришлось жить вместе, а мы находились далеко, у них начались споры. Отца друга сына это уже начало раздражать, и он спросил свою жену: «Когда наш гость нас, наконец, покинет?» Наш ребенок услышал это и очень сильно расстроился, кожа в области локтевого сгиба стала грубой и покраснела. На нижней губе появилась зудящая экзема. Стресс, который он испытывал в наше отсутствие, ссоры с другом и недовольство отца вывели его иммунную систему из равновесия. Когда мы вернулись и обняли его, все снова стало хорошо. Вскоре экзема исчезла, и кожа стала гладкой и здоровой.

На самом деле даже простым прикосновением к близким людям можно укрепить их иммунную систему.

Это предположение было доказано в ходе исследования Шелдона Коэна. Этот ученый из Университета Карнеги — Меллона (Carnegie Mellon University) в Питтсбурге вместе со своими коллегами провел интересный эксперимент. В течение двух недель ученые ежедневно опрашивали группу из 400 взрослых испытуемых о том, чем они занимались в течение дня. Проводили ли они время вместе с друзьями или членами семьи? Прикасался к ним кто-нибудь или обнимал? На следующем этапе эксперимента ученые закапывали испытуемым в нос раствор, содержащий в себе вирусы, вызывающие простуду. В последующие дни они обнаружили удивительную закономерность: испытуемые, которые находились в конфликте с близким окружением и не имели с ним тактильных контактов, заболели. Те, кто жил в любви и мире, кого часто обнимали, в основном остались здоровыми; даже если у этих испытуемых начинался насморк, он был не сильным и быстро проходил.

По всей видимости, любящие прикосновения, сострадание и поддержка делают нашу иммунную систему сильной, длительные конфликты и отсутствие близости с окружающими ослабляют ее.

Наша иммунная система становится злопамятной, когда дело доходит до стресса. Это доказывает другое исследование, проведенное Университетом Карнеги — Меллона. Исследователи заразили вирусом простуды здоровых взрослых испытуемых в количестве 201 человека, в возрасте от 18 до 55 лет. Некоторые испытуемые заболевали в три раза быстрее, чем другие, более стойкие. Интересно, что у тех, кто особенно быстро заболевал насморком, родители были в разводе и после развода друг с другом не общались. Испытуемые с бодрым иммунологическим статусом были из благополучных полных семей или семей, где родители после развода поддерживали хорошие отношения.

Таким образом, наша иммунная система сильно реагирует на наше психическое состояние, особенно на стресс. Специалисты выделяют острый и хронический стресс. Острый стресс влечет кратковременный выброс кортизола и адреналина. Эти два гормона стресса стимулируют иммунную систему, в результате чего увеличивается продукция клеток — естественных киллеров. Данный механизм, вероятно, помог выжить нашим предкам. Иммунная система, способная работать в состоянии аврала, могла бы оказаться очень полезной в случае бегства от саблезубого тигра через тернистый лес. У вернувшегося в безопасную пещеру древнего человека полученные раны и повреждения заживали быстрее. Люди, которые на кратковременный стресс реагировали активацией иммунной системы, обычно жили дольше. У них отмечался более длительный детородный период, и свою предрасположенность они передавали потомкам. Поэтому наша иммунная система сохранила до наших дней способность благоприятно реагировать на кратковременный стресс. Проверочная работа без предупреждения или небольшая размолвка между супругами могут оказать бодрящий эффект на наше здоровье.

> **ДРЕВНИЕ ЛЮДИ, КОТОРЫЕ НА КРАТКОВРЕМЕННЫЙ СТРЕСС РЕАГИРОВАЛИ АКТИВАЦИЕЙ ИММУННОЙ СИСТЕМЫ, ОБЫЧНО ЖИЛИ ДОЛЬШЕ. ПОЭТОМУ ИММУННАЯ СИСТЕМА СОХРАНИЛА ДО НАШИХ ДНЕЙ СПОСОБНОСТЬ БЛАГОПРИЯТНО РЕАГИРОВАТЬ НА КРАТКОВРЕМЕННЫЙ СТРЕСС.**

Несколько иная ситуация развивается в случае с хроническим стрессом. Многочисленные исследования показали, что постоянный стресс повышает уровень кортизола в крови и поддерживает его высоким в течение продолжительного периода времени. Это, в свою очередь, влияет на иммунную систему и приводит к снижению синтеза иммунных клеток, а точнее, В- и Т-лимфоцитов и естественных киллеров, а также к снижению активности уже имеющихся клеток иммунного ответа.

Другими словами, наша иммунная система, которая так смело защищает нас от всевозможных болезней, любит тишину и спокойствие. Долговременный стресс ее угнетает. Только если мы сможем обеспечить нашей иммунной системе спокойствие и мир, она сможет защитить нас в экстренной ситуации.

Можно ли заболеть от одиночества?

Одиночество время от времени может быть прекрасным. Однако иммунная система тех, кто чувствует себя одиноко, быстрее реагирует на стресс. В 1980-х годах это обосновал психолог Janice Kiecolt-Glaser (Жанис Кьеколт-Гласер) из университета штата Огайо. Социолог и ее коллеги опрашивали студентов на тему их дружеских и других социальных контактов. Затем они брали кровь у испытуемых до, во время и после экзаменов и сравнивали образцы. В пробах, забранных во время экзаменов, исследователи обнаружили значительно более низкую концентрацию Т-лимфоцитов хелперов по сравнению с другими образцами. Активность естественных киллеров тоже была заметно снижена. Особенно явно этот феномен наблюдался в крови студентов, которые, по результатам опроса, чувствовали себя одинокими.

ДОЛГОЕ ОДИНОЧЕСТВО – ВСЕ РАВНО ЧТО САМЫЙ НАСТОЯЩИЙ СТРЕСС. ИЗ-ЗА НЕГО СНИЖАЕТСЯ ИММУНИТЕТ И ДАЖЕ ПОВЫШАЕТСЯ РИСК СМЕРТИ: У ОДИНОКИХ ЛЮДЕЙ ПОСТОЯННО АКТИВИРУЮТСЯ ГЕНЫ, ЗАПУСКАЮЩИЕ ВОСПАЛИТЕЛЬНУЮ РЕАКЦИЮ.

Иммунная система одиноких людей страдает от стресса сильнее, чем людей с крепкими социальными связями.

Долговременное одиночество, как и хронический стресс, наносит вред здоровью и повышает риск смерти. Многочисленные эпидемиологические исследования доказали это. Какие именно иммунологические механизмы могут быть задействованы в этом, изучал исследователь головного мозга человека Джон Качиоппо из Чикагского университета. Опыты проводились на людях и животных. Для участия в исследовании Качиоппо отобрал 141 пожилого участника. Все они по результатам другого исследования были определены как социально изолированные. Также в эксперименте принимали участие макаки-резусы, которые вели одиночный образ жизни.

Предыдущие исследования Качиоппо уже показали, что у одиноких людей постоянно активируются гены, запускающие воспалительную реакцию. Кроме того, сниженная активность наблюдается у генов, которые в норме отвечают за синтез интерферона, ответственного за борьбу против вирусных инфекций. Оба факта объясняют, почему одинокие люди более подвержены болезням и раньше умирают.

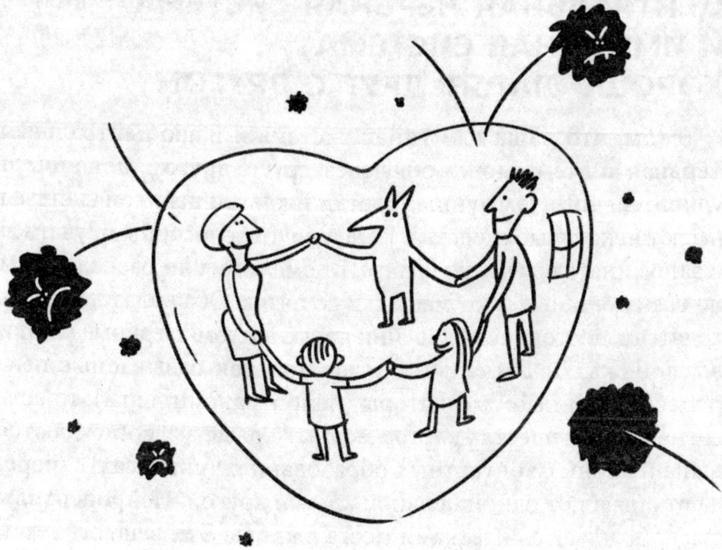

В текущем исследовании Качиоппо изучал связь между одиночеством, болезнью и ролью, которую играют в нем моноциты. Качиоппо заметил, что в крови одиноких людей особенно высок уровень моноцитов. У обезьян было отмечено то же самое. Ученый сравнил результаты полученных проб с результатами, полученными несколько лет назад, и обнаружил интересный факт: симпатическая нервная система воспринимает одиночество как стресс, в результате стимулирует выработку гормонов стресса, прежде всего адреналина. Гормоны стресса стимулируют повышенное образование незрелых моноцитов в костном мозге. Моноциты на стадии незрелых хоть и могут запустить иммунный ответ на воспаление, но с настоящей опасностью, типа вирусной инфекции, не справляются. Они также не способны реагировать на резкое повышение уровня кортизола, который обычно стимулирует иммунную систему. Команда Качиоппо даже нашла доказательства того, что недостаточный иммунный ответ и ощущаемое человеком одиночество взаимосвязаны.

Это может превратиться в замкнутый круг, результатом которого станут болезнь и преждевременная смерть.

ЦЕНТРАЛЬНАЯ НЕРВНАЯ СИСТЕМА И ИММУННАЯ СИСТЕМА ХОРОШО ЛАДЯТ ДРУГ С ДРУГОМ

В том, что наша иммунная система и наша центральная нервная система могут общаться друг с другом, нет ничего удивительного. Иммунные клетки и клетки нервной системы имеют некоторые сходства. И те и другие способны обучаться и запоминать выученное ранее. Кроме того, они расположены по всему организму, от макушки до пяток. Оба вида клеток находятся в постоянном общении друг с другом. Нервные клетки высвобождают сигнальные вещества, так называемые нейропептиды и нейромедиаторы (нейротрансмиттеры), то есть сигнальные вещества клеток мозга. Первые высвобождаются в специальных контактных образованиях (синапсах) и передают сигнал от одной нервной клетки другой. Нейропептиды высвобождаются клетками мозга в кровь. Эти вещества контролируют многие регуляторные цепи в организме, например выработку гормонов.

В иммунной системе клетки общаются путем передачи информации непосредственно с поверхности одной клетки на поверхность другой клетки с помощью MHC-комплексов или с помощью сигнальных веществ, переносимых с током крови, без прямого контакта друг с другом.

Частично иммунная система и центральная нервная система используют одинаковых посредников. Например, Т-лимфоциты, которые находятся на службе иммунной системы, вырабатывают сигнальные вещества, с помощью которых клетки центральной нервной системы взаимодействуют друг с другом. Иммунные клетки, в свою очередь, имеют области для сцепления с нейротрансмиттерами. А такие молекулы, как молекула MHC, которая на самом деле принадлежит иммунной системе, принимает активное участие в формировании центральной нервной системы. Таким образом, иммунная система и центральная нервная система имеют много сходства и точек пересечения, что, естественно, создает определенные предпосылки для их взаимодействия друг с другом.

Когда наш мозг хочет предупредить иммунную систему, он использует гормоны стресса в качестве сигнальной субстанции. Для этого он запускает цепную реакцию, которая работает по принципу лабиринта с шариками, когда один шарик выкатывается на дорожку, подталкивает другой шарик, а тот катится к следующему и т. д. В нашем головном мозге лабиринт начинается в гипоталамусе, части промежуточного мозга, который контролирует вегетативную нервную систему, заставляя нас потеть, мерзнуть, испытывать чувство голода, жажды или желание заняться сексом. Там образуется кортикотропин-рилизинг-гормон (CRH). Этот гормон стимулирует гипофиз — гормональную кухню в нашем организме, в результате синтезируется АКТГ (адренокортикотропный гормон). АКТГ раздражает кору надпочечников, которая начинает синтезировать глюкокортикоиды, например кортизол, который кровотоком разносится по всему организму. Глюкокортикоиды могут подавлять воспалительные клетки и стимулировать размножение Т-хелперов, таким образом воспалительные реакции иммунной системы подавляются. Ученые называют подобный механизм гипоталамо-гипофизарно-надпочечниковой осью (HPA axis).

Существует еще один механизм общения между мозгом и иммунной системой. Наш мозг через вегетативную нервную систему связан со всеми важными областями, где иммунная система находится в состоянии боевой готовности на случай вторжения болезнетворных микроорганизмов: костный мозг, вилочковая железа (тимус), лимфатические узлы и селезенка. Кроме того, нервы распространяются вплоть до кожного покрова, слизистой оболочки и поверхности кишечника. Это типичные места концентрации патогенных микроорганизмов, где они пытаются прорвать оборону и проникнуть в организм. Именно там их подстерегает большое скопление иммунных клеток. Нервные клетки выбрасывают гормоны стресса: адреналин и норадреналин. На поверхности почти всех иммунных клеток расположены рецепторы к гормонам стресса, поэтому нервная система может напрямую влиять на иммунную систему и, в частности, стимулировать иммунный ответ.

Коммуникация между мозгом и иммунной системой также может быть инициирована иммунной системой. Важную роль в этом играют сигнальные вещества, в том числе уже знакомый интерлейкин-6 и интерлейкин-1-бета, а также фактор некроза опухоли-альфа (TNF-α). Они могут стимулировать запуск воспалительных процессов в организме. Вырабатываемые макрофагами медиаторы в результате активных транспортных процессов проникают в мозг. Макрофаги головного мозга, клетки микроглии, также могут синтезировать эти медиаторы. Вместе они активируют описанную ранее ось HPA.

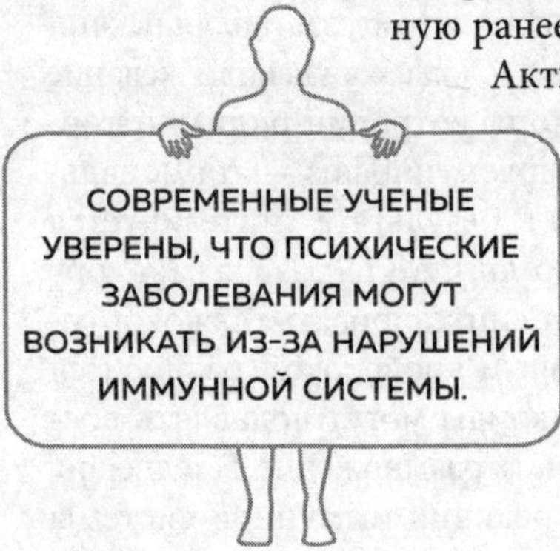

Активация мозга также возможна через нервные пути, проходящие от периферии к центральной нервной системе. Тучные клетки выбрасывают гистамин и другие нейроактивные медиаторы, которые стимулируют нервы (афферентные нервные пути), проходящие с периферии непосредственно к мозгу. Блуждающий нерв (n.vagus) играет в этом процессе главную роль. Это своего рода информационная магистраль между мозгом и кишечником с выездами на диафрагму, легкие и пищевод. На этом длинном нервном пути основной объем информации двигается как в направлении кишечника, так и в направлении головы. Мозгу нужна информация, чтобы понимать, что происходит в организме. По этому пути иммунная система отправляет информацию в головной мозг, а мозг посылает свои сообщения иммунной системе и в отдельные органы. Таким образом, в организме ни одна из систем и ни один из органов не существуют изолированно, они все находятся в постоянном взаимодействии друг с другом. Сегодня уже не возникает сомнений в том, что психические заболевания могут возникать из-за нарушений иммунной системы. Подробнее об этом на следующих страницах.

Как взаимосвязаны иммунная система и депрессия

Депрессию справедливо можно назвать болезнью цивилизации. Каждый десятый встречается с депрессией хотя бы раз в жизни. В античности считалось, что депрессия как-то связана с дисбалансом жидкостей в организме, преобладанием черной желчи. Сегодня мы знаем, что в основе беспричинной тоски лежит нарушение баланса нейромедиаторов[1] в головном мозге. Играет ли иммунная система роль в развитии психических заболеваний? Почему люди с депрессией имеют больший риск умереть от инфекционного заболевания? Почему поведение людей, больных гриппом, похоже на поведение больных депрессией?

В последние годы ученые активно искали ответы на эти вопросы и до сих пор пытаются выяснить, в какой взаимосвязи находятся иммунная система и депрессия. Скорее всего, эта взаимосвязь косвенная.

Когда человек впадает в депрессию, иммунной системе, как правило, становится совсем не смешно. Человек перестает спать или спит плохо, не занимается спортом, питается несбалансированно, курит, пьет алкоголь или принимает запрещенные вещества — все это крайне негативно влияет на иммунную систему и приводит к тому, что человек заболевает.

Существует и прямая, более тесная связь между иммунной системой и депрессией. В крови и ликворе спинного мозга человека, страдающего депрессией, присутствует большое количество иммунных клеток, что указывает на хроническое воспаление. Соответственно, иммунная система нагружена, хотя физически организм здоров и нет необходимости для запуска иммунного ответа. В случае эффективного лечения депрессии уровень маркеров воспаления снова пойдет на снижение.

Зеркальная ситуация возникает тогда, когда здоровые люди впадают в депрессию на фоне искусственной стимуляции иммунной системы с помощью лекарств. Сама по себе безопасная и безобидная вакцина против брюшного тифа может, например, привести к тому, что человек после нее будет ощущать угнетение, беспокойство, снижение концентрации и чувство опустошения. Противовоспалительные препараты в такой ситуации могут улучшить настроение. Например, при болезни Крона или ревматоидном артрите. Такие препараты снижают

[1] Биологически активные химические вещества, посредством которых осуществляется передача электрического импульса с нервной клетки через синаптическое пространство.

активность цитокинов, то есть молекул, вызывающих воспаление в организме. В результате уменьшается проявление симптомов заболевания. Даже это уже улучшает настроение пациентов. Они чувствуют, что начинают приходить в равновесие. Пациенты с тяжелой депрессией особенно выигрывают от приема таких лекарств, поскольку те усиливают действие антидепрессантов.

> ВОЗМОЖНО, ЭВОЛЮЦИЯ ГЕНЕТИЧЕСКИ ВЫКОВАЛА ДЕПРЕССИЮ И ИММУННУЮ СИСТЕМУ ВМЕСТЕ, ЧТОБЫ ЛУЧШЕ ПРОТИВОСТОЯТЬ ОПАСНЫМ ИНФЕКЦИЯМ. СИЛЬНАЯ ИММУННАЯ СИСТЕМА И ОТСУТСТВИЕ КОНТАКТОВ С ЛЮДЬМИ И ИХ МИКРОБАМИ ИЗБАВЛЯЮТ ОТ РИСКОВ СЕРЬЕЗНЫХ ИНФЕКЦИОННЫХ ЗАБОЛЕВАНИЙ.

Поэтому иммунная система и депрессия тесно взаимосвязаны. Команда исследователей из Калифорнийского университета недавно обнаружила, когда они изучали известные в настоящее время варианты генов, лежащих в основе депрессии, что эта связь существует тысячи лет. Ученые обнаружили, что каждый индивидуальный вариант гена связан с иммунной системой. Эндрю Миллер, который, безусловно, является большим оптимистом, интерпретировал тесную связь, как указание на то, что эволюция генетически выковала депрессию и иммунную систему вместе, чтобы лучше противостоять опасным инфекциям. Ведь те, кто имеет сильную иммунную систему и сидит дома вместо того, чтобы контактировать с другими людьми и их микробами, избавлены от рисков серьезных инфекционных заболеваний, имеют больше шансов на выживание и, соответственно, потомство. Вот такое двусмысленное утешение для людей, страдающих депрессией: их перспективы на здоровую и долгую жизнь не так уж и плохи.

Что общего у иммунной системы с болезнью Альцгеймера

Более 150 миллионов человек в мире страдают болезнью Альцгеймера. Часто заболевание начинается с пробелов в памяти. Знакомые слова неожиданно забываются и никак не приходят на ум, в быту человек не может вспомнить, что и куда положил. Позже дорога домой становится непреодолимым препятствием, человек забывает имена самых близких друзей и собственный адрес. В какой-то момент он полностью теряет себя. Перспектива заболеть болезнью Альцгеймера особенно пугает добрую часть населения планеты. Эта форма деменции была открыта доктором Алоисом Альцгеймером. В 1906 году он впервые описал этот синдром после того, как в мозге умершего больного обнаружил характерные изменения. При болезни Альцгеймера в головном мозге между нервными клетками откладываются белковые молекулы, имеющие дефектную конфигурацию (амилоид-β) с образованием бляшек.

Внутри нервных клеток образуются пучки из волокон, нейрофибриллы. Вокруг нервных клеток и отростков также откладываются тау-белки. У здоровых людей клетки микроглии выводят белок из мозга с такой же скоростью, с какой он образуется. У пациентов с болезнью Альцгеймера этот механизм перестает работать. Сгустки повреждают нервные клетки и места их контактов друг с другом (синапсы), в результате клетки перестают функционировать.

Недавние исследования показали, что причиной отложения белка является ошибка в работе иммунной системы. Защитные клетки врожденной иммунной системы начинают реагировать на белковые отложения, как на вредоносного агента, которого необходимо атаковать и удалить из мозга. Тогда иммунная система запускает процесс воспаления, при котором поражаются также окружающие нервные клетки. Эта аутоиммунная реакция в отношении собственных нервных клеток приводит к длительному воспалительному процессу в головном мозге, которая поддерживает развитие болезни Альцгеймера и усугубляет ее течение. Кроме того, сформировавшаяся иммунная реакция нарушает работу клеток микроглии, которые занимаются уборкой белковых отложений. Ученые во главе с Михаэлем Хенека (Michael Heneka), руководителем Междисциплинарного центра клинической терапии и исследовательского центра при Немецком центре нейродегенеративных заболеваний в Бонне, в настоящий момент работают над поисками механизмов подавления этого воспаления, чтобы остановить болезнь Альцгеймера.

Несчастье вызывает рак?

В главе о раке мы уже вскользь затрагивали этот вопрос. Психоэмоциональное состояние влияет на нашу иммунную систему и может стать фактором развития рака. Такая причинно-следственная связь с односторонним движением до сих пор не доказана. Иммунная система тесно связана с центральной нервной системой, прежде всего с мышлением и чувствами, таким образом, психоэмоциональный стресс может оказать значительное влияние на нее. Но, с учетом всех знаний, которыми мы владеем на сегодняшний день, очевидно, что депрессивые люди и люди, пережившие личные трагедии, болеют раком не чаще, чем жизнерадостные счастливчики, которым благоволит судьба. Снова и снова ученые опрашивали многочисленные группы испытуемых об их жизни, пытаясь выяснить возможные риски заболеваемости раком. Эти эпидемиологические исследования не выявили никакой прямой связи между раком и горем, депрессией или повышенными психическими нагрузками. Тем не менее эти факторы могут повлечь негативные изменения образа жизни и, как следствие, увеличить риск развития рака.

СЧИТАЕТСЯ, ЧТО НАШЕ ПСИХОЭМОЦИОНАЛЬНОЕ СОСТОЯНИЕ ВЛИЯЕТ НА ЗДОРОВЬЕ И ТО, НАСКОЛЬКО СИЛЬНЫЙ У НАС ИММУНИТЕТ. ОДНАКО ЭТО ДО СИХ ПОР НЕ ДОКАЗАНО, И ДЕПРЕССИВНЫЕ ЛЮДИ, НАПРИМЕР, ЗАБОЛЕВАЮТ РАКОМ НЕ ЧАЩЕ ЖИЗНЕРАДОСТНЫХ.

Конечно, ученые также имели дело с явлением «рака личности». Они спрашивали больных раком, как они сами себя ощущают, как они оценивают свою жизнь в прошлом, как они действовали в конфликтных ситуациях, что чувствовали при этом. Разумеется, подобные ретроспективные исследования не очень подходят для получения достоверных результатов. Любой, страдающий в настоящий момент серьезным заболеванием, озабочен лишь одним вопросом, почему заболел именно он. Когда очевидных причин не находится, многие склонны связывать возникновение заболевания с собственной личностью. Но ни один больной раком не должен себя обвинять или позволять другим обвинять его в том, что у него слишком мало «положительной энергии». Лучше всего обратить внимание на себя, собственные потребности и представления и задаться серьезным вопросом: что в моей ситуации оказалось бы полезно для меня? Ради чего непременно стоит продолжать жить?

Недавние исследования показали, что от такого гибкого подхода к болезни толку значительно больше, чем от принуждения самого себя мыслить исключительно позитивно. Некоторым полезно активно противостоять болезни, внести ясность в собственную жизнь, собрать как можно больше информации о болезни и довериться врачам и друзьям. Другим могут помочь размышления о собственных страхах и надежды на то, что сбудутся их реалистичные цели. На этапе, когда побороть страх невозможно, помочь справиться могут отрицание и отвержение, что тоже допустимо.

Все только воображение?

Ко мне пришла семья Б. Обычный профилактический осмотр четырехлетнего наследника Райана. Дело было в декабре.

«Ну, что ты хочешь на Рождество?» — спрашиваю я Райана. Вопросы о рождественских желаниях на приеме у врача действуют на детей как волшебная микстура от страха.

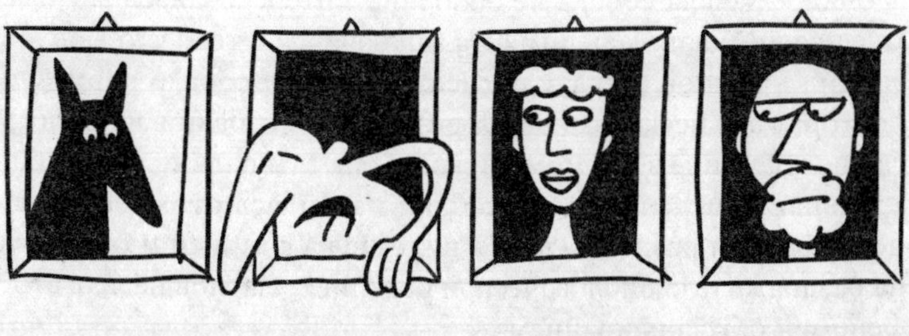

«Кошку или собаку», — не задумываясь, отвечает ребенок. Мать закатывает глаза. «Я ему уже сто раз объясняла, что у меня аллергия на шерсть животных. Животного в доме не будет! Я не могу дышать только от одного вида кота, даже нарисованного на бумаге!»

Многие утверждают, что толстеют, даже просто взглянув на шоколадный торт. Насколько я знаю, население планеты до сих пор ждет научных обоснований, почему это возможно. Факт остается фактом, фотографии кошек, собак или цветущих лугов могут заставить аллергика чихать. Как это работает, было продемонстрировано более 100 лет назад на маленькой черной собачке. Она принадлежала Ивану Петровичу Павлову. Русский ученый заметил, что цепные собаки начинали пускать слюни, едва заслышав шаги своего хозяина, хотя корм они еще даже и не видели. Собаки понимали, что обычно шаги сигнализируют о том, что им несут еду. Мозг животного ставил знак равенства между звуком шагов и словом «еда» и отдавал команду слюнным железам: «Слюни, марш!» И начинала выделяться слюна, чтобы переварить ожидаемую еду. Можно ли в результате тренировки приучить животное связывать нейтральный раздражитель с определенной реакцией в организме?

Иван Петрович Павлов взял одну из собак и давал ей еду. Как только начинала выделяться слюна, он нажимал кнопку звонка. Сначала собака не особенно интересовалась звуком. Следующий шаг эксперимента заключался в том, что Павлов звонил в звонок и сразу после этого давал собаке корм. Он повторял это несколько раз. В результате у собаки начиналось слюноотделение в тот момент, когда она слышала звонок. Центральная нервная система собаки научилась отождествлять нейтральный раздражитель в виде звука с пищей и отвечала на раздражитель биологической реакцией. Павлов назвал этот феномен обусловливанием.

У людей это тоже работает. Не только наш мозг, но и наша иммунная система могут формировать условный рефлекс.

Американский психолог Роберт Адер обнаружил странную связь между мозгом, поведением и иммунной системой. Установить взаимосвязь ему помогло лекарство от рака — циклофосфамид, — которое угнетает иммунную систему, подавляя рост Т-клеток. Адер сначала поил крыс подслащенной водой, затем вводил животным иммунодепрессант, вызывающий тошноту. Крысы быстро запомнили взаимосвязь «сначала сладко — потом тошнит». Вскоре у животных развилось отвращение к сладкой воде, которую они раньше находили такой вкусной. Однако более интересным открытием стало то, что у животных одновременно вырабатывалось меньше антител (без иммунодепрессанта) и их смертность возросла. Таким образом, сладкая жидкость, которая первоначально не оказывала никакого влияния на иммунную функцию, стала отождествляться с эффектами от приема циклофосфамида, подавляющего иммунитет. На сделанных заключениях Адер основал психонейроиммунологию, науку, которая занимается влиянием психических и нейрональных механизмов на работу иммунной системы, в частности на иммунный ответ.

ВЫЗЫВАЯ У СОБАК РВОТУ С ПОМОЩЬЮ ИНЪЕКЦИИ МОРФИНА, ПАВЛОВ ДОБИЛСЯ ТОГО, ЧТО ЛЮБАЯ ИНЪЕКЦИЯ СТАЛА ВЫЗЫВАТЬ У НИХ РВОТУ. ЭТОТ ЭКСПЕРИМЕНТ СЧИТАЕТСЯ МОМЕНТОМ РОЖДЕНИЯ ФЕНОМЕНОВ, ИЗВЕСТНЫХ КАК ПЛАЦЕБО ИЛИ НОЦЕБО.

Тесты на крысах, проведенные Робертом Адером, повторили другие ученые. Циклофосфамид является компонентом многих схем химиотерапевтического лечения онкологических больных. Каждые две недели пациенты должны появляться в больнице для проведения химиотерапии, после чего они испытывают дискомфортное состояние, сопровождающееся тошнотой, количество Т-клеток при этом снижается. Влияния химиотерапевтического препарата на клетки пациенты не ощущают, но не замечать тошноту просто невозможно. Уже после первых циклов лечения мозг больных устанавливает связь между присутствием в больнице и введением химиопрепаратов. Как только пациенты попадают в больницу, еще до начала химиотерапии, их иммунная система тормозит рост популяции Т-клеток.

Собакам Павлова мы также благодарны за помощь в осознании, как реагирует иммунная система на лекарства-пустышки.

Павлов вводил собаке морфин, и у бедного пса начиналась рвота. Ученый повторял инъекцию несколько раз, и каждый раз инъекция сопровождалась рвотой. Затем Павлов вводил животному безобидный физраствор, что тоже вызывало рвоту. Этот эксперимент считается моментом рождения феноменов, известных как плацебо или ноцебо. И это объясняет, почему состояние многих пациентов с нарушениями иммунной системы значительно улучшалось. У них была непоколебимая уверенность, что их качественно лечили. Такое заболевание, например, как псориаз, исчезало после приема таблеток, содержащих немного сахара.

Кстати, Райан так и не получил собаку на Рождество. Ему не досталось ни пазла с собакой, ни книги про собак только потому, что изображение собаки непременно вызывало приступ чихания у его матери.

Иммунная система оптимистов работает лучше?

В нашем мозге имеется система поощрения, которая реагирует на определенное поведение. Она состоит из нескольких областей мозга, сложно связанных между собой.

Связь осуществляется сигнальным веществом дофамином. Например, система поощрения формирует у людей приятные эмоции при занятии сексом и побуждает их делать все возможное, чтобы заниматься им чаще и, соответственно, размножаться. Эта система заботится о том, чтобы мы любили еду, а следовательно, и ели, чтобы оставаться активными. Система поощрения также включается, когда мы делаем что-то совместно с другими людьми. Объединенные в команду индивидуумы имеют больше шансов на выживание не только в стартапах XXI века, такая закономерность уходит корнями еще во времена каменного века.

Относительно новыми являются данные о том, что система поощрения также влияет и на иммунную систему и, по всей видимости, предпочитает оптимистов. Это происходит так: положительные ожидания частично стимулируют систему поощрения, а точнее, вентральную область покрышки, что, в свою очередь, активирует иммунную систему. По крайней мере, в экспериментах на животных это было доказано. Мышей, у которых вентральная область покрышки наполнялась гормоном хорошего самочувствия (дофамином), одновременно заражали бактериями. В результате их организм продуцировал моноциты и макрофаги. При отключении симпатической нервной системы уровень иммунных клеток падал. Так что в следующий раз, когда в очередной дождливый понедельник мы будем стоять перед выбором, радоваться новой неделе или дать волю плохому настроению, рекомендуется первый вариант. Предвкушение встречи с коллегами и интересной работы помогут нашей иммунной системе побороть всех возбудителей заболеваний, которые встретятся нам по пути на работу. Безусловно, хорошее настроение повышает эффективность прививки от гриппа. Об ослаблении иммунной системы в пожилом возрасте мы говорили ранее. Ей становится сложно эффективно реагировать на прививки и производить достаточное количество антител для нейтрализации вирусов гриппа в случае заражения. Группа ученых из Университета города Ноттингем в настоящее время обнаружила, что у пожилых людей, которые в день вакцинации пребывали в хорошем настроении, антитела в течение нескольких недель синтезировались в большем количестве, чем у пациентов с плохим настроением. Пока не ясно, какие механизмы активируют работу иммунной системы. Но вывод напрашивается такой: если утром в день назначенной прививки вы встали не с той ноги, лучше отложить визит к врачу на следующий день.

14. ЧИСТОТА

В этой главе будет немного грязно. Мы посвящаем эту главу грязи и тому, как она важна для нашей иммунной системы. Что такое грязь? Казалось бы, простой вопрос, но только на первый взгляд. Птичий помет в больших тюках доставляется к нам из Южной Америки. Садоводы щедро платят за помет морских птиц, ведь на таком удобрении вырастают отменные цветы. Но вместе с тем мы сильно злимся, когда сверху на только что вымытые и высушенные волосы прилетает лепешка навоза голубя. Нам нравится мягкая, ароматная лесная почва, которая состоит из засохших листьев, иголок и кусочков коры, но на ступнях и под ногтями она становится грязью и мешает, создавая неприятное впечатление, при приеме на работу или на романтическом свидании. Картофельные чипсы и печенье для многих людей всего лишь снеки. Когда крошки скапливаются на клавиатуре компьютера, мы начинаем испытывать отвращение.

Один химик, сотрудник отдела по разработке моющих средств в крупной компании, сказал, что грязь — это не что иное, как материя, находящаяся в неправильном месте. Правильное место для грязи, по мнению большинства домохозяек и их мужей, на улице. На кухне, в ванной, под кроватями, на столе, на одежде и тем более на коже все должно быть не просто чистым, а стерильным. К сожалению, мы сами производим много грязи. Каждую секунду нашей жизни мы теряем несколько тысяч чешуек кожи.

Это составляет до полутора граммов в день, или 40 кг в течение жизни. Ороговевшие чешуйки кожи падают на пол. Под диваном они соединяются с волосами и другими мелкими частичками и становятся шерстяными мышами. В матрасах, на ковре и в трещинах паркета они находят армию голодных клещей, которые устремляются к ним с желанием поживиться. Примерно 20 раз в день каждый клещ выделяет микроскопическую кучку какашек. Раз в несколько дней клещ линяет и спаривается. Клещи, их испражнения и человеческие компоненты вместе составляют домашнюю пыль.

Мы боремся с грязью везде с помощью мыла и моющих средств. Мы чистим, трем и пылесосим.

Для этого есть веские причины. Субстанция под названием «грязь» просто кишит микроскопическими существами. И не все из них имеют хорошие намерения. В частности, столбнячные бактерии — отвратительные существа. У непривитых людей яд парализует нервные клетки, что приводит к удушью и смерти. Пища, забытая в холодильнике или крошки, прячущиеся в клавиатуре компьютера, разлагаются и притягивают плесень, что, в свою очередь, может вызвать аллергию. Испражнения клещей также проникают в наши дыхательные пути и могут вызывать аллергию. И еще имеется большое количество обитателей кишечника животных и людей, которые через столы, стулья, пол и руки попадают в наш организм, где могут стать причиной всевозможных болезней, легких и тяжелых.

КАЖДУЮ СЕКУНДУ ЧЕЛОВЕК ТЕРЯЕТ НЕСКОЛЬКО ТЫСЯЧ ЧЕШУЕК КОЖИ. ЭТО 40 КГ ГРЯЗИ В ТЕЧЕНИЕ ЖИЗНИ! ИМЕННО ЭТИ ЧЕШУЙКИ (А ЕЩЕ ПЫЛЕВЫЕ КЛЕЩИ СО СВОИМИ ОТХОДАМИ ЖИЗНЕДЕЯТЕЛЬНОСТИ) СОСТАВЛЯЮТ ОСНОВНУЮ ЧАСТЬ ДОМАШНЕЙ ПЫЛИ.

На протяжении тысячелетий этого никто не знал. Грязь была просто грязью и находилась повсюду. В Средние века в Европе было принято приседать на улицах, когда возникала острая необходимость. Те, кто использовал домашний горшок дома, опустошали его на улице. Цыплята, свиньи и собаки свободно бегали повсюду, копошась в кучах мусора. Никто не жаловался на грязь; воздух городов до самого неба был наполнен вонью от отходов со скотобойни, домашнего мусора и отходов животных. Кроме того, воняло от каждого человека, потому что о вопросах гигиены тела в те времена никто даже не задумывался.

О чистоте и гигиене в больницах тоже никому не было известно вплоть до первой половины XIX века. Медицинские инструменты не дезинфицировались перед использованием. Зачастую раны больных промывали, используя одну и ту же губку, никто никогда не носил защитных перчаток. Пациенты часто умирали не от своей болезни, а от инфекций, которыми заразились от врачей в больнице.

Рожать в больницах было особенно опасным. Матери часто умирали от родильной горячки. Игнацу Земмельвейсу, молодому ассистирующему врачу в роддоме Вены, никак не давала покоя мысль о роженицах, умирающих в страшных муках. Он пытался понять, почему молодые матери, которые наблюдались у студентов-медиков, умирали чаще, чем молодые матери, которые рожали у акушерок. Разгадка была найдена: студенты-медики, в отличие от акушерок, не только учились родовспоможению, но и практиковались в секционном зале на вскрытии трупов. Они не мыли руки после окончания работ в секционном зале.

После введения для медицинского персонала обязательной дезинфекции рук хлорированной известью материнская смертность снизилась с 12 до 1,3%. Британский медик Джозеф Листер использовал фенол для уничтожения микробов на повязках и поверхностях ран. Гигиена как наука получила настоящий толчок к развитию благодаря французу Луи Пастеру (1822—1895). С помощью бульона он доказал, что пищевые продукты портятся в результате присутствия в них микроорганизмов и что активность микроорганизмов можно подавить нагреванием. Это считается днем рождения пастеризации. Пастеру также удалось доказать, что инфекции вызываются определенными патогенными микроорганизмами, и талантливый ученый работал над созданием новых вакцин. Роберт Кох, который был на 20 лет моложе, целенаправленно занимался поиском бактерий и эффективной против них терапии. Так в XIX веке, когда туберкулез был основной причиной смертности среди молодых людей, Кох решительно занялся изучением этого заболевания и поисками его лечения. После нескольких неудач в 1882 году он наконец смог доказать существование туберкулезной бактерии. За это открытие ученый получил Нобелевскую премию по медицине.

Открытие Коха в корне изменило взгляд людей на гигиену. Грязь стала не просто грязью, а средой обитания смертельных бактерий. И требовалось по мере возможностей сокращать среду их обитания. Большинство санитарных правил, которые мы соблюдаем и сегодня, пришли к нам со времен открытия злого невидимого мира вокруг нас. Мы моемся и делаем влажную уборку квартир, чтобы не болеть. Промышленность нас хорошо в этом поддерживает. Регулярно разрабатываются новые моющие и чистящие средства, ароматы которых уже на подсознательном уровне сигнализируют нам о чистоте и свежести. Реклама обещает нам крепкое здоровье, удачу и спокойствие, если мы просто сделаем тщательную уборку дома, набрызгаем подмышки дезодорантом и каждый день будем мыть волосы. Таким образом, гигиена становится чувством, импульсом к совершению покупок и даже модой, не следовать которой мы уже не можем.

ОДА ГРЯЗИ

Для тренировки нашей иммунной системы знаменитая немецкая чистота — это скорее зло, чем благо. В наших натертых до блеска квартирах слишком мало новых знакомых, на которых защитная система может тренироваться. Многочисленные исследования в настоящее время доказывают теорию влияния гигиены Дэвида Страчана. В ней говорится, что увеличение частоты аллергий, аутоиммунных и хронических воспалительных заболеваний в промышленно развитых странах с 1950-х годов в значительной степени является следствием развития системы здравоохранения и изменений окружающей среды. Современное общество провело своего рода стерилизацию мест собственного обитания. Нашей иммунной системе больше не приходится иметь дело с огромным разнообразием патогенных микроорганизмов, как это было раньше.

Большинство семей не может просто так переехать на ферму, чтобы их ребенок получил масштабную натуральную вакцину в сарае или хлеву. Но для таких семей есть хорошая новость: чуть меньше усердия при уборке квартиры может привести к тому, что обычная городская квартира превратится в хороший учебный лагерь для иммунной системы ребенка.

За это открытие мы можем поблагодарить американских исследователей. Они хотели узнать больше о том, что укрепляет иммунную систему на ферме. В 2016 году они обследовали 30 детей, проживающих в двух разных фермерских хозяйствах в США. Дополнительно на анализ была забрана пыль из этих ферм.

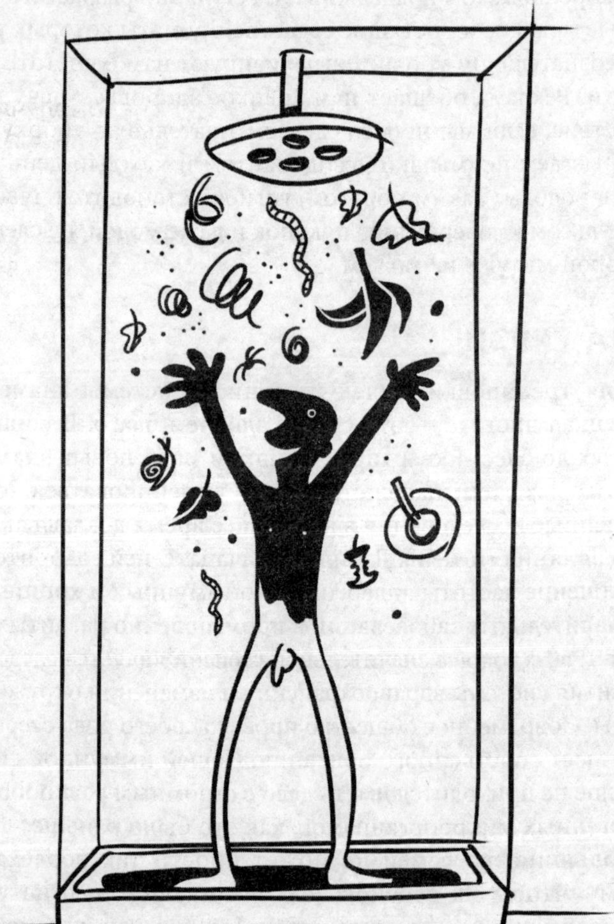

Община амишей в Индиане ведет традиционное сельское хозяйство по семейному принципу, у гуттеритов в Южной Дакоте сельскохозяйственные предприятия высоко индустриализированы. В остальном обе общины генетически и с точки зрения условий проживания очень похожи. В ходе исследования было установлено, что ни у одного из детей в общине амишей не было астмы, а шестеро из детей гуттеритов страдали респираторным заболеванием. Другие ученые также обнаружили пониженный уровень аллерген-специфического иммуноглобулина IgE в крови детей амишей, хотя те контактировали с большим количеством аллергенов. Затем исследователи более внимательно изучили образцы пыли из двух общин. Ее бактериальный состав действительно отличался. Какой-то компонент домашней пыли амишей был ответственен за снижение риска развития аллергических заболеваний у детей. Поисками этого компонента сейчас занимаются ученые.

В СОВРЕМЕННОМ МИРЕ МЫ ПЫТАЕМСЯ СТЕРИЛИЗОВАТЬ КАЖДЫЙ МЕТР СВОЕГО ЖИЛИЩА. ПО СУТИ, ИЗ-ЗА ЭТОГО НАШИ ДЕТИ НЕДОПОЛУЧАЮТ НАТУРАЛЬНУЮ ВАКЦИНУ, ВЕДЬ ИХ ИММУНИТЕТУ ПРОСТО НЕ С КЕМ «ЗНАКОМИТЬСЯ».

Пока ученые не нашли этот компонент, мы с чистой совестью можем реже пылесосить и мыть. Однако было бы фатально, если бы мы совсем пренебрегали гигиеной и в своих собственных четырех стенах игнорировали злую грязь вместе с доброй и полезной. Поэтому нужно обязательно разобраться, какую грязь и где мы можем оставить, а какую лучше убирать. Но сначала необходимо помыть руки.

Хорошо мыть руки

«Не забывай мыть руки после туалета и перед едой!» — говорили наши родители, бабушки и дедушки, даже не задумываясь о нашей замечательной иммунной системе. Но с помощью такой команды они учили нас регулярной гигиене рук и прививали нам простую и эффективную стратегию профилактики заболеваний. Вкладывая в руки мыло, они отправляли нас в ванную, приговаривая: «Ты сегодня после обеда покупал мороженое. Представляешь, через сколько рук прошли эти деньги, прежде чем попали к тебе?! Тьфу. Иди в ванную!»

К сожалению, многие люди с возрастом забывают предупреждения из своего детства. Поэтому ситуация с мытьем рук не самая благоприятная.

Прискорбно, потому что исследования показали: чтобы избавиться от микробов, достаточно помыть руки под проточной водой обычным мылом в течение 20–30 секунд, что по продолжительности эквивалентно двум строфам «Happy Birthday». В процессе мытья необходимо помнить о тыльной стороне кистей и участках между пальцами. После этого смытые патогенные микроорганизмы направляются в канализацию. Даже то, что вы посидели на грязном ободке унитаза на вокзале, не представляет никакой опасности, если после хорошо вымыть руки. Микробы, которые попали на наши руки с сиденья унитаза, просто смываются водой с мылом. Дополнительно на поверхности кожи есть барьер из бактерий кожной микрофлоры и дефензинов, поэтому с мытьем рук не нужно переусердствовать. В противном случае защитный костюм из хороших бактерий и биоантибиотиков станет дырявым.

Что разрешается только врачам

Обычное мыло настолько дешевое, что производителям сложно заработать на его производстве много денег. Поэтому целые армии химиков, менеджеров по продуктам и специалистов по маркетингу занимаются вопросом о том, как продавать мыло дорого и в больших количествах. Некоторые компании делают акцент на приятных ароматах и красивой упаковке. Другие запугивают покупателя болезнями. Они подмешивают в мыло дезинфицирующие средства, которые особенно эффективно должны убивать микробов. Однако до настоящего времени преимущества антимикробных мыльных добавок никак не были подтверждены в ходе научных экспериментов. Есть даже доказательства, что такие вещества, как триклозан или триклокарбан, являются вредными. Триклозан может стать причиной нарушения гормонального баланса и фертильности. Эксперименты на животных показали, что эти вещества могут оказать опасное воздействие на мышечную ткань, вызвать аллергию и негативно сказаться на развитии мозга.

В низких дозах триклозан добавляют не только в мыло, но и в дезодоранты, зубную пасту, даже одежду и изделия из пластика. Чрезмерный контакт с этим веществом создает опасность того, что микробы потеряют чувствительность к антибиотикам и другим противомикробным препаратам. Такую устойчивость бактерии передают следующим поколениям микроорганизмов. Перекрестной резистентностью ученые называют способность микробов расширять перечень компонентов, к которым они развивают устойчивость.

Поэтому в США эпоха антибактериального мыла закончилась. Управление по санитарному надзору за качеством пищевых продуктов и медикаментов США (FDA) запретило использование мыла, содержащего триклозан и другие антибактериальные субстанции. Косметика с триклозаном&Co., однако, осталась в продаже.

В ЕС триклозан недавно был запрещен в таких продуктах, как кремы и лосьоны, которые наносятся на большую площадь поверхности кожного покрова и не подлежат смыванию. Но пока разрешено использование триклозана при производстве мыла, геля для душа, дезодорантов и зубной пасты.

Поэтому у нас люди могут продолжать мыть руки антибактериальным мылом. В 2006 году Федеральный институт оценки рисков подчеркнул, что триклозан и родственные ему биоциды следует использовать только в медицинских целях и в медучреждениях и не использовать при производстве продуктов бытового назначения. Специалисты подчеркнули, что воды и мыла достаточно, чтобы мыть руки так, как нас учили наши родители, бабушки и дедушки.

Об отсутствии необходимости использования антибактериального мыла недавно заговорили исследователи из Корейского университета в Сеуле. В своей лаборатории ученые воздействовали в течение 20 секунд нормальным мылом и мылом с содержанием триклозана на различные бактерии, в том числе кишечные бактерии (эшерихию коли, сальмонеллу и листерию). На втором этапе эксперимента добровольцы после контакта с микробами мыли руки двумя видами мыла в течение 20 секунд. Конечно, 20 секунд не совсем достаточно, но в среднем люди именно такое количество времени и затрачивают на мытье рук.

В обоих экспериментах триклозановое мыло не показало лучшего результата, чем обычное мыло. Поэтому необходимости в его покупке нет. В результате регулярного и тщательного мытья рук с мылом и водой хорошо смываются микроорганизмы с поверхности их кожного покрова. Мыло с дезинфицирующими добавками целесообразно использовать в домах престарелых, медицинских учреждениях или клиниках. И даже там это делать не обязательно. Действие антибактериального мыла мало отличается от обычного.

> АНТИБАКТЕРИАЛЬНОЕ МЫЛО СПРАВЛЯЕТСЯ СО СВОЕЙ РАБОТОЙ ПРАКТИЧЕСКИ ТАК ЖЕ, КАК ОБЫЧНОЕ. И ДАЖЕ ВОЗ РЕКОМЕНДОВАЛА ПАЦИЕНТАМ ПРИ ПОДГОТОВКЕ К ОПЕРАЦИИ ПОЛЬЗОВАТЬСЯ ИМЕННО ОБЫЧНЫМ МЫЛОМ.

Всемирная организация здравоохранения (ВОЗ) в 2016 году рекомендовала пациентам при подготовке к операции мыться самым обычным мылом, чтобы избежать инфицирования послеоперационных ран.

ГДЕ ЖИВУТ ЗЛЫЕ МИКРОБЫ

Большинство людей подозревает, что враги подкарауливают их в ванной, особенно на сиденье унитаза и вокруг него. И это абсолютно верно, там много патогенных микроорганизмов. По соседству в бельевой корзине также обитает большое количество недругов, совершенно недооцененный бактериальный биотоп. Но наибольшее количество бактерий и спор, безусловно, обитает на кухне, особенно на губках для мытья посуды, полотенцах, разделочных досках, на раковине и в холодильнике. Таким образом, основные угрозы скрываются в начале, а не в конце пищевой цепи.

Кухня также является местом, где микроорганизмы могут быть действительно опасными для человека. Потому что, в отличие от ванной комнаты, возбудители на кухне остаются незамеченными, они живут в теплой и влажной еде (кроме холодильника), на кухне всегда найдется что-нибудь вкусное. Мы испытываем отвращение к влажным сиденьям унитаза в общественных местах и стараемся не прикасаться к ним, а вот микробы на кухне нас совсем не пугают. Вероятность встречи с листериями, сальмонеллами, кампилобактериями, кишечной палочкой, золотистым стафилококком, плесенью и миллионами других патогенных микроорганизмов выше именно на кухне. Именно здесь у них не ограничен доступ к нашим рукам и продуктам, с поверхности которых они намного быстрее могут попасть в рот. ВОЗ сообщает, что число инфекций, вызванных испорченной или неправильно приготовленной пищей, резко возросло за последние 20 лет. Во всем мире 420 000 человек ежегодно умирают от отравления испорченной едой. Больше всего в Африке. Но ведь каждый год и в Европе происходит 23 миллиона случаев заражений, 5000 из них с летальным исходом. В Германии сальмонелла является одной из основных причин пищевого отравления. Ежегодно Федеральный институт оценки рисков регистрирует более 200 000 случаев заболеваний в результате употребления зараженной пищи.

На кухне мы не должны оставлять микробам никаких шансов. Для этого, однако, нет острой необходимости регулярно дезинфицировать поверхности, раковину и духовку. Как правило, достаточно теплой воды и обычного моющего вещества, также необходимо соблюдать меры предосторожности при хранении продуктов и приготовлении пищи.

Храните ваши покупки с умом

Патогенные микроорганизмы, которые атакуют нашу иммунную систему, обычно любят тепло. В холодильнике с его температурным режимом они чувствуют себя крайне неуютно. Поэтому холодильник или морозильник — лучшее место для предотвращения размножения микроорганизмов в мясе, яйцах, молоке или сырых овощах.

При укладке продуктов в холодильнике необходимо соблюдать некоторые правила. Если продукты в нем разложены неправильно или холодильник моется слишком редко, микробы, несмотря на холод, со временем все равно появятся. Оптимальная температура в холодильнике 4–8 °C. Поскольку теплый воздух поднимается вверх, а холодный стремится вниз, на верхних полках в холодильнике всегда немного теплее, чем на нижних, там оптимальные условия для хранения еще не вскрытых банок и тюбиков с джемом, кетчупом, горчицей и соусами. На полку ниже лучше всего класть сливочное масло, сыр, йогурт, творог и другие молочные продукты. Третья полка сверху годится для хранения остатков обеда. Еще ниже рекомендовано хранить упаковки и банки с колбасой, мясом и рыбой. В самом низу находятся отсеки для фруктов и овощей. Травы тоже хранятся в холодильнике. Лучше всего держать их в герметично закрывающихся пластиковых контейнерах, выстланных кухонным полотенцем для впитывания влаги. Картофель, плодовые типа томатов, огурцов или перца и тропические фрукты, например бананы, не подлежат хранению в холоде. Верхняя полка на дверце предназначена для хранения яиц, а также открытых тюбиков с горчицей и кетчупом, банок с хреном и томатной пастой. Нижняя полка дверцы холодильника предназначена для хранения молока. Если есть желание, там также можно хранить косметику, потому что микробы любят селиться даже в кремах, лосьонах и туши для ресниц.

Примерно каждые четыре недели полки и отсеки следует протирать теплой водой с небольшим количеством моющего средства, а затем обычным столовым уксусом. Это отравляет жизнь бактериям и плесени, которые могут заселиться в труднодоступные уголки холодильника.

К сожалению, вирусы холодной погодой не напугать. Наоборот. Холод оказывает на них стабилизирующий эффект. При высоких температурах вирусы тоже отлично выживают. Только длительная термическая обработка, варка или запекание в духовке могут их обезвредить.

Мытье продуктов

Не только мясо, но и фрукты и овощи перед дальнейшей обработкой или употреблением в пищу должны быть вымыты под проточной водой и вытерты насухо бумажными полотенцами. Потому что их поверхности кишат болезнетворными микроорганизмами. Они попали на продукты от мясника, который забил корову или свинью, от фермера, который собрал и упаковал кольраби, от госпожи Мейер, которая стоит за прилавком в мясной лавке, господина Янова, кассира в супермаркете или симпатичной продавщицы на рынке.

Перед каждым приготовлением пищи и после необходимо тщательно мыть руки. Перед мытьем желательно снять кольца и другие ювелирные изделия, потому что на них также скапливаются микробы.

Держите рабочие поверхности в чистоте

Увлекающиеся кулинарией люди постоянно жалуются на деревянные доски. На вопрос, что более гигиенично, дерево или пластик, до сих пор не существует однозначного ответа. Дерево имеет свои преимущества, оно «работает» и «лечит». Существуют породы деревьев, обладающие бактерицидными свойствами. Но полагаться на это не стоит. После использования доску необходимо сразу ополоснуть кипятком и высушить на воздухе. Пластиковые доски можно убирать в посудомоечную машину. Тот, кто чистит, моет и протирает губкой, с таким же успехом может на нее плюнуть. От влажных губок, которые после предыдущего мытья полны мельчайшими остатками еды, в которых обитает как минимум такое же количество микроорганизмов, какое обитает в полости рта не очень чистоплотного взрослого человека, скорее больше вреда, чем пользы.

Особенно хорошо рекомендуется обрабатывать столешницы после разделки мяса птицы, так как они часто заражаются сальмонеллой.

Сальмонеллы очень быстро размножаются и распространяются. Поэтому никогда не разделывайте на доске сначала курицу или утку, а затем овощи или салат. После разделки каждого продукта доску необходимо тщательно обрабатывать. После мытья мясо не нужно просушивать текстильным полотенцем, только бумажным! Ведь во влажном полотенце, как в губке, живут целые бактериальные народности, которые всегда рады подселению!

Готовьте при правильной температуре

Блюда, которые готовятся на плите, абсолютно безопасны после термической обработки при 100 °C: при такой температуре бактерии не выживают.

Мясо в духовке должно готовиться при минимальной внутренней температуре не менее 70 °С и не менее десяти минут, чтобы большинство патогенных микроорганизмов погибло. Под минимальной внутренней температурой подразумевается температура внутри куска мяса. Такую температуру можно измерить термометром, который вставляется в мясо.

Разогревание готовой еды

Матери или отцы школьников, которые возвращаются домой один за другим, стараются как можно дольше сохранить обед теплым. Однако при температуре ниже 60 °С начинают размножаться болезнетворные микроорганизмы, такие как *Bacillus cereus* или *Staphylococcus aureus*. В нашей семье чаще всего готовлю я. Поскольку у меня нет желания готовить новую еду для каждого ребенка или ставить на стол разогретое, я использую следующий трюк. Овощи, мясо и рис готовятся к возвращению из школы первого ребенка. Другие дети получают ту же самую еду теплой, но залитой кипящим соусом, который еду подогревает.

Остаткам предыдущего дня, которые разогреваются в микроволновой печи, особенно рады живущие в них бактерии. Поскольку разогрев происходит неравномерно, микробы могут прочно обосноваться в некоторых местах. Итак, если у вас уже есть микроволновая печь, разогревать еду следует немного дольше с меньшим количеством энергии, постоянно перемешивая.

Фарш, сырые яйца и салаты в упаковках

Фарш и сырые яйца остаются особенно популярным местом обитания всех патогенных микроорганизмов, поэтому мясной фарш должен быть обработан или заморожен в день покупки, а блюда с сырыми яйцами, такие как тирамису, следует съедать как можно скорее.

И лучше не покупать салат из латука. Упакованные мелко порезанные листья являются благоприятной средой обитания и размножения сальмонелл и других болезнетворных микроорганизмам, точно так же, как в фарше. В полиэтиленовых пакетах влажно и красиво — как раз то, что нравится возбудителям. Из срезанных листьев также выделяются сахар, минералы и белки — лучшая пища для бактерий. Ученые из Университета города Лестер изучали жизнь бактерий в пакетиках с салатом. После пяти дней хранения в холодильнике численность популяции сальмонелл со 100 особей увеличилась до 100 000. Это больше, чем предельная концентрация для развития инфекционного заболевания, и смыть водой такое количество не удастся. Кроме того, в ходе эксперимента было установлено, что некоторые представители патогенной микрофлоры оказались более контагиозными в результате генетических мутаций. Предпочтение сальмонеллы отдают листьям шпината, бактерии эшерихия коли предпочитают руколу.

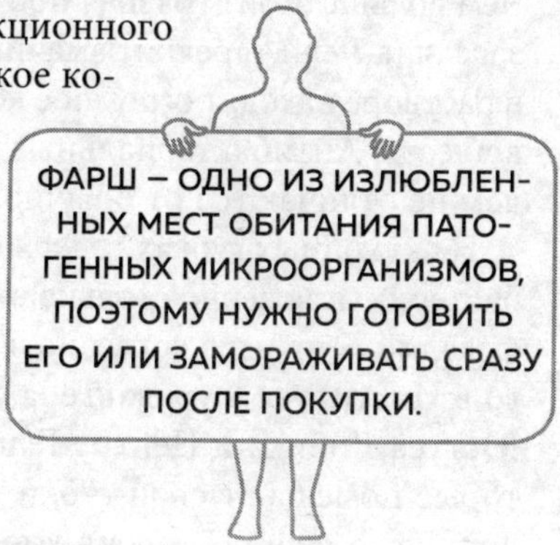

Любой, кому все еще нравится покупать салат в пакетиках, должен удостовериться, что в пакете нет гнилых листьев. Такой салат дома нужно тщательно промыть и употребить в пищу в тот же день.

Осторожно, кофемашина!

Кофемашины снабжают нас не только свежесваренным кофе, но и огромным количеством неприятных микробов. Из резервуара с водой, где они оседают и размножаются, через систему кофемашины они вместе с водой вымываются в наши чашки. В среднем кофе в машине нагревается от 60 до 63 градусов, некоторые микробы выживают при таких температурах. Между прочим, это те же самые микробы, которые обитают в кухонной канализации. Данным вопросом занимался студент Ян Шагес (Jan Schages) и посвятил ему свою магистерскую диссертацию. Его совет, которым мы с радостью поделимся в этой книге, звучит так: тщательно чистите кофемашину, резурвуар следует не только опорожнять, но и промывать, прежде чем снова наполнить его свежей водой.

Мытье посуды

Никакая домохозяйка и никакой домохозяин не сравнятся с посудомоечной машиной. Потому что она моет при температурах, при которых бактерии моментально погибают. Тот, кто моет посуду руками, должен делать это сразу после еды. Чем дольше стоит грязная посуда, тем больше возбудителей ее заселяет. Если тарелки замачиваются в теплой воде, бактерии в растворе находят огромное количество вкусных питательных веществ. Антибактериальные средства для мытья посуды ничем не отличаются от обычной жидкости для мытья посуды.

На кухонных губках содержится более 360 различных видов бактерий, примерно столько же, сколько содержится в образце фекалий. Это было доказано в ходе исследования, проведенного в Институте Фуртвангена, Гисенском университете имени Юстуса Либиха и Центре Гельмгольц города Мюнхен. Некоторые помещают свои губки для обеззараживания в микроволновую печь. Не очень хорошая идея, потому что там выживают злейшие из злых микробов и начинают размножаться еще быстрее. Лучше менять губку каждые несколько дней.

Стиральная машина как бактерицидное средство

Одежда должна быть чистой. А лучше стерильной — так нам говорит реклама. Производители моющих средств рекомендуют средства, которые уже при температуре 20 °С должны удалять всю грязь. Стирка в режиме кипячения уже давно стала редкостью. Это хорошо для окружающей среды, потому что при 20–30 °С значительно экономятся энергия и ресурсы, и приятно для многих микробов, потому что они выживают в теплой водяной бане и перепрыгивают с одного предмета одежды на другой.

Многие микробы чувствуют себя как дома даже при температуре воды 40 °С. Некоторые грибы, такие как Candida albicans и плесневый грибок Aspergillus niger, способный усугубить течение астмы, не погибают даже при стирке в режиме 60 °С. В перерывах между стирками болезнетворные микроорганизмы заселяются в остаточной воде в камере для засыпки порошка, в резиновой прокладке, где очень быстро размножаются. При следующей стирке потомство переселяется на кухонные полотенца, нижнее белье и футболки. Средства для мягкой стирки, не содержащие отбеливатель, также не представляют никакой опасности для возбудителей.

Поэтому специалисты решили заняться стиральными машинами — центрифугами болезнетворных бактерий. Они предполагают, что через чистые вещи можно заразиться, например, вагинальным кандидозом или пугающим норовирусом, который атакует организм с развитием сильной диареи.

Поэтому еще в 2005 году Федеральный институт оценки рисков рекомендовал стирать тряпки для уборки помещений, а также нижнее белье при температуре 60 °С с использованием средств, содержащих отбеливатель. Это хорошая идея, если вы предпочитаете пастельные тона. Потому что отбеливатели превращают ярко-красное, синее, зеленое или черное белье в розовое, голубое, светло-зеленое и серое.

Особенно мамы новорожденных часто спрашивают меня, нужно ли им использовать специальные средства для гигиены и стирки белья новорожденных. Производители многих продуктов обещают глубокую чистоту и избавление от всевозможных грибков уже при 30 °С. Я не вижу смысла в приобретении таких средств. Конечно, одна мысль о том, что в чистом белье обитают остатки бактерий и грибков, немного отвратительна. Но опасность заражения, как правило, очень низкая. Риск заразиться в любом случае меньше, чем риск, что дезинфицирующее средство, используемое в средствах для стирки, может вызвать аллергию. Агрессивные ингредиенты, кроме того, наносят вред окружающей среде тем, что убивают микроорганизмы в очистных сооружениях, которые занимаются важной работой по очистке сточных вод.

Пока все члены семьи здоровы, достаточно стирать на 30–40 °С градусах в режиме энергосбережения. У большинства машин при стирке в режиме энергосбережения температура ниже, чем указано на панели программ, длительность же стирки при этом увеличивается.

После стирки необходимо открыть резервуар для моющего средства и дверцу стиральной машины, чтобы остаточная вода испарилась. Время от времени имеет смысл эксплуатировать машину при высокой температуре с использованием средств, содержащих отбеливатель, которые действительно убивают все микробы в оставшейся воде.

Если кто-то из членов семьи заболевает, например, гриппом или желудочно-кишечной инфекцией, или вы забираете из дома престарелых грязные вещи престарелых родственников, то их одежду следует стирать при температуре 60 °C с добавлением сильнодействующего моющего средства. Тогда микробы не смогут переселяться с одного предмета одежды на другой.

Огромный мир снаружи

За пределами четырех стен, в которых мы обитаем, мир патогенных микроорганизмов еще более разнообразен. Практически на каждой поверхности обитают вирусы, бактерии, грибки и паразиты. Представить себе, как выглядит параллельная вселенная микробов в метро больших городов, нам позволяет проект метагеномики Кристофера Мэйсона. Тот, кто после этого боится общественного транспорта и завидует людям, пользующимся такси, возможно, успокоится, узнав о результатах исследования, проведенного в берлинской прачечной Zipjet. Для расчета индекса грязных городов анализировались сиденья такси, поездов, автобусов в Берлине, Лондоне и Париже. Результат, который был обнародован в мае 2017 года, удивил многих. В Берлине, а также в Лондоне в такси обнаружено гораздо больше болезнетворных микроорганизмов, чем в метро и автобусах.

УЧЕНЫЕ РЕШИЛИ ВЫЯСНИТЬ, НАСКОЛЬКО ГРЯЗНЫ СИДЕНЬЯ В ОБЩЕСТВЕННОМ ТРАНСПОРТЕ, И ОКАЗАЛОСЬ, ЧТО САМЫЕ ГРЯЗНЫЕ – НЕ В МЕТРО И АВТОБУСАХ, А В ТАКСИ.

Конечно, в общественных местах микробы присутствуют везде, до большинства из них ученые никогда не доберутся, чтобы забрать там пробы. Но это не повод запереть себя дома. Мы можем продолжать ездить с комфортом на общественном транспорте, даже сидеть на скамейках ожидания. Если мы регулярно моем руки и тщательно смываем большую часть патогенных микроорганизмов, мы можно быть спокойными. Таких мер вполне достаточно, а остальное сделает наша иммунная система.

В Индии ситуация сложнее. Эта страна является основным производителем дешевых аналоговых препаратов, так называемых дженериков[1]. Около 70% всех дженериков в мире производится в Индии. Остатки лекарственных средств попадают в питьевую воду и почву. Патогенные микроорганизмы учатся развивать резистентность, и в конечном итоге превращаются в устойчивые к большинству лекарств микробы и однажды попадают в кишечник человека. Антибиотикорезистентность — серьезная проблема для Индии. Антибиотики можно купить на каждом шагу без рецепта. В одной только Индии 60 000 детей ежегодно умирают от мультирезистентных патогенных микроорганизмов, пишет британский журнал The Lancet. Грязное производство антибиотиков усугубляет и без того сложную ситуацию. Тому, кто собрался в путешествие по Индии, рекомендуется чаще обычного пользоваться мылом и дополнительно использовать средства для дезинфекции. Следующее правило распространяется на все жаркие страны: Peel it, boil it or leave it. В вольном переводе означает следующее: ешь только то, кожуру с чего ты снимаешь самостоятельно, или предварительно сам ошпарь кипятком. Остального лучше не касаться.

---

[1] Лекарственное средство, содержащее химическое вещество — активный фармацевтический ингредиент, идентичный запатентованному компанией — первоначальным разработчиком лекарства.

15. ПИТАНИЕ

Пища — топливо, которое поддерживает жизнедеятельность нашего организма. Из питательных веществ, которые мы потребляем ежедневно, иммунная система забирает немалую долю. В этой ее части клетки делятся с максимальной скоростью. Если иммунная система не получает достаточного количества энергии и питательных веществ из пищи, это негативно сказывается на ее работе. Голодные люди в развивающихся странах и больные анорексией страдают от иммунодефицитов, и в результате более подвержены инфекциям. Любой, кто мечтает о карьере супермодели и нулевом размере, должен помнить, что рискует провести больше времени на больничной койке, чем на подиуме.

Иммунитет также не любит избыточного веса. Слишком много жиров и углеводов мешает его работе. В частности, высокий уровень сахара выводит его из равновесия. Наша иммунная система предпочитает сбалансированное питание и много воды, потому что ее клетки должны плавать, чтобы без проблем добираться до места работы.

Жир, углеводы, белки и многие другие компоненты нашей диеты, конечно, важны и косвенно влияют на состояние иммунной системы. Есть множество питательных компонентов, которые непосредственно оказывают положительный эффект на ее активность.

ПРОБИОТИКИ ДЛЯ КИШЕЧНИКА

Читатели этой книги знают, что пробиотики — это полезные бактерии, которыми обогащено материнское молоко. Они предназначены для защиты детей от диареи, но их эффективность на данный момент окончательно не доказана. Несмотря на это, в настоящее время существуют пробиотики для людей, которые уже давно находятся не в младенческом возрасте. В каждом гипермаркете есть полка с йогуртами или молочными продуктами, на которой можно увидеть слово «пробиотики». Чем больше шрифт, тем дороже продукты. Большинство людей не знают, что такое пробиотики. Догадываются, что речь идет о чем-то полезном, что должно защищать детей от простуды, помогать бабушкам с пищеварением, а тетям дарить красивую кожу. И каким-то образом пробиотики имеют отношение к иммунной системе. Давайте детально разберемся в вопросе.

В нашем кишечнике живут триллионы бактерий, особенно в толстой кишке. Вместе они образуют естественную микрофлору кишечника, которую еще называют микробиомом, микрофлора кишечника формирует важный компонент иммунной системы. Микроорганизмы помогают утилизировать остатки еды и предотвращают распространение патогенных микроорганизмов в кишечнике. Кроме того, кишечная флора стимулирует перистальтику и синтезирует витамин К, важный компонент для системы свертывания крови. Кишечная флора покрывает слизистую оболочку кишечника. Тем не менее она не формирует сплошное устойчивое покрытие, микрофлора постоянно меняется. День за днем к ним пытаются подселиться чужие бактерии. Мы потребляем их с сырой пищей, они приходят к нам, когда мы делаем глоток из бокала нашего лучшего друга или таскаем закуску из его тарелки, когда гладим симпатичного щенка соседа, а затем немытыми пальцами пытаемся достать зернышко мака, которое застряло в зубах. Чуть позже большинство бактерий, попавших в организм из внешнего мира, прощается со своей молодой жизнью в солянокислотных ваннах желудка и оттуда попадает в кишечник для пищеварения. Некоторым бактериям удается живыми добраться до толстого кишечника. Часть из них, в свою очередь, является патогенными микроорганизмами. Если они попадают в кишечник в большом количестве, они нарушают баланс кишечной флоры и могут вызвать в ней переполох. Если они добрые и безопасные, они просто интегрируются в микрофлору кишечника, становятся ее законопослушными гражданами и работают на благо организма: держат под контролем патогенные микроорганизмы и помогают пищеварению. К таким переселенцам, которым всегда рады, относятся и пробиотики. В природе они содержатся в продуктах брожения, например в квашеной капусте или йогурте.

Люди познакомились с пробиотиками гораздо раньше, чем те появились в пищевой промышленности. Много веков назад наши предки уже извлекали пользу из микроскопических питомцев. Хоть они и не были знакомы с этими мельчайшими существами, они умели хорошо наблюдать. Возможно, однажды человек забыл возле камина миску с молоком. На следующий день он обнаружил, что молоко не испортилось, а превратилось во вкусный йогурт. Где-то еще, возможно, домохозяйка мелко нашинковала капусту, посолила и забыла про нее. К ее удивлению, капуста превратилась в квашеную. Если бы у наших предков были микроскопы, они увидели бы, как в молоке или в мелко порубленной капусте распространяются микроорганизмы и превращают углеводы в молочную кислоту. PH падает, формируется кислая среда, в которой не способны жить и размножаться гнилостные бактерии. Такие продукты дольше хранятся, но приобретают другую консистенцию, у них изменяются вкус и пищевая ценность.

Люди во всем мире, скорее всего, имели такой «ага!»-опыт, потому что почти во всех странах мира есть продукты, которые являются результатом работы дрожжей, грибов или бактерий и представляют собой классику национальной кухни. В России это маринованные огурцы и помидоры; в Корее — кимчи, острая квашеная китайская капуста; японцы любят мисо-суп и маринованные сливы; азиаты жить не могут без тофу, соевого соуса и ферментированного соевого творога; французы производят сотни разновидностей сыров из молока, используя бактериальные и грибковые культуры; болгары и турки — айран; греки и многие другие народы — йогурты; почти во всем мире пьют вино и пиво — результаты работы трудолюбивых дрожжей.

Все ферментированные продукты имеют совершенно иной вкус, чем тот, которым они обладали до обработки микроорганизмами. К тому же они дольше сохраняются без искусственных консервантов. За счет того, что они уже предварительно переварены бактериями, они легко перевариваются в кишечнике человека. Вместе с ферментированными продуктами полезные микроорганизмы попадают в наш кишечник при условии, что предварительно они не были сильно нагреты.

В кишечнике пробиотики не только помогают усваивать питательные вещества, но и благоприятно влияют на работу иммунной системы. Во-первых, просто своим присутствием. Они заселяют кишечник, не оставляя места вредным бактериям, и частично отбирают у них еду.

Некоторые из пробиотиков могут производить защитные вещества, с помощью которых выселяют злоумышленников. Вредные бактерии очень не любят кислоты, которые синтезируют пробиотики с помощью углеводов, поэтому они даже не пытаются поселиться рядом с ними.

Кроме того, пробиотики становятся своего рода шпионами для иммунной системы после того, как заселяются в кишечнике. Они предупреждают о попадании в кишечник вредных бактерий. В этом случае иммунная система в разы увеличивает выработку иммунных клеток и защитной слизи.

МНОГО ВЕКОВ НАЗАД НАШИ ПРЕДКИ УЖЕ БЫЛИ ЗНАКОМЫ С ПРОБИОТИКАМИ, ИМЕННО ПОЭТОМУ В КАЖДОЙ НАЦИОНАЛЬНОЙ КУХНЕ ЕСТЬ ПРОДУКТЫ – РЕЗУЛЬТАТЫ ДЕЯТЕЛЬНОСТИ ДРОЖЖЕЙ, ГРИБОВ ИЛИ БАКТЕРИЙ.

Если вредным микроорганизмам все-таки удается поселиться и распространиться в кишечнике или на фоне приема медикаментов развивается диарея, пробиотики занимаются санацией микробиома. Научные исследования доказали это. Тем не менее пробиотики не являются панацеей. В среднем они избавляют от поноса на один день раньше, чем хорошо зарекомендовавшая себя противодиарейная терапия, состоящая из сладкого чая и сухарей, то есть через четыре дня вместо пяти.

Пока нельзя с полной уверенностью утверждать, что пробиотики способны защитить от аллергии и атопического дерматита. Также никто не знает точно, являются ли пробиотики профилактикой аутоиммунных заболеваний, таких как ревматоидный артрит или диабет. Однако при язвенном колите они успешно устраняют боль и останавливают диарею.

Вывод: пробиотики действительно удивительны, скорее всего, ученые, занимающиеся ими, еще не раз удивят нас открытиями, которые будут полезны человечеству. Многие штаммы пробиотиков, которые доказали свою эффективность, успешно пройдя эксперименты в чашках Петри, кишечниках мышей и человека, попали на аптечные прилавки. Там их можно приобрести в форме капсул или капель. В супермаркете можно купить обогащенные пробиотиками продукты, среди которых уже неоднократно упомянуты йогурты.

> **В ОБОГАЩЕННЫХ ПРОБИОТИКАМИ ПРОДУКТАХ СОДЕРЖАНИЕ МИКРООРГАНИЗМОВ ГОРАЗДО МЕНЬШЕ, ЧЕМ В ПРОБИОТИЧЕСКИХ КОКТЕЙЛЯХ, КОТОРЫЕ УЧЕНЫЕ ДАЮТ СВОИМ ПОДОПЫТНЫМ ЖИВОТНЫМ И ИСПЫТУЕМЫМ ЛЮДЯМ.**

Как и в безрецептурных лекарствах, в обогащенных пробиотиками продуктах содержание микроорганизмов гораздо меньше, чем в пробиотических коктейлях, которые ученые дают своим подопытным животным и испытуемым людям. Чтобы получить ожидаемые изменения в огромном кишечном экотопе, необходим, как минимум, один миллиард микроорганизмов. Официально одобренные и выпущенные в продажу пробиотики не вызывают каких-либо серьезных побочных эффектов. Самолечение пробиотиками из аптеки или из обогащенных продуктов супермаркета не повредит при диарее и может стать хорошей поддержкой для иммунитета, снабдив его дополнительной дозой маленьких помощников. Но принимать пробиотики необходимо ежедневно в течение нескольких месяцев, иначе от них не будет никакого толку. Бактерии-пробиотики отличаются от обычных игроков, которые играют свою игру в кишечнике. У них нет союзников, которые помогают им при заселении. Сначала они всего лишь временные работники без постоянного места жительства среди других кишечных народов. Они работают недолго, потом пасуют перед постоянной микрофлорой и покидают кишечник через задний проход.

Некоторые производители создают свои продукты с использованием нескольких штаммов пробиотиков в надежде, что друзья помогут друг другу найти место в густонаселенном кишечном экотопе. Они должны готовить пищу для товарищей и заботиться о поддержании чистоты. Но такая форма взаимосуществования не работает на практике, по крайней мере, не в пробиотиках, которые есть в свободной продаже.

Ученые достигли определенных успехов при лечении тяжелых, неизлечимых заболеваний, таких как хроническая и угрожающая жизни диарея, вызванная *Clostridium difficile*, путем использования радикальной формы пробиотикотерапии. Они пересаживали целые бактериальные миры от здоровых людей к больным. Технически это относительно просто — требуется кал здоровых людей, в котором живут полезные бактерии. Материал очищают и помещают в кишечник получателя. На новом месте здоровое микробное сообщество должно вытеснить болезнетворное. По данным эксперимента, проведенного хайдельбергскими исследователями Европейской лаборатории молекулярной биологии, шанс успешного проведения процедуры и победы над микроорганизмами диареи составляет 90%. При других воспалительных заболеваниях кишечника, таких как язвенный колит, этот способ показал меньшую эффективность.

В течение трех месяцев ученые наблюдали за людьми, которым был трансплантирован донорский стул. Результат: в кишечнике пациентов лучше всего приживались те штаммы микроорганизмов, которые уже жили там ранее. На основании этого исследователи пришли к выводу, что шанс на успех увеличивается, если, как в случае с трансплантацией органов, донор и реципиент несут в себе схожие признаки. Предлагаемый на сегодняшний день банком стула (да, и такой нынче существует!) бактериальный коктейль недостаточно индивидуален. В будущем необходимо готовить более персонализированные смеси, и желательно в форме таблеток.

На сегодняшний день нельзя сказать, станет ли пересадка стула терапией при хронических заболеваниях кишечника, заболеваниях обмена веществ или иммунных заболеваниях, таких как диабет. Как правило, после трансплантации кала в течение некоторого времени у пациента наблюдаются проблемы с пищеварением в виде диареи или метеоризма. А что происходит в долгосрочной перспективе? Этого еще никто не знает. Возможно, в донорском стуле содержатся потенциально опасные и доселе неизвестные микроорганизмы. Потому что при трансплантации кала пересаживаются не только миллиарды полезных бактерий, но и целая система микробиома, которая регулирует все возможные в организме процессы, вплоть до психики. Какие последствия может иметь вмешательство в систему микробиома кишечника, показал случай с одной американкой, которая после трансплантации стула набрала лишний вес. 32-летней пациентке с небольшим избыточным весом был пересажен стул ее дочери. Примерно через 16 месяцев после трансплантации, несмотря на диету и регулярные нагрузки, пациентка набрала 17 кг, к тому же она страдала постоянным вздутием живота, тошнотой и запорами.

Вернемся к повседневным пробиотикам, которые не способны нам навредить. Самое привычное и бюджетное решение — это обычный йогурт. При условии, что отсутствует непереносимость молочного белка и животного жира. Йогурт содержит *Lactobacillus bulgaricus*. Эти бактерии редко достигают кишечника живыми, обычно они разрушаются соляной кислотой желудка. В идеале было бы хорошо, если бы пробиотики в живом состоянии поступали в толстую кишку в большом количестве, чтобы показать, на что они способны. Но иммунная система активируется и становится более внимательной даже при контакте с мертвыми бактериями.

Тот, у кого есть бабушка, умеющая превращать белокочанную капусту в квашеную с помощью молочной кислоты, может считать себя счастливчиком. Между тем ферментирование еды снова в моде как в среде хобби-кулинаров, так и профессиональных поваров. В кулинарных блогах и журналах содержится множество советов, как приготовить ферментированные овощные деликатесы, способствующие «укреплению» иммунной системы, поддерживающие организм при стрессе или инфекции.

ВИТАМИНЫ — ЧЕМ БОЛЬШЕ, ТЕМ БЕСПОЛЕЗНЕЕ

Витамины влияют на увеличение популяции клеток и, следовательно, на нашу иммунную систему. Некоторые из них оказывают непосредственное влияние на иммунную систему. Сколько витаминов попадает в наш организм, зависит от того, что мы едим и как мы живем. Небольшое количество диетологов могут точно сказать, какие ингредиенты и в каком количестве содержатся в одном яблоке или рыбном филе на обед и сколько будет использовано организмом. Но у многих из нас постоянно присутствует ощущение, что нам чего-то не хватает. Этому чрезвычайно рады производители пищевой и фармацевтической отраслей. Нам обязательно всучат БАДы, фруктовые соки, хлопья для завтрака, молочные продукты, конфеты и многие другие продукты, обработанные про-

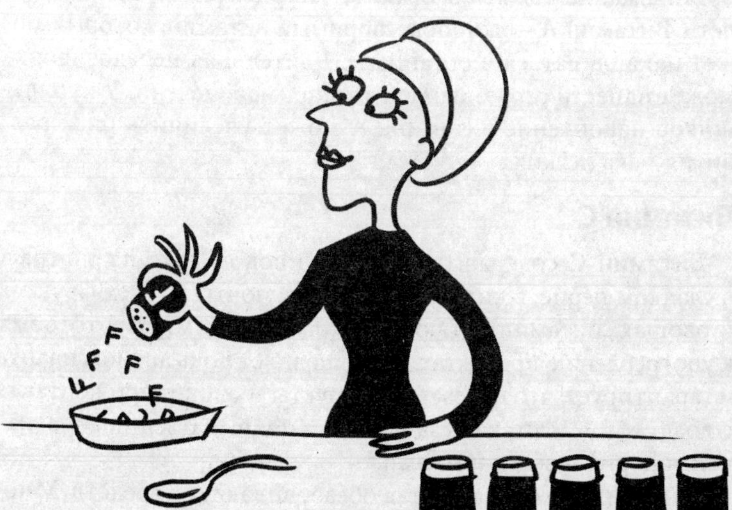

мышленным способом, обогащенные витаминами (а к тому же и большим количеством вредного сахара, консервантов и улучшателей вкуса)

Многие люди верят в рекламу и покупают якобы полезные витаминные бомбы. В большинстве случаев в этом нет необходимости, так как при более пристальном рассмотрении витаминов мы увидим, какие из них непосредственно помогают работе нашей иммунной системы, а какие нет.

Витамин А

Витамин А в больших количествах содержится в молоке и молочных продуктах. Его предшественник содержится в овощах, особенно в моркови. При недостатке витамина А страдает слизистый барьер нашей иммунной системы, снижается количество и активность нейтрофильных гранулоцитов, фагоцитов, естественных киллеров и В-лимфоцитов. По данным ВОЗ, дефицит витамина А ежегодно уносит около миллиона жизней, преимущественно в развивающихся странах.

При сбалансированном питании дефицита витамина А быть не должно. Тот, кто думает, что, принимая дополнительную дозу витамина А, делает что-то хорошее для своего организма, не должен забывать, что рискует серьезно заболеть. Витамин А — жирорастворимый витамин, который может накапливаться в организме. Длительная передозировка может нанести серьезный вред, например, печени. У курильщиков накопление витамина А может увеличить риск развития рака легких.

Витамин С

Витамин С содержится в апельсиновом соке на завтрак, в сладком перце, в китайской капусте, почти во всех фруктах и овощах. Витамин С также содержится во многих готовых к употреблению продуктах. Он выполняет роль антиоксиданта и гарантирует, что нарезанные фрукты и овощи при контакте с воздухом в местах среза не будут покрываться неаппетитными коричневыми пятнами.

Витамин С входит в состав обезболивающих средств. Многие люди, ежедневно употребляющие в пищу фрукты и овощи, содержащие витамин С, более устойчивы к простудным заболеваниям.

Фактически витамин С помогает нашей иммунной системе. Он участвует в выработке антител, в процессе размножения макрофагов и нейтрофильных гранулоцитов, делает их более активными и мобильными. Лимфоцитам обеспечивает оптимальную продолжительность их жизненного цикла. Наша иммунная система в этом случае может оптимально защищать нас от патогенных микроорганизмов. Но сказка о том, что большое количества витамина С особенно полезно, появилась не так давно. За это мы благодарим Лайнуса Полинга. Химик и активист в борьбе за мир, который был единственным исследователем, получившим две неразделенные Нобелевские премии, в 70-х годах прошлого века пропагандировал высокие дозы витамина С в качестве средства, укрепляющего иммунную систему. В течение некоторого времени он сам принимал в среднем 18 г витамина С, что в 300 раз больше, чем рекомендовано Министерством здравоохранения США. И, поскольку он, будучи в возрасте старше 70 лет, выглядел энергичным и бодрым, люди бездумно скупали препараты витамина С.

В ОРГАНИЗМЕ ДОЛЖНО БЫТЬ СТРОГО ОПРЕДЕЛЕННОЕ КОЛИЧЕСТВО ВИТАМИНОВ. ТАК ЧТО ДОПОЛНИТЕЛЬНЫЙ ИХ ПРИЕМ «ДЛЯ ПРОФИЛАКТИКИ» МОЖЕТ ПРИВЕСТИ К СЕРЬЕЗНЫМ ЗАБОЛЕВАНИЯМ. КАК, ВПРОЧЕМ, И ИХ НЕДОСТАТОК.

Но сегодняшний день люди в промышленно развитых странах едят достаточное количество фруктов и овощей, дополнительно получают витамин С в качестве консерванта из готовых продуктов, иногда дополнительная доза поступает в организм из обезболивающих. Поэтому недостатка в данном витамине нет. По данным Немецкого общества питания, стакан апельсинового сока с небольшой порцией брокколи, дополнительно яблоком или киви, содержит суммарно достаточное количество витамина С для того, чтобы покрыть суточную потребность.

Витамин D

Витамин D — особый случай. Все начинается с того, что на самом деле это не витамин, а гормон. Организм может самостоятельно синтезировать его с помощью солнечного света. Витамин D играет важную роль в обмене кальция, укрепляет кости. Когда небо над Рурской областью и промышленными городами Великобритании было затянуто плотным каменноугольным смогом, через который едва пробивались солнечные лучи, у многих детей развивалась деформация костей. Это заболевание называется рахитом, в народе оно также известно как «английская болезнь». Сегодня небо над дымоходом снова голубое, и дети в первые месяцы своей жизни получают витамин D в форме таблеток. Таким образом, они хорошо защищены от английской болезни.

Недавние исследования показали, что витамин D способен на большее, чем просто регулирование кальциевого обмена и укрепление костей. Это универсальное средство, которое помогает организму противостоять раку, сердечно-сосудистым заболеваниям и оказывает положительное влияние на психику. Между тем также известно, что низкий уровень витамина D повышает восприимчивость к инфекционным заболеваниям и риск развития некоторых аутоиммунных заболеваний. Иммунная система нуждается в витамине D.

Иммунологи из Университета Копенгагена в последние годы интенсивно занимаются витамином D. Они обнаружили, что витамин D чрезвычайно важен для правильной работы иммунной системы. Т-лимфоцитам необходим витамин D, он выполняет роль катализатора в процессе превращения Т-лимфоцитов из пассивных иммунных в активные боеспособные клетки-киллеры, а также заставляет лимфоциты искать и уничтожать патогенные микроорганизмы, такие как бактерии или вирусы. К интересному выводу о взаимосвязи между активностью Т-клеток и витамином D датские ученые пришли на основании наблюдения. Как только Т-лимфоцит обнаруживает патогенный микроорганизм, он выпускает своего рода антенну — рецептор, с помощью которого ищет витамин D. Т-лимфоциту срочно нужен витамин D для его дальнейшего преобразования. Без витаминного заряда, как выяснили исследователи, они не могут переключаться в режим воина и активно участвовать в иммунном ответе.

Офисные работники весь день проводят в условиях искусственного освещения, женщины, у которых все тело покрыто тканью, и пожилые люди, которые едва видят солнце и чья кожа постепенно теряет способность вырабатывать витамин D, находятся в невыгодном положении. По оценкам, на сегодняшний день около 60% населения Германии страдает от дефицита витамина D. К счастью, скорректировать свое состояние может каждый без особых усилий.

Американский эндокринолог Михаэль Холик советует регулярно обнажать от 18 до 20 процентов поверхности тела для контакта с солнцем. С такой рекомендацией согласно большинство немецких специалистов. В Шотландии в полдень можно увидеть мужчин с голыми торсами в уличных кафе. Возможно, потому что солнце редко светит в Шотландии, люди хотят максимально запастись витамином D в течение нескольких солнечных дней. В нашей стране голый пешеход не избежит как минимум косых взглядов. В Германии достаточно открывать солнечным лучам лицо, тыльную сторону ладоней и предплечья. Солнечным летним днем человеку со светлой кожей достаточно пяти минут пребывания на солнце без солнцезащитных средств, смуглому — до 15 минут. Холик рекомендует принимать солнечные ванны в обеденное время, когда соотношение спектров излучения УФ-А / УФ-В самое благоприятное: много лучей УФ-В и мало УФ-А. Таким образом, офисным сотрудникам за короткое время нужно собрать как можно больше УФ-лучей спектра В, необходимых для выработки витамина D. При этом человек потребляет меньше лучей УФ-спектра А, которые играют ключевую роль в появлении морщин и развитии рака кожи. Однако на пляжном отдыхе лучше избегать полуденного солнца, потому что в это время УФ-излучение в целом слишком интенсивное, и наслаждаться солнцем у воды лучше в утренние или послеобеденные часы.

Зимой солнечные лучи вынуждены преодолевать большее расстояние через атмосферу, поэтому вряд ли УФ-лучи спектра В достигают поверхности Земли. Это плохо для жителей наших широт с точки зрения синтеза витамина D. Исследования экипажей подводных лодок показывают, что накопленный витамин D может сохраняться в течение нескольких недель и даже месяцев. Однако витамин D, образовавшийся в конце лета, не сохраняется до весны. С такой проблемой столкнулись инуиты. Они помогают себе тем, что едят много жирной рыбы. Лосось, скумбрия и сельдь содержат витамин D в достаточно высоких концентрациях. Население Севера хорошо переносит зиму, потому что, в отличие от западноевропейцев, в их рационе в большом количестве присутствует печень рыбы. Печень рыбы, возможно, не совсем придется нам по вкусу, однако она содержит много витамина D и много других витаминов и микроэлементов. В прошлом детям в Западной Европе ежедневно давали ложку рыбьего жира, отвратительного на вкус. К счастью, эти времена в прошлом. Сейчас рыба, свежие фрукты и овощи доступны практически в любое время года, и небо над промышленными районами уже давно снова голубое.

НАКОПЛЕННЫЙ БЛАГОДАРЯ СОЛНЦУ ВИТАМИН D МОЖЕТ СОХРАНЯТЬСЯ В ТЕЧЕНИЕ НЕСКОЛЬКИХ НЕДЕЛЬ И ДАЖЕ МЕСЯЦЕВ. ОДНАКО ТОТ, ЧТО ОБРАЗОВАЛСЯ В КОНЦЕ ЛЕТА, НЕ СОХРАНЯЕТСЯ ДО ВЕСНЫ. ПОЭТОМУ ЗИМОЙ ПОЛЕЗНО ЕСТЬ ЖИРНУЮ РЫБУ, БОГАТУЮ ИМ.

Некоторые категории людей по-прежнему нуждаются в дополнительном приеме витамина D. Например, младенцы. Поскольку грудное молоко содержит витамина D в недостаточном количестве, дети в первый год жизни должны принимать препараты витамина D. Немецкое общество питания также рекомендует препараты витамина D людям, которые не могут обеспечить его потребление из солнечного света. К ним относятся, в частности, пожилые люди, у которых снижена способность кожи синтезировать данный витамин. Подобная проблема более остро стоит у пожилых, прикованных к постели, и жителей домов престарелых, которые практически не выходят на улицу и не контактируют с солнечными лучами. Сегодня низкий уровень витамина D также наблюдается у многих детей и подростков. Они редко бывают на солнце. Люди с темной кожей в наших широтах тоже плохо снабжаются этим витамином. Дефицит витамина D может стать причиной развития заболеваний тонкого кишечника, печени и почек.

Без разбора принимать витамин D все-таки не рекомендуется. Передозировка может привести к нездоровому увеличению концентрации кальция в крови. Кроме того, окончательно еще не доказано, действительно ли препараты витамина D могут заменить солнечный свет. Походы в солярий и лампы дневного света тоже не являются альтернативой. Искусственный свет преимущественно состоит из УФ-лучей спектра А, которые вызывают морщины, и небольшого количества УФ-лучей спектра В. Поэтому, если есть возможность, нужно стараться выходить на улицу, чтобы заправиться бесплатным солнечным светом. В остальных случаях препараты витамина D должен индивидуально назначать врач.

МИКРОЭЛЕМЕНТЫ, ЖИРЫ И РАСТИТЕЛЬНЫЕ КОМПОНЕНТЫ

Наслаждаться едой можно и нужно. Но время от времени все-таки стоит задумываться о том, что находится на вашей тарелке и уже через пару минут будет использовано в качестве строительного материала для вашего организма и особенно вашей иммунной системы. Например, микроэлементы, жиры и вторичные растительные вещества. Некоторые из них защищают нас от болезней, другие настолько важны, что прожить без них мы сможем недолго.

Железо

Железо содержится в мясе и обеспечивает размножение и обновление клеток организма. Например, дефицит железа приводит к сокращению количества эритроцитов или негативно сказывается на их работе, что, в свою очередь, не может не влиять на иммунную систему. Иммунные клетки, убивающие бактерии, на фоне дефицита железа теряют аппетит, что приводит к повышенной восприимчивости к инфекциям. По данным ВОЗ около 40% населения планеты страдает от дефицита железа, преимущественно люди в развивающихся странах употребляют слишком мало мяса и, как следствие, получают слишком мало железа.

Некоторые родители на приеме сообщают: «Ребенок очень бледный, постоянно вялый, неэнергичный. Может быть, возьмете на анализ кровь?» Некоторые дети, на самом деле, заметно бледные и выглядят вялыми, у них я забираю кровь на анализ. К счастью, в большинстве случаев уровень железа оказывается в норме. Только у девочек в период полового созревания с началом менструаций обнаруживается небольшой недостаток железа, особенно если они едят мясо в недостаточном количестве или не употребляют его совсем. В этом случае целесообразен прием железа в форме таблеток.

Германия — это скорее та страна, население которой имеет повышенный уровень железа. Как правило, употребляется большое количество мяса, богатого железом, поэтому железа, содержащегося в пище, обычно достаточно для покрытия суточной потребности в этом элементе. Дополнительный прием железа в каплях или драже без медицинских показаний может быть вредным. Железо, которое находится в избытке и не требуется организму, откладывается и, кроме всего прочего, может нарушать работу иммунной системы.

Эксперты по питанию настаивают на сбалансированном рационе с соблюдением здорового баланса в употреблении продуктов с недостаточным и избыточным содержанием железа. На знаменитой пищевой пирамиде продукты, содержащие животные протеины, расположены на ее верхушке, и должны быть представлены в рационе в небольшом количестве. Этажом ниже расположены фрукты и овощи, а в самом ее основании находятся зерновые и бобовые — именно эти продукты должны преобладать в рационе. Вегетарианцы и веганы исключают из своего рациона верхушку пирамиды, то есть мясо.

В то время как большинство людей ест сбалансированно, потребляя достаточное количество фруктов и овощей, вегетарианцы, даже употребляющие молочные продукты и яйца, преимущественно имеют на столе зерновые и бобовые, в руке у них всегда есть горстка орехов. Но зерна, бобовые и орехи содержат в большом количестве фитиновую кислоту. С помощью этого вещества плоды борются с хищниками, которые не дают им упасть на землю и прорасти. В кишечнике человека фитиновая кислота связывает кальций, магний, железо и цинк, которые очень важны для работы иммунной системы. В результате организм не может использовать эти микроэлементы и развивается их дефицит. Так что будьте осторожны со слишком однообразным питанием!

Цинк

Тот, кто любит устрицы, делает добро для своей иммунной системы. Устрицы содержат много легкоусвояемого организмом цинка. А без цинка организм не может работать. Цинк является наиболее важным микроэлементом для иммунной системы. Он обеспечивает размножение клеток иммунной системы. К сожалению, цинк не накапливается в организме.

Без цинка самое позднее через неделю иммунная система ослабевает. Моноциты, макрофаги, гранулоциты, естественные киллеры, Т- и В-лимфоциты, то есть почти все клетки иммунной системы, теряют подвижность, становятся пассивными и преждевременно умирают. Синтез антител уменьшается, но вырабатывается больше цитокинов, которые запускают воспалительные реакции и поддерживают их. Другие клетки организма, для которых характерно быстрое деление, также страдают на фоне недостатка цинка: сперматозоиды, клетки кожи и волос в первую очередь. Люди с дефицитом цинка могут замечать трещины на коже, появляются экзема и перхоть, ранки и другие мелкие повреждения, которые долго не заживают. Но прежде чем, бежать к врачу и жаловаться на перхоть, нужно знать, что симптомы дефицита цинка не специфичны, т. е. могут наблюдаться и при других заболеваниях. И врач не может просто забрать кровь и посмотреть, достаточно ли в ней цинка. В отличие от железа, для цинка не существует белка-индикатора, который позволяет определить его содержание в лабораторных условиях[1].

Поэтому лучше всего сначала убедиться, что вы потребляете достаточно цинка. Кстати, мы остановились на устрицах. Потягивать скользких живых животных не каждому по

[1] На самом деле сегодня можно определить содержание цинка в крови с помощью метода масспектрометрии. — *Прим. науч. ред.*

вкусу. Кроме того, летом их сложно отыскать. Здесь нужно вспомнить о пищевой пирамиде: говядина, морская рыба и морепродукты, яйца и молочные продукты, особенно сыр, содержат много цинка, который легко усваивается организмом. Зерновые, бобовые и овощи также содержат цинк, но в них он содержится в форме, плохо доступной для усвоения организмом. Кроме того, фитиновая кислота связывает цинк в кишечнике (см. выше). Исследования показывают, что население Центральной и Южной Америки страдает дефицитом цинка, поскольку национальная кухня данного региона преимущественно состоит из кукурузы и бобов. Чрезмерное их употребление затрудняет усвояемость цинка.

У пожилых людей тоже часто наблюдается небольшой дефицит цинка. Возможно, их кишечник уже не столь активно усваивает микроэлементы, как в молодом возрасте. А может быть, снижение усвояемости цинка связано с изменением пищевых привычек.

Ода жирам

Жир никогда не мог похвастаться хорошей репутацией. Тот, кто получал от своих гостей вопрос «Хочешь убить нас?» после того, как на столе появлялись сливочный соус или жареный картофель, понимает, о чем идет речь. Вместо сливок, сливочного масла, растительных масел, ветчины, бекона, сыра и других продуктов все большее количество людей предпочитает покупать «легкие» продукты с пониженным содержанием жира. Помимо того что эти готовые к употреблению пиццы, десерты и им подобное являются результатом промышленной переработки, они дорого стоят и вместо жира содержат большое разнообразие химических добавок и ароматизаторов, которые могут раздражать слизистую оболочку кишечника. В результате, бегство от жира может обернуться вредом для здоровья. Жир не только дает организму энергию и тепло. Он также защищает нас от болезней.

Согласно результатам последних исследований, хороших и плохих жиров не существует. Все жиры полезные, кроме промышленно полученных трансжиров, содержащихся, например, в жареных продуктах, или промышленно полученных хлебобулочных изделиях. Даже насыщенные жиры, содержащиеся в мясе или кокосовом масле, вполне полезны. Решающим является лишь соотношение ненасыщенных и насыщенных жирных кислот в рационе.

Больше всего нашему организму требуются жиры, представляющие собой мононенасыщенные и полиненасыщенные жирные кислоты. К последним относятся жирные кислоты омега-3 и омега-6. Они чрезвычайно важны для построения клеточных мембран, особенно клеток нервной системы. Будучи компонентами клеточных мембран, они также участвуют в передаче сигналов. Например, если антиген патогенного микроорганизма закрепляется на рецепторе поверхности клеточной стенки иммунной клетки, об этом сообщается структурам ниже, расположенным внутри клетки. Тогда клетка может запустить синтез антител или цитокинов или давать команду, что бактерия или вирус должны быть съедены. Передача сигналов между нервными клетками возможна только при наличии достаточного количества жирных кислот в клеточной мембране. С другой стороны, жирные кислоты омега-3 также оказывают противовоспалительное действие, подавляя выработку цитокинов.

ОБЫЧНО У ЛЮДЕЙ В ВОЗРАСТЕ НАБЛЮДАЕТСЯ ДЕФИЦИТ ЦИНКА. ПОЭТОМУ ИМ ПОЛЕЗНО РЕГУЛЯРНО УПОТРЕБЛЯТЬ ГОВЯДИНУ, МОРСКУЮ РЫБУ И МОРЕПРОДУКТЫ, ЯЙЦА И МОЛОЧНЫЕ ПРОДУКТЫ.

Наш организм не может самостоятельно синтезировать омега-3 и омега-6 жирные кислоты. Мы можем потреблять их только с пищей. Полиненасыщенные жирные кислоты содержатся, например, в орехах, миндале, семенах, растительных маслах, таких как льняное масло, масло зародышей пшеницы, конопляное масло и масло грецкого ореха (важно, чтобы такие масла производились в условиях отсутствия контакта продукта со светом, теплом и кислородом), в жирной морской рыбе, например, лосось, скумбрия, сельдь и тунец.

Все, а в особенности дети с шестого месяца жизни и пожилые люди, должны употребляют жирную морскую рыбу, по крайней мере, один раз в неделю. Этим категориям следует ограничить потребление свинины, потому что в больших количествах она способствует развитию воспалительных процессов в организме. Она содержит противовоспалительный компонент — арахидоновую кислоту, жирную кислоту, которой также богат яичный желток, этот компонент особенно опасен для людей с ревматоидным артритом.

Вторичные растительные вещества

Растения синтезируют различные вещества, которые помогают им защищаться от хищников, регулируют их обменные процессы, участвуют в процессах размножения и распространения. Эти вещества называются вторичными растительными веществами. Наука на сегодняшний день знает более 100 000 различных вариантов, многие из них ядовиты. Как уже известно, от токсичных растений лучше держаться подальше. Однако многие вторичные растительные субстанции хорошо переносятся организмом человека. От 5000 до 10 000 разных их вариантов человек употреблял в пищу на протяжении тысячелетий.

Наши предки не были ни технологами в пищевой промышленности, ни микробиологами, о вторичных растительных веществах они ничего не знали. Они могли только замечать, что какие-то растения они не переносят, а после употребления других уменьшаются симптомы болезни или исчезают вовсе. Конечно, такие наблюдения собирались и фиксировались на протяжении длительного времени методом проб и ошибок. Объем знаний о таинственных силах растений со временем увеличивался. Повара и целители пользовались этими знаниями и передавали их из поколения в поколение.

Сегодня ученые в своих лабораториях, а также в пищевой и фармацевтической промышленностях целенаправленно ищут полезные вторичные растительные соединения. Они классифицируют их на группы, выделяя в каждой общие характеристики и свойства, которые можно использовать ежедневно в приготовлении пищи и в медицине при производстве лекарств.

Наукой уже тщательно исследована большая группа глюкозинолатов. Они встречаются в капусте и некоторых других овощах. В пробирке, в экспериментах на животных и даже на людях было показано, что эти вещества ассоциированы с профилактикой онкологических заболеваний. Большинство отдельных вторичных растительных веществ в достаточной степени еще не изучено, а имеющихся научных данных недостаточно для составления рекомендаций по количеству их суточного потребления, в отличие от витаминов и микроэлементов. Между тем рекомендуется с радостью есть свежие фрукты и овощи, и тогда все будет хорошо.

БИОЛОГИЧЕСКИ АКТИВНЫЕ ДОБАВКИ – ДОРОГАЯ ПУСТЫШКА

Тем, кто спрашивает своего фармацевта, как он может помочь своей ослабленной иммунной системе с помощью вторичных растительных веществ, обычно рекомендуется использовать специальные комплексные препараты, которые, кроме вторичных растительных соединений, содержат десяток витаминов и микроэлементов. Упаковки с чудодейственным средством не только украшают витрину магазина, но обычно доступны и на кассе. Можно верить фармацевту или нет. Положительное влияние отдельных веществ или их комбинации на иммунную систему с целью профилактики заболеваний или ускоренного заживления повреждений клинически не изучено, и какие-либо научные данные отсутствуют. Стоимость суточной дозы БАД в аптеке составляет около двух евро. На эту сумму на рынке или в магазине здорового питания можно приобрести суточную норму витаминов, микроэлементов и вторичных растительных веществ в форме свежих продуктов.

Они не только естественным образом укрепляют иммунную систему, но и на вкус лучше, чем порошки, таблетки или капли, а также дают ощущение сытости

Ягоды годжи и другие суперпродукты

Каждые несколько лет какое-нибудь экзотическое растение переживает удивительное перевоплощение из простого растения в лекарственное, способное побороть все заболевания. В журналах появляется огромное количество статей о чудодейственном лекарстве, которое, как выясняется, уже несколько столетий используется как средство от болезней в Мексике, Тибете, Монголии или греческих горных фермах. В магазинах по продаже диетических продуктов и в супермаркетах это растение появляется во всех видах: в сыром, сушеном, замороженном или порошкообразном. Через какое-то время бум на продукт проходит и наступает очередь следующей ягоды или травы, которую массово сметают с полок магазинов.

На данный момент карьеру делает ягода годжи[1]. Она растет в Азии и с древних времен является неотъемлемой частью традиционной китайской медицины. Сама по себе такая легенда уже имеет аппетитный образ и укрепляющий здоровье эффект. Теперь ягоды годжи можно купить и у нас. Они не только эффективны от макулодистрофии, заболевания сетчатки, которое приводит к слепоте, но также укрепляют иммунную систему и способствуют тому, чтобы полезные бактерии приживались в нашем кишечнике. Также поговаривают, что они эффективны при хронических воспалениях, астме, аллергиях, болезни Крона, артритах и даже раке. Просто настоящее волшебное средство, если верить рекламным объявлениям в красочных журналах и заявлениям на сайтах дилеров. Если хочется сделать что-то полезное для собственного организма, пейте смузи из ягод годжи и асаи, ешьте булочки с семенами чиа, а по утрам посыпайте мюсли семенами конопли. Все ради долгой и здоровой жизни. Ни один положительный эффект из длинного списка возможных не имеет ни одного научного доказательства и обоснования.

РЕКЛАМА ТВЕРДИТ: ПЕЙТЕ СМУЗИ ИЗ ЯГОД ГОДЖИ И АСАИ, А ПО УТРАМ ПОСЫПАЙТЕ МЮСЛИ СЕМЕНАМИ КОНОПЛИ РАДИ ДОЛГОЙ И ЗДОРОВОЙ ЖИЗНИ. ТОЛЬКО ВОТ ПОЛОЖИТЕЛЬНЫЕ ЭФФЕКТЫ ТАКОЙ «АЛХИМИИ» НАУЧНО НЕ ДОКАЗАНЫ.

---

[1] *Lýcium bárbarum*, или дереза обыкновенная. В Россcии произрастает в том числе. — *Прим. ред.*

Ценители экзотики, разумеется, могут вводить в свой рацион и ягоды годжи, и семена чиа, и ягоды асаи и другие дорогие продукты. Лучше всего в свежем виде, а не в виде экстракта или вытяжки. В противном случае они могут содержать много антиадгезивов, наполнителей и красителей, а модную еду лишь в следовых количествах.

Следует также помнить, что якобы полезные экзотические продукты обычно приходят издалека и имеют длинный логистический путь. Транспорт, которым они доставляются, загрязняет климат и окружающую среду. Журнал Ökotest (4/2016) провел тщательное изучение суперпродуктов, в результате чего было установлено, что многие из них содержат не только витамины и питательные вещества, но и менее красивые ингредиенты, такие как пестициды, минеральное масло, кадмий и другие загрязнители. Из 22 исследуемых продуктов более чем две трети получили два балла из пяти.

Поэтому предпочтение рекомендуется отдавать местным растениям и культурам. Большинство из них содержат много витаминов и питательных веществ. Вместо семян чиа мюсли можно посыпать семенами льна или крошкой грецкого ореха, который, как и семена чиа, содержит большое количество омега-3 жирных кислот. То же самое можно сказать про масло грецкого ореха, а также льняное или рапсовое масла.

Ягоды асаи считаются суперпродуктами, потому что содержат много флавоноидов[1] из группы вторичных растительных веществ. Ягоды, согласно рекламе, должны помочь против широкого спектра бактериальных, вирусных и грибковых заболеваний. Однако флавоноиды встречаются повсеместно в растениях, особенно в бузине, темном винограде или красной капусте. С точки зрения полезности, эти растения могут легко конкурировать с дорогими ягодами асаи.

Ягоды годжи вместе с тем содержат огромное количество витаминов, преимущественно каротиноидов, антиоксидантов, углеводов, клетчатки, белка, моно- и полисахаридов. Однако до сих пор нет никаких доказательств того, что эта ягода способна на большее, чем яблоко или помидор местного произрастания.

---

[1] Крупнейший класс растительных полифенолов.

Таким образом, вся эта экзотика не имеет ничего общего с чудодейственным препаратом. Наша иммунная система куда больше порадуется местным суперпродуктам, таким как брокколи, капуста, шпинат или салат, зелень, грецкие орехи, черника или поздние сорта яблок. В их мякоти и кожуре в изобилии содержатся витамины и антиканцерогенные вещества и клетчатка, знакомая нашей пищеварительной системе уже несколько тысяч лет, поэтому очень легко усваиваемая.

ДИЕТА ДЛЯ ИММУННОЙ СИСТЕМЫ?

Говорят, что специальные диеты могут облегчить или даже излечить болезнь. Поэтому полки крупных книжных магазинов просто изобилуют книгами с многообещающими названиями: «Здоровое питание при ревматизме», «Противораковая кулинарная книга», «Рецепты для здорового кишечника» и так далее. Интернет тоже даст бесчисленное множество советов, как избавиться от хронических или серьезных заболеваний с помощью правильного питания.

Большинство этих советов по питанию, как правило, сопровождаются захватывающими историями из жизни. Либо сами авторы этих советов ранее страдали серьезными заболеваниями, пока случайно не обнаружили, что, исключив какой-то продукт, моментально пошли на поправку. Или где-нибудь в бразильских джунглях или в еще более отдаленной точке света им встретилась группа аборигенов, которые никогда ничем не болеют только потому, что совсем не употребляют сахар, мясо или что-либо другое. У всех этих историй имеется только одно «но». Ни одна из рекомендаций никогда не проверялась в рандомизированных контролируемых испытаниях. В ходе таких испытаний пациенты делятся на две группы случайным способом (рандомизированы). При этом одна группа придерживается реальной диеты, другая — фальшивой, а тестирующие врачи не знают, кто к какой группе принадлежит. Только такого рода исследования могут дать ответ на вопрос, действительно эффективна диета или речь идет об эффекте плацебо. Однако, поскольку большинство людей предпочитает верить увлекательным историям, а не абстрактным научным данным, и поскольку тяжелобольные люди хватаются за каждую ниточку, они часто следуют советам по диете и полностью меняют свое питание. Иногда это становится очень полезным мероприятием. Перестройка питания, определенно, может помочь при некоторых заболеваниях. Кроме того, такая мера дает больным ощущение, что они тоже в состоянии сделать что-то для себя с целью улучшения собственного состояния. Экстремальные же диеты опасны в любом случае.

Среди диет, которые универсально полезны и просты для соблюдения, можно назвать средиземноморскую диету. Это означает много овощей, фруктов, орехов, оливкового масла, цельного зерна, рыбы, мало мяса и продуктов промышленной переработки. Средиземноморская диета защищает здоровых людей от гипертонии, диабета и атеросклероза и снижает риск развития инфаркта и инсульта у людей, уже страдающих этими заболеваниями. Страдающим диабетом 2-го типа или «диабетом пожилого возраста» на фоне диеты (и, как следствие, снижения веса) иногда удается полностью или хотя бы частично отказаться от ежедневной дозы инсулина. Кроме того, средиземноморская диета может облегчить состояние при ревматоидном артрите. Иммунная система, очевидно, ее тоже любит.

Однако средиземноморская диета — это не чудодейственное лекарство от всех болезней, а просто путь к здоровому сбалансированному питанию без плана питания и электронных весов. О рисках и побочных эффектах такой диеты не нужно спрашивать врача или фармацевта, потому что они отсутствуют. Такая диета, прежде всего, — это рецепт удовольствия и благополучия.

БОЯЗНЬ ГЛЮТЕНА, ЛАКТОЗЫ & КО

Всякий раз, прохаживаясь вечером с корзиной по своему любимому супермаркету, я часто встречаю своих пациентов. Например, госпожа В. Уже несколько лет она готовит для своей семьи исключительно вегетарианское меню, где нет мяса, нет рыбы, нет и белой муки, нет сахара, нет пищи, содержащей глютен. Дети регулярно получают сыр, йогурт, молоко и яйца. Мы договорились на такое послабление, потому что питательные вещества необходимы для здорового роста и развития детей. Я встречаю госпожу В у полки с едой, не содержащей лактозы и глютена. Госпожа В внимательно изучает этикетку на коробке с печеньем. «Я должна посмотреть, что ем. У меня столько пищевых непереносимостей. Глютен, молоко, гистамин — не так легко избежать их все».

Госпожа В — не единственный покупатель у полки с продуктами «не содержит...». Поэтому эта полка в последние годы стремительно расширяется, ассортимент продуктов на ней увеличивается. Безглютеновый хлеб, печенье, спагетти и основа для пиццы, энергетические батончики, безлактозное молоко, безлактозный сыр, моцарелла и йогурты, веганские колбаски и шоколад, сладости без сахара и огромное количество продуктов с волшебной надписью «Детокс». Почти во всех продуктовых магазинах сейчас есть такая полка. Даже на упаковках с обычной едой в дополнение к списку ингредиентов часто можно увидеть перечень тех, что НЕ входит в состав продукта.

Продажи специализированных продуктов растут с каждым годом, так как все больше и больше людей в Германии страдает от аллергии, атопического дерматита или пищевой непереносимости, как госпожа В. Все больше родителей приходит в мою практику с намерением вдоль и поперек проверить своих детей, здоровы ли они абсолютно. «Никогда не знаешь, откуда...» говорят родители, сообщая о внезапной диарее или необъяснимом высыпании на лице. Некоторые также обеспокоены, что у их детей может быть иммунодефицит, потому что они «постоянно» слишком вялые. Причем, когда расспрашиваешь подробнее, выясняется, что «постоянно» — это пару дней в месяц. Трудно убедить родителей, что комплексное обследование здорового человека — излишняя мера. Родители не успокаиваются: «В целях профилактики, может быть, нам все-таки стоит остерегаться глютена? А как насчет лактозы? Мы определенно хотим быть здоровыми и не совершать ошибок».

Большинство пациентов, с которыми в повседневности сталкиваются медики, по-прежнему едят и пьют много сладкого, на обед предпочитают кебаб или пиццу, овощи в их рационе представлены исключительно картофелем фри, а на десерт они любят насладиться пудингом. Избыточный вес сопровождает их почти всю жизнь. Как правило, они страдают болями в спине, в перспективе их ожидают гипертония, диабет и серьезное ожирение. Поэтому я всегда радуюсь, когда пациенты говорят мне, что хотят вести здоровый образ жизни, чтобы никогда не болеть. Но воздерживаться от лактозы и глютена из уважения к иммунной системе излишне.

Конечно, я не хочу запрещать кому-либо покупать мюсли или кукурузные хлопья без глютена. Или шоколад и сыры, не содержащие лактозы. Или коктейли, с наклейкой «Детокс». Но я отговариваю здоровых людей от этих ненужных мер. Поскольку безглютеновые продукты для людей, не страдающих непереносимостью глютена или даже целиакией, могут быть даже вредными. Это обнаружили американские ученые. Люди, которые отказываются от глютена, потребляют недостаточное количество клетчатки, и, следовательно, у таких людей повышается риск развития рака. Точно так же отказ от лактозы абсолютно неоправданная мера для людей, у которых нет проблем с перевариванием лактозы. А детокс-продукты, которые якобы очищают кишечник, в действительности только опустошают кошелек покупателя.

БЕЗГЛЮТЕНОВЫЙ ХЛЕБ, ЭНЕРГЕТИЧЕСКИЕ БАТОНЧИКИ, БЕЗЛАКТОЗНЫЕ МОЛОКО, СЫРЫ, ЙОГУРТЫ, ВЕГАНСКИЕ КОЛБАСКИ И СЛАДОСТИ БЕЗ САХАРА. ПОЧТИ ВО ВСЕХ ПРОДУКТОВЫХ СЕЙЧАС ЕСТЬ ТАКАЯ ПОЛКА.

Мне кажется странным, что люди готовы платить вдвое и втрое больше за еду, в которой что-то НЕ содержится. Удивительно, что все больше людей делают это.

Продовольственные концерны вместе с рекламными агентствами в течение нескольких лет сумели убедить здоровых людей в том, что им нужна более щадящая и правильная еда, чтобы чувствовать себя лучше, не болеть и никогда не сталкиваться с пищевой непереносимостью или аллергией. Хотя оба термина обычно встречаются вместе, на деле пищевая непереносимость и аллергия — это далеко не одно и то же. Грубо говоря, пищевая аллергия — это форма пищевой непереносимости, при которой иммунная система на определенные продукты реагирует синтезом антител. Если посмотреть рекламу и почитать тексты на упаковках, то сложится впечатление, что пищевая аллергия и непереносимость являются разновидностью современной эпидемии, избежать которой можно, если отказаться от опасных продуктов.

Лишь около 0,5% населения страдает от целиакии и должны избегать приема в пищу так называемой клейковины. Лишь немногие люди страдают непереносимостью лактозы и вынуждены обходить стороной молочные продукты и выпечку. По оценкам экспертов, различными формами пищевой непереносимости страдает не более 4% населения. Из этих 4% одной трети поставлен диагноз «аллергия», у оставшихся имеется только пищевая непереносимость. Дети чаще страдают от пищевой аллергии, чем взрослые, особенно в возрасте от года до 6 лет. Позднее такая аллергия, например на куриный или молочный белок, может пройти самостоятельно. Почти

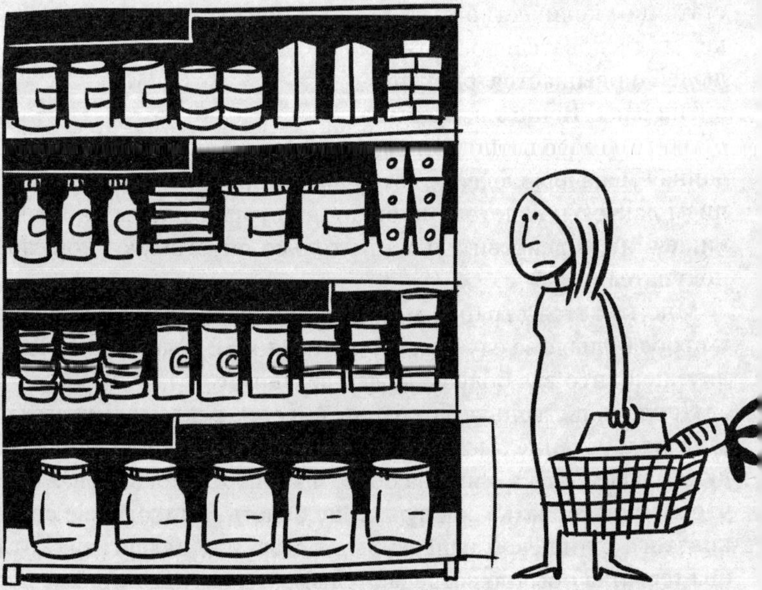

в двух третях случаев аллергии детского возраста проходят самостоятельно до наступления школьного возраста, и тогда родителям уже не приходится волноваться, какие сладости подарили ребенку на выпускном в детском саду. Почему аллергии проходят самостоятельно, так до сих пор до конца неясно.

Часто симптомы после употребления определенных продуктов питания не имеют ничего общего с чрезмерной реакцией иммунной системы. Например, у некоторых людей открывается рвота уже только на запах кровяной колбасы. При этом сама колбаса с ее пряностями, жиром и белком ни в чем не виновата. Возможно, вина лежит на бабушке, которая много лет назад заставила ребенка против его воли съесть кусок жирной черной кровяной колбасы, приговаривая: «Это вкусно! Смотри, бабушке же нравится!» С тех пор внука мутит уже только от запаха кровяной колбасы.

Непереносимость лактозы также не является аллергией. Организм просто не вырабатывает достаточное количество фермента, способного расщеплять молочный сахар. Обычно причина такого состояния связана с тем, что соответствующий ген постепенно выключается после младенчества, что передается по наследству. В Южном Средиземноморье, где недостаточно молока, многие люди из-за нехватки фермента после периода младенчества не переносят свежее молоко. Иногда после перенесенной тяжелой инфекции кишечник перестает синтезировать данный фермент.

Непереносимость фруктозы также не имеет ничего общего с иммунным дефектом, это не аллергия. Пищеварительная система просто не умеет справляться с фруктозой, которая сегодня содержится во многих продуктах.

Исходя из вышесказанного, настоящая аллергия встречается относительно редко, и даже пищевые непереносимости не настолько распространены, как может казаться.

При таком раскладе бизнес вряд ли получится. Поэтому путь только один: убедить здоровых потребителей в том, что глютен и лактоза вредны для них, что без них они будут чувствовать себя лучше, что в идеале им нужно есть только те продукты, которые не содержат всех подозрительных ингредиентов и на которых есть волшебная пометка «Детокс». Только так можно обеспечить хорошие продажи. Это бизнес с помощью внушения страха. Ведь продукты «НЕ содержит...» не прибавляют ни капли здоровья. Но представители пищевой промышленности, конечно же, об этом никогда не расскажут. Они рекламируют, что даже здоровые люди будут чувствовать себя еще здоровее, если начнут покупать определенные продукты. И реклама работает. «Я чувствую себя лучше», — отвечают пациенты, когда я их спрашиваю, почему они покупают, например, безглютеновый хлеб, хотя у них все в норме. Своих детей они кормят безглютеновым хлебом, «чтобы у них не развилась аллергия в будущем».

> ТЕПЕРЬ ЛЮДИ ПОКУПАЮТ ТВЕРДЫЙ СЫР НЕ ПОТОМУ, ЧТО ИМ НРАВИТСЯ ВКУС, А ПОТОМУ, ЧТО НА УПАКОВКЕ НАПИСАНО «БЕЗ ЛАКТОЗЫ». НО СЫР В ЛЮБОМ СЛУЧАЕ НЕ СОДЕРЖИТ ЛАКТОЗЫ, ПОТОМУ ЧТО ГОЛОДНЫЕ МОЛОЧНОКИСЛЫЕ БАКТЕРИИ ПИТАЮТСЯ ЕЮ ВО ВРЕМЯ ВЫЗРЕВАНИЯ СЫРА.

В опросах почти четверть взрослых в настоящее время сообщает, что имеет аллергию на определенные продукты. С проверенными медицинскими данными эта цифра никак не связана. Но почему-то же люди считают, что их иммунная система не совсем правильно работает? Врачи объясняют такие цифры «болезнью Google», патологическим поиском диагноза по симптомам в интернете. Красные пятна на коже, зуд в глазах, общая усталость, а иногда понос — все эти симптомы могут быть совершенно безвредными, а могут указывать на кризис иммунной системы и быть предвестниками или симптомами плохой аллергии.

Тот, кто хочет узнать точнее, может пройти онлайн-тест в интернете. Нужно просто отвечать на вопросы и в конце нажать на «Результат теста» и по итогам определить, на какие вещества у него аллергия. А можно еще точнее. «Узнайте, какие продукты вы плохо переносите, и улучшите свое самочувствие с помощью простого теста!» — так компании рекламируют наборы для тестирования, которые можно использовать для самостоятельного анализа крови на аллергены в домашних условиях.

Некоторые производители обещают протестировать на 270 аллергенов за один раз. Возьмите каплю крови, и через несколько дней прибор выдаст вам список продуктов, на которые у вас непереносимость. Иногда люди в моей практике отчаянно сообщают: «Так много продуктов и их компонентов, которые мне нельзя есть. А если мои дети унаследовали все эти аллергии?»

Часто такие пациенты уже обошли почти всех терапевтов общей практики. Они сдали бесчисленное количество анализов на аллергию, но врач ничего не обнаружил. Никаких антител, ничего, что указывало бы на аллергию. «Но эти боли в животе, этот метеоризм сразу, как только я съедаю тарелку макарон! У меня точно что-то есть!»

С помощью наборов для домашнего выявления аллергии часто обнаруживаются антитела, которые семейный врач не принимает во внимание, например антитела типа IgG4. Они вырабатываются нашей иммунной системой, когда люди поглощают чужеродный белок, демонстрируя не аллергию, а, наоборот, толерантность к продукту. Они не несут ответственности за любые симптомы, такие как усталость или проблемы с пищеварением. У пациентов же своя логика: «Если антитела у меня есть, а у меня дискомфорт, значит, между этими явлениями должна быть связь».

И тогда страдающие ищут в супермаркетах продукты, которые они могли бы переносить. И индустрия счастлива. Потому что теперь люди покупают твердый сыр не потому, что он им нравится на вкус, а потому что на упаковке написано «без лактозы». Но сыр в любом случае не содержит лактозы, потому что голодные молочнокислые бактерии питаются лактозой во время вызревания сыра. Конечно, производители довольны аппетитом микроорганизмов, потому что надпись «без лактозы» они наносят без всякого обмана. Он же действительно без лактозы. Только сам факт присутствия такой надписи уже позволяет продать его по более высокой цене. Чудеса маркетинга. А поскольку этикетка стимулирует продажи, производители и розничные торговцы накладывают такой ярлык даже на продукты, которые в принципе не содержат молока. То же самое они делают с продуктами, которые не содержат ни одного зернышка злаков. На ветчину наносят маркировку «без глютена» и надеются, что такая маркировка облагораживает их продукт.

Госпожа В. указывает на сыр без лактозы в своей корзине, обычную «Гауду», и комментирует: «Для детей, чтобы у них не было аллергии!»

Я дружелюбно киваю. Супермаркет — плохое место для дискуссий по вопросам медицины, правильного питания и аллергии. Я также знаю, что дети госпожи В. три раза в неделю обедают у бабушки с дедушкой, где тренируют свою иммунную систему пищей, в которой есть все хорошее, что ей полагается. В том числе глютен и лактоза.

Если однажды у вас после еды распухнут губы или появятся покраснения на лице, нужно разобраться, что стоит за этими симптомами. Пока причины не выяснены, можно успокоиться и не задумываться о бессмысленных и строгих диетах.

16. Алкоголь и никотин

Хорошие новости для всех любителей вина и пива на этот раз приходят от наших ближайших родственных животных. Обезьяны, которые время от времени не имеют ничего против бокала алкоголя, имеют более сильную иммунную систему и лучше реагируют на прививки.

СТАКАН ЧЕСТИ?

А если люди пьют алкоголь? Врач Маджид Афшар (Majid Afshar) из Университета Лойола (Loyola) в Чикаго занимался вопросом влияния алкоголя на иммунную систему. Он и его коллеги придумали очень простой эксперимент, в котором принимали участие 15 молодых здоровых добровольцев, восемь женщин и семь мужчин. В течение 20 минут они выпивали от четырех до пяти стопок водки. Ученые забирали у испытуемых образцы крови перед выпивкой, а затем через равные промежутки времени. Количество водки было достаточным для того, чтобы у пьющих испытуемых уровень алкоголя в крови составил 1,3 промилле. Тот, кто выпивает такое количество ежедневно, рискует стать зависимыми и обрести всевозможные, связанные с чрезмерным употреблением алкоголя, заболевания, от сердечно-сосудистых до повреждений головного мозга.

Из образцов крови исследователи извлекли иммунные клетки и презентовали им белки потенциально болезнетворных бактерий. То, что они увидели, было воистину удивительным. Спустя всего несколько минут после алкогольного пиршества защитные клетки бурно отреагировала на нападавших. Количество лейкоцитов, моноцитов и Т-клеток быстро увеличивалось, и они активно атаковали бактерии. Изначально иммунная система стала более сильной в результате употребления алкоголя. Но спустя два часа количество моноцитов и Т-клеток значительно уменьшилось, почти в два раза, организм был способен обороняться лишь частично. Если бы в этот момент пьяные испытуемые столкнулись с больным простудой, вероятнее всего, они бы заразились.

Афшар сделал заключение, что даже кратковременное опьянение делает опасность заражения более вероятной.

Чем больше и чаще выпивает человек, тем сильнее страдает его иммунная система. Этот тезис был доказан в результате других исследований, проведенных разными учеными. Последствия от приема алкоголя сопоставимы с реакцией на хроническое воспаление. Количество белых кровяных клеток уменьшается, и иммунная система значительно хуже реагирует на потенциальные угрозы. Антигенпрезентирующие клетки (APC), которые должны предупреждать другие иммунные клетки, больше не могут качественно выполнять свою работу. Печень также страдает от алкоголя и синтезирует меньше белков комплемента и белков острой фазы. Любой, кто встает на путь истинный и резко снижает употребление алкоголя или совсем перестает пить, может надеяться, что иммунная система и печень со временем восстановятся. Но если нарушения в печени обретают необратимый характер, то необратимыми последствия становятся и для иммунной системы. Поэтому люди, страдающие хроническим алкоголизмом, имеют гораздо более высокую восприимчивость к инфекциям, чем здоровые люди. Они заболевают не только безвредными инфекциями, но и тяжелыми. Риск туберкулеза у алкоголика в 15–200 раз выше, чем у человека, не потребляющего алкоголь.

Неужели нужно запретить бабушке распитие яичного ликера с ее подругами, а дяде пива с его приятелями? Прежде чем идти на такие непопулярные и радикальные меры, стоит вспомнить высказывание Парацельса о том, что только доза делает яд ядом. Бокал вина, пива или шнапса время от времени, безусловно, не нанесут вреда здоровью и иммунной системе. Пиво способно даже укрепить иммунную систему, так утверждают испанские ученые. Участники эксперимента выпивали 330 мл (женщины) и 660 мл (мужчины) пива каждый день в течение одного месяца. Это намного больше, чем рекомендуемое максимальное количество пива в сутки, которое составляет одну четверть литра для женщин и пол-литра для мужчин. Тот, кто боится стать зависимым, должен задуматься о другом способе укрепления защитных функций организма. Например, есть свежие фрукты и овощи, достаточно спать и совершать регулярные пешие прогулки на свежем воздухе.

КУРЕНИЕ И ИММУННАЯ СИСТЕМА

В Германии, несмотря на стремительное уменьшение количества курящих, каждый третий мужчина и каждая пятая женщина старше 15 лет по-прежнему курят. Цифры явно показывают, что люди не являются разумными существами, хотя считают себя таковыми. На пачке сигарет каждый курильщик может подробно ознакомиться с информацией о том, что его ожидает в результате столь пагубной привычки: онкология, сердечно-сосудистые заболевания, аллергии, респираторные инфекции и многое другое. А из соответствующих фотографий можно собрать галерею ужасов. Список болезней, за которые курильщики не несут ответственности, настолько короток, что его также можно разместить на оборотной стороне пачки сигарет.

Тем не менее нелегко однозначно назвать причины заболеваний, которым подвержены курильщики. Потому что сигаретный дым состоит из 4500 компонентов, наиболее изученным из которых является никотин.

Однозначно установлено, что, в отличие от алкоголя, даже небольшое количество никотина ослабляет иммунную систему курильщика. Следовательно, курильщики подвержены не только специфическим заболеваниям, связанным с курением, таким как рак легких, но и другим видам онкологии, поражающей другие органы или системы, например лейкемия. Кроме того, курильщики чаще некурящих страдают от аутоиммунных заболеваний, хронической обструктивной болезни легких (ХОБЛ) и вирусных инфекций легких.

Табачный дым и отложения смолы способствуют увеличению количества фагоцитов в альвеолах. Там они образуют большое количество цитотоксинов и белковых ферментов (протеаз). Они выполняют задачу, которую и должны выполнять, а именно: уничтожают патогенные микроорганизмы. Цитотоксины повреждают альвеолы, что приводит к нарушению целостности легочной ткани: происходит перфорация поверхности легочной ткани. Патогенные микроорганизмы, особенно вирусы, проникают в орган и захватывают его. Поскольку легкие и так поражены табачным дымом, вирусы начинают особенно агрессивно атаковать. Зачастую даже относительно безвредная инфекция сопровождается всевозможными осложнениями или развивается суперинфекция, например при присоединении бактериальной инфекции к вирусной.

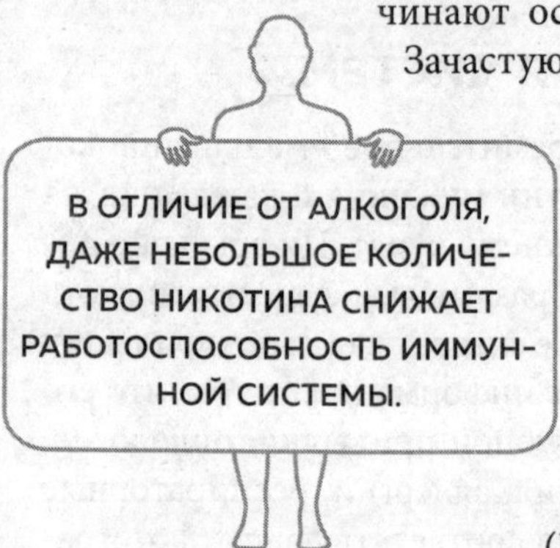

В 2008 г. группа американских ученых из Луисвиллского университета (Louisville, School of Dentistry) рассказала, что именно происходит в организме. В ходе эксперимента ученые подвергали воздействию никотина некоторые иммунные клетки. Особое внимание было уделено нейтрофильным гранулоцитам, которые обычно отвечают за обнаружение, идентификацию, поедание и уничтожение бактерий. Под влиянием никотина нейтрофилы работают хуже, поэтому курильщики становятся более восприимчивыми к бактериальным и воспалительным заболеваниям.

Но есть и кое-что хорошее, что можно сказать о курении: никогда не поздно остановиться. Многочисленные советы помогут в этом. Для начала, например, следует определиться с причиной отказа от курения. Честно записать для себя, сколько вы выкуриваете и в какое время. Далее нужно найти людей, которые поддержат вас в этом начинании, друзей или даже профессионалов, то есть врачей или терапевтов. Также полезно отвлекаться от навязчивой мысли о курении с помощью занятий спортом или во время прогулок. Заместительная никотиновая терапия в виде пластырей, жевательной резинки и электронных сигарет эффективна в незначительной степени. Последствия воздействия на организм электронной сигареты в долгосрочной перспективе до сих пор неизвестны. Несомненно, что в результате вдыхания паров электронной сигареты образуются вредные вещества, которые могут способствовать воспалению, раздражению дыхательных путей, не исключено, что такая альтернатива курению может так же, как и сигареты, повлечь развитие рака.

17. Альтернативная медицина

Современная медицина — трезвая наука, проверяет результаты терапии научными методами, трактует выводы с точки зрения научной обоснованности. С одной стороны, пациенты радуются, когда их врач хорошо разбирается в современной медицине и хорошо осведомлен об эффективных методах лечения. С другой стороны, часто желают, чтобы от жалоб и симптомов можно было бы избавиться альтернативными методами. Альтернативные методики должны действовать комплексно и быть более щадящими, естественными, предпочтительно гомеопатическими. Фармацевтические компании уже давно адаптировались к пожеланиям пациентов и снабжают аптеки и дрогери большим ассортиментом безрецептурных средств. Сформирован огромный рынок с постоянно меняющимися тенденциями.

Гомеопатия

Несколько лет назад Институт города Алленсбах провел опрос среди немцев об их отношении к гомеопатии. По крайней мере, 17% респондентов знали, что гомеопатия имеет какое-то отношение к разведению и принципу подобия. Более половины сообщали, что ранее прибегали к гомеопатическому лечению. Другими словами, большинство людей верит в эффективность гомеопатии, даже не владея о ней практически никакой информацией. Оборот рынка гомеопатических препаратов в настоящее время исчисляется миллиардами, обеспечивая комфортное существование врачам, специалистам альтернативной медицины и фармацевтической промышленности.

Гомеопатия, которая была основана более 200 лет назад немецким сельским врачом Самуэлем Ганеманом, с тех пор почти не изменилась. Она базируется на идее, что болезнь является следствием «нарушения жизненного принципа». Лечить пациента следует веществами, которые в более высоких дозировках способны вызывать симптомы болезни, которой в настоящий момент страдает пациент. Подобное лечится подобным. Те, у кого температура, принимают сильно разбавленное лекарство, которое в высокой концентрации провоцирует повышение температуры у здоровых людей, но при этом следует учитывать душевное состояние и особенности психотипа больного.

Поэтому гомеопатические лекарства подбираются индивидуально. Их основное действующее вещество сильно разбавляется. Гомеопаты считают, что вещества — носители информации, такие как вода или молочный сахар, обладают способностью запоминать информацию о растворенном в них активном ингредиенте и сохранять ее даже после многократного разбавления. Часто гомеопатические препараты не содержат даже следов активного ингредиента. Однако логически и согласно законам физики и химии, предполагаемый механизм действия не правдоподобен. В ходе серьезных метааналитических исследований не получено ни одного доказательства даже малейшей эффективности гомеопатии.

В 2015 году Австралийский национальный совет по здравоохранению и медицинским исследованиям (National Health and Research Council) опубликовал отчет о научных доказательствах эффективного использования гомеопатических лекарств в 2015 году, состоящий из 300 страниц. Вывод отчета звучит так: ни в одном из 68 исследованных клинических случаев не было обнаружено доказательств того, что гомеопатические препараты работают лучше, чем плацебо. Для отчета экспертная группа оценивала 63 систематических обзора, в рамках которых было проведено в общей сложности 176 исследований.

Кроме того, группа ученых под руководством Пола Гласиу (Paul Glasziou) исследовала эффективность гомеопатии в лечении ревматоидного артрита, радиационного дерматита, сто-

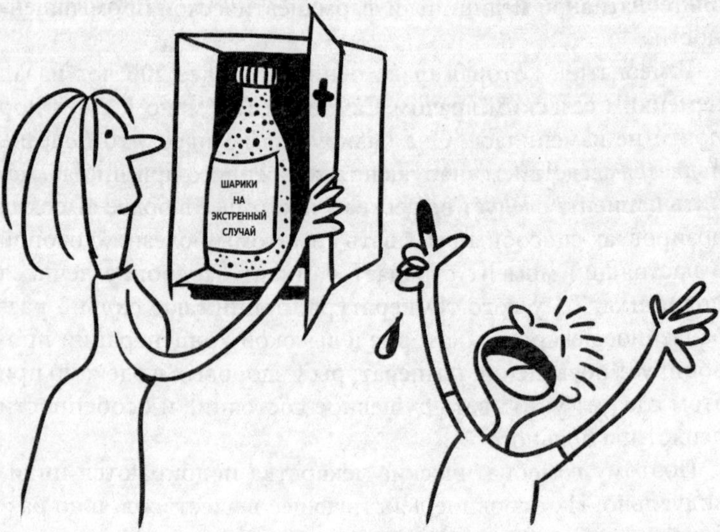

матита на фоне химиотерапии и ВИЧ-инфекции. Сам Гласиу писал, что он был удивлен и шокирован тем, как некоторые компетентные организации рекомендуют гомеопатические лекарства при инфекционных заболеваниях, таких как ВИЧ или малярия. Еще в 2009 году ВОЗ высказала мнение, что гомеопатия не обладает никакой эффективностью в лечении туберкулеза и диареи у детей.

«Люди, которые выбирают гомеопатию, подвергают свою жизнь риску, если отказываются от терапевтических методов, чья безопасность и эффективность научно обоснованы», — писал Glasziou.

Гомеопатические ассоциации поставили под сомнение отчет Paul Glasziou. Большинству гомеопатов абсолютно не важно, доказана эффективность гомеопатии с научной точки зрения или нет. Они предпочитают ссылаться на обсервационные (наблюдательные) исследования. Такая методология исследования может быть, например, для того, чтобы больше узнать о побочных эффектах терапии, но в обсервационных исследованиях отсутствуют контрольные группы. Без контрольной группы никто не может определить, что помогло пациенту: гомеопатическое лекарство, дружелюбно расположенный к пациентам терапевт, эффект плацебо или просто тот факт, что многие болезни проходят сами по себе через какое-то время.

Большинству людей нет никакого дела до споров между научно мыслящими врачами и гомеопатами. Люди говорят: кто исцеляет, за тем и правда, и продолжают покупать таблеточки и капельки. Аптеки их отпускают без ограничений. Родители часто мне сообщают, что лечат детей гомеопатическими шариками от небольшой простуды или просто дают их детям в качестве общеукрепляющего средства. Ведь гомеопатия — это очень щадящее и эффективное средство.

Взгляд за Атлантику. Весной 2017 года Управление по санитарному надзору за качеством пищевых продуктов и медикаментов США (FDA) отзывает из продажи гомеопатические средства для прорезывания зубов. Не потому, что те являются неэффективными, а из-за содержания в них слишком высокой концентрации экстракта белладонны. Это яд. К тому моменту 400 детей серьезно заболели после приема таблеток, десять из них умерли. В Германии производители гомеопатических лекарств не обязаны доказывать эффективность своих препаратов (что само по себе практически невозможно), но производственный процесс жестко контролируется, чтобы можно было своевременно обнаружить слишком высокие концентрации опасных веществ, например смертоносного экстракта белладонны. Гомеопатические шарики не могут сделать ничего такого, на что не способна наша иммунная система, причем наша иммунная система делает это даже лучше и абсолютно бесплатно.

Вместе с тем она относительно безобидна, пока дело не доходит до того, что родители предпочитают гомеопатию вакцинации. В этом случае я использую всю силу собственного убеждения, чтобы остановить родителей и не ставить под угрозу здоровье их ребенка и здоровье окружающих детей.

ФИТОТЕРАПИЯ

Наши предки использовали природу в качестве аптеки. Они собирали растения и испытывали их в борьбе с болью и болезнями. Например, они обнаружили, что кора хинного дерева или ивы может понижать температуру, что тмин, анис и фенхель помогают против боли в животе, а шалфей успокаивает воспаление горла и десен. Луковые мешочки уменьшают боль в ушах, лепестки настурции оказывают отхаркивающее действие при кашле, противовоспалительное при ангине и обладают мочегонным эффектом. Корень хрена и горчичное масло эффективны при циститах и простуде. В течение столетий накопился такой богатый опыт, которым многие люди пользуются и по сей день. По оценкам ВОЗ, в настоящее время 80% населения мира использует лекарственные растения в борьбе с заболеваниями.

ПО ОЦЕНКАМ ВОЗ, 80% НАСЕЛЕНИЯ МИРА ИСПОЛЬЗУЕТ ЛЕКАРСТВЕННЫЕ РАСТЕНИЯ В БОРЬБЕ С ЗАБОЛЕВАНИЯМИ. ОДНАКО ЧАСТО ЭТО ПРОИСХОДИТ ИЗ-ЗА БАНАЛЬНОГО ОТСУТСТВИЯ АПТЕК ИЛИ ДЕНЕГ НА ПОКУПКУ ПРОМЫШЛЕННЫХ ЛЕКАРСТВ.

Зачастую это связано не с верой людей в превосходство фитотерапии, а банально с тем фактом, что во многих частях мира просто нет аптек, в которых лежат аккуратно упакованные анальгетики, гипотензивные средства и блокаторы соляной кислоты. И даже там, где есть аптеки, люди зачастую не имеют денег на приобретение лекарств промышленного производства. Им не остается ничего другого, кроме как обратиться к бесплатной аптеке под названием «природа».

У населения западных промышленно развитых стран есть выбор. Мы можем принимать высокоэффективные лекарства, которые созданы фармацевтами из растительных компонентов, из грибов (грибы, такие как гриб пенициллин, не являются растениями, а занимают промежуточную ступень между растениями и животными) или синтетических веществ. Мы также можем использовать то, что растет в наших садах, или приобретать это в виде экстрактов и чаев.

Многие люди тянутся к травяным препаратам при легких инфекциях. Свежие растения или их вытяжки в виде сока, настойки, порошка или эфирного масла могут помочь организму в борьбе с болезнетворными микроорганизмами. В результате такой поддержки нагрузка на иммунную систему должна немного снизиться, и у нее может появиться больше ресурсов для того, чтобы побороть патогенный микроорганизм. Акцент делается на «немного» и «может». Даже таким популярным лекарственным растениям, как эхинацея, не всегда удается с честью выдержать научный эксперимент.

Эхинацея

Кокрановское сотрудничество, международный консорциум ученых, собирающих доказательную базу пользы лекарственных препаратов, в 2006 г. провел оценку различных исследований эффективности эхинацеи. В 2014 году проведенный ранее метаанализ был актуализирован и дополнен результатами свежих исследований. Вывод отрезвляет. При простудных заболеваниях препараты эхинацеи работают не лучше, чем плацебо, средств, не содержащих активного ингредиента. Только одно исследование, оценивающее профилактические преимущества эхинацеи, заявило о «небольшом эффекте». Другими словами, если эхинацея вообще и помогает, то очень незначительно. Возможно, только в том случае, если сильно верить в ее эффективность. Поэтому принимать эхинацею для профилактики с октября по март, чтобы укрепить иммунную систему и избежать простуды, смысла особого не имеет. Тем более эхинацея может вызывать аллергические реакции, такие как сыпь. Аллергики и астматики подвержены особому риску. Тем, кто страдает от аутоиммунных заболеваний, таких как красная волчанка или рассеянный склероз, эхинацея также противопоказана, даже учитывая тот факт, что вероятность иммуностимулирующих способностей эхинацеи ничтожно мала.

Пеларгония очитковая (Umckaloabo® или Kaloba®)

Экстракт корней южноафриканской герани известен под названиями Umckaloabo® или Kaloba®. У многих моих пациентов в списке иммуностимулирующих растений он занимает второе место после эхинацеи. Экстракт предназначен для укрепления иммунитета и борьбы с респираторными заболеваниями и уменьшения выраженности их симптоматики.

Ученые Кокрановского сотрудничества одновременно с эхинацеей изучали также и эффективность корня пеларгонии (Umckaloabo®) в лечении заболеваний верхних дыхательных путей, а также побочные эффекты и частоту их возникновения. Группой ученых было проведено десять исследований, в которых рассматривалась эффективность растения при различных респираторных инфекциях: остром бронхите, остром синусите и простудных заболеваниях. В некоторых исследованиях препарат давался в виде капель, в других — в виде таблеток. Исследования проводились на взрослых, которые болели бронхитом, и были профинансированы производителями препаратов из Восточной Европы.

Результаты оказались следующими: без приема капель пеларгонии через семь дней у 96 человек из 100 сохранялись жалобы; на фоне приема капель пеларгонии — у 63 из 100. Кстати, у детей капли показали меньшую эффективность.

Преимущества были отмечены только у препарата в форме капель. В исследованиях, где препарат давался испытуемым в форме таблетки, результат был не лучше, чем от лекарств-пустышек.

При остром синусите и простудных заболеваниях экстракт из корня пеларгонии, по всей видимости, тоже ускоряет выздоровление. Но ученые отмечают, что к полученным результатам следует относиться с особой осторожностью, поскольку данных для объективных выводов очень мало.

Это означает, что экстракт из корня пеларгонии помогает при инфекциях дыхательных путей. Но если верить результатам исследований, инициированных производителями, помогает очень слабо.

Но поскольку производители активно крутят барабан рекламы для своих препаратов из корней африканских растений, средства в форме капель и таблеток ежегодно приобретают миллионы немцев. Но безобидными они точно не являются, у препаратов отмечены побочные эффекты в виде тошноты, рвоты, диареи, изжоги, иногда зуда и крапивницы.

Федеральный институт лекарств и медицинской продукции Германии (BfArM) предупреждает о негативном влиянии этих препаратов на печень. К 2012 году в BfArM было зарегистрировано 30 случаев, в которых заподозрена взаимосвязь приема экстракта пеларгонии с развитием гепатита. Хотя до конца неясно, действительно ли поражение печени является результатом приема препарата африканского корня. Лично я принимать экстракт пеларгонии не рекомендую. Особенно детям в форме капель, поскольку настойка содержит до 12% алкоголя, столько же, сколько крепленое вино.

Примеры эхинацеи и корня пеларгонии наглядно показывают три вещи: лекарственные растения эффективны, но эффективность их очень низкая. Растительные препараты, как и синтетические, могут иметь побочные эффекты. Но, в отличие от синтетических, эффективность и побочные эффекты растительных препаратов не всегда можно точно и подробно оценить и изучить. Они зависят от того, насколько здоровым было растение, из какого региона поступил активный ингредиент, какое количество солнечных дней в этом регионе, применялись ли удобрения или пестициды при выращивании растения, если да, то какие, когда было собрано растение, как долго и в каких условиях оно хранилось, насколько чистым было производство, в котором оно перерабатывалось и упаковывалось, и какова конечная форма препарата: таблетки или капли.

Тот, кто собирает лекарственные растения у себя в саду, как минимум, знает, в каких условиях они росли, собирались и хранились. Допускается покупать лекарственные растения в аптеке либо в виде официально одобренных фитофармацевтических препаратов, либо в виде зарегистрированных как «традиционные лекарства». От лекарственных растений иного происхождения, например купленных на экзотических рынках, лучше держаться подальше. Потому что эти растения могут содержать не только свои действующие активные ингредиенты, но и неприятные и неполезные компоненты, например пестициды, споры плесени, дорожную пыль или патогенные микроорганизмы с пальцев уличного торговца.

В случае серьезного заболевания, которое прогрессирует, использование растительных лекарственных средств — не самое хорошее решение. Например, любой, кто хочет вылечить отит в течение нескольких дней луковыми пакетами, рискует нарушить функцию слуха. Лечение тяжелой бактериальной пневмонии травяным чаем может привести к необратимому повреждению ткани легких. В этих случаях лучше обратиться к грамотному врачу, который точно знает, когда пришло время принимать антибиотики.

ТРАДИЦИОНННАЯ КИТАЙСКАЯ МЕДИЦИНА

В традиционной китайской медицине то, что не поддается акупунктуре, должны вылечить травами. Многие доверяют традиционной китайской медицине. 3000 лет традиции или даже больше — там не может быть места ошибке! Однако в свете западной науки большие успехи китайской медицины вовсе не кажутся убедительными. Например, в 2007 году швейцарские исследователи опубликовали обзорное исследование, посвященное китайской фитомедицине, в рамках которого были оценены 136 небольших исследований. Результат: только 2% из них имели под собой серьезную доказательную базу. Для того чтобы выяснить, эффективна ли китайская фитотерапия, необходимо проводить дополнительные исследования. Научно доказанных данных на сегодняшний день очень мало.

> ВРАЧИ МОГУТ ИСПОЛЬЗОВАТЬ МЕТОДЫ АЛЬТЕРНАТИВНОЙ МЕДИЦИНЫ С НЕДОКАЗАННОЙ ЭФФЕКТИВНОСТЬЮ ДО ТЕХ ПОР, ПОКА НЕ СКРЫВАЮТ ЭТО ОТ ПАЦИЕНТА И НЕ ЗАБЫВАЮТ ССЫЛАТЬСЯ НА ПСИХОЛОГИЧЕСКИЙ ФАКТОР В ДОСТИЖЕНИИ ТЕРАПЕВТИЧЕСКОГО ЭФФЕКТА.

В целом, средства и методы альтернативной медицины требуют осторожного подхода. Хотя некоторые лекарственные растения действительно эффективны, их польза ограниченна, и иногда побочный эффект более выражен, чем терапевтический. Какие-то из них работают на принципе эффекта плацебо. Гомеопатические шарики не содержат лекарственных молекул — это можно доказать даже расчетным путем. Но если пациент очень сильно верит в эффективность препарата, тот, безусловно, может оказаться действенным.

Многие врачи используют альтернативные методы и подходы, хотя знают, что их эффективность научно не доказана. Это допустимо, пока они об этом открыто говорят пациенту и не забывают ссылаться на фактор психики в достижении терапевтического эффекта. Проблема возникает, когда врач утаивает доступные ему знания от пациента. Хороший врач объяснит и даст пациенту возможность взять на себя ответственность за собственное здоровье и участвовать в процессе исцеления.

18. СПОРТ И ДВИЖЕНИЕ

Прогресс — это палка о двух концах. Прогресс подарил нам машины, стулья и диваны. Таким образом, мы можем проводить большую часть нашей жизни в сидячем положении. К сожалению, нам это только вредит. Потому что эволюция дала нам тело не для того, чтобы мы просиживали на стуле день за днем. Наши предки должны были гоняться за своей едой, они часами преследовали диких животных до тех пор, пока те не падали обессиленными. На несколько дней мяса хватало, потом охота начиналась снова. Если хотелось фруктов, их требовалось собрать, для чего тоже приходилось бегать. Часто люди убегали от опасности в виде львов или медведей. Таким образом, на протяжении тысячелетий люди бегали. По оценкам историков, жители Германии в конце XIX века ходили пешком около 15 километров в день. Фермеры бежали на свои поля, бабы на рынок, рабочие на фабрики, дети в школу. Ежедневное движение было неотъемлемой частью нормальной жизни.

А что происходит сегодня? Было проведено наблюдение: в Немецкой высшей школе спорта города Кёльн работают более 150 сотрудников в возрасте от 23 до 59 лет, которые совершают 4300–9000 шагов в день. При средней ширине шага 65 см такое количество шагов соответствует 2,8–5,9 км в день. Другие исследования показали, что пройденная в течение дня дистанция составляет всего лишь 1–2 км в день. Большую часть расстояния на сегодняшний день мы преодолеваем на машине, автобусе или поезде.

В 2014 году Национальное медицинское страхование Германии (DKV) провело исследование, в котором приняли участие более 3000 немцев. Их опрашивали на предмет привычек и образа жизни. Результат: в среднем взрослые немцы в будни сидят по 7,5 часа в день. Молодые люди в возрасте от 18 до 29 лет даже 9 часов в день. Согласно опросу, только половина или две трети населения Германии регулярно посещают спортзал или гимнастический клуб. При этом большинству из них достаточно лишь часа в неделю, чтобы утолить свою жажду в спорте.

Я всегда удивляюсь тому, как быстро у многих моих маленьких пациентов перехватывает дыхание, когда им приходится немного попрыгать при профилактическом осмотре. Многие из моих восьмилетних пациентов сегодня уже не могут с выпрямленными коленями наклониться вперед и достать пол кончиками пальцев. В то же время я вижу, что уже даже пятилетние дети приезжают в мою практику на багги. А перед детскими садами и школами в моем районе постоянно стоят машины, на которых родители привозят и забирают своих детей.

Движение точно не является одной из наших базовых потребностей, таких как еда, питье или безопасность. Человек ленив, и с этим ничего нельзя поделать. Это наследие со времен появления человечества. Наши предки чрезвычайно экономно распоряжались добытыми нечеловеческим трудом калориями. Они двигались только во время охоты или бегства. Сегодня, чтобы добыть себе еду, мы не должны так активно двигаться. Эволюция не предусмотрела этого, не связала двигательную активность с центром поощрения в головном мозге. В качестве стимула к движению раньше было достаточно чувства голода или саблезубого тигра, повисшего на шее.

Сегодня у нас таких стимулов, к сожалению, нет. Почти все исследования, посвященные болезням, в наше время указывают на то, что физические нагрузки очень важны для человека. Они снижают или предотвращает ожирение, диабет, гипертонию, потерю костной массы и депрессию, в целом способствуют здоровому образу жизни. Кроме того, физические нагрузки непосредственно влияют на нашу иммунную систему, поддерживают ее в форме и положительно влияют на ее работоспособность. Так получается, что физические упражнения и спорт защищают нас от инфекций. Они могут даже предотвратить развитие рака толстой кишки или рецидива после перенесенной болезни.

Если посмотреть на то, как работает иммунная система, то быстро станет понятно, зачем ей нужны физические нагрузки. Без мышечной активности наша лимфа превращается в застойное болото. Антигены и иммунные клетки томятся в ней. Но, как только мышцы напрягаются, лимфа тоже начинает двигаться, а вместе с ней ее клетки и антигены. По приводящим лимфатическим сосудам они попадают в лимфатические узлы. Там они встречаются с клетками адаптивной иммунной системы, которым они помогают специализироваться на болезнетворных микроорганизмах, и готовят их к защите. По отводящим сосудам лимфатической системы «вооруженные» иммунные клетки попадают в кровоток, а оттуда в любую точку организма, где необходимо их присутствие.

КАК НАША ИММУННАЯ СИСТЕМА РЕАГИРУЕТ НА СПОРТ

Полчаса непрерывной быстрой ходьбы приводит в движение антитела и иммунные клетки. Количество гранулоцитов, лимфоцитов, естественных киллеров и подавляющих воспаление цитокинов увеличивается иногда уже после нескольких секунд выполнения упражнений. Они становятся более активными, у фагоцитов (клеток-пожирателей) развивается волчий аппетит, они производят свободные радикалы кислорода, которые помогают им переваривать патогенные микроорганизмы.

Иммунная система тренируется вместе с нами

После физической нагрузки наша иммунная система тоже устает. Хотя количество нейтрофильных гранулоцитов продолжает сильно увеличиваться после физической нагрузки, многие клетки скорее неактивны. Количество других иммунных клеток, таких как естественные киллеры и лимфоциты, уменьшается, и их небольшое количество также пассивно.

В этот момент организм особенно подвержен риску заражения. Поэтому нашей иммунной системе нужен перерыв, чтобы восстановиться. Чем тяжелее была нагрузка, тем больше времени требуется на восстановление. У тех, кто не полностью исчерпал свои силы, иммунная система возвращается в исходное состояние через один-три часа после окончания тренировки, и даже немного лучше работает. И это немного может быть увеличено с каждой тренировкой. Тот, кто регулярно тренируется, не только наращивает мышечную массу и увеличивает выносливость, но и укрепляет свою иммунную систему. Было научно доказано, что люди, которые регулярно занимаются спортом, меньше болеют инфекционными заболеваниями.

С другой стороны, профессиональный спорт — это стресс для организма. При накоплении лактата, вырабатываемого клетками во время интенсивных нагрузок, в крови происходит сдвиг в сторону увеличения кислотности, то есть уменьшается pH. Обычно организм поддерживает постоянный уровень pH. Если это не удается и происходит сдвиг кислотно-щелочного равновесия, клетки больше не могут работать должным образом. Прежде всего страдают клетки сердечной мышцы и скелетной мускулатуры, клетки нервной системы. Одновременно организм концентрируется на обеспечении достаточного кровоснабжения наиболее важных мышц и органов: сердца, легких, почек и головного мозга. Если в организме спортсмена недостаточно жидкости, кровоснабжение мелких капилляров ухудшается, прежде всего в слизистых оболочках. Они производят меньше слизи и становятся более восприимчивыми к болезнетворным микроорганизмам. Кроме того, осложняется процесс транспортировки иммунных клеток в различные части организма для борьбы с имеющейся там инфекцией.

При беге на длинные дистанции или интенсивных силовых тренировках кора надпочечников также синтезирует кортизол. Гормон готовит тело к борьбе и обороне. Выброс кортизола ведет к увеличению уровня сахара в крови. В результате организм получает большое количество доступной ему энергии. Все это имеет смысл, когда мы должны защищаться от врагов, спасаться бегством или просто хотим выиграть спортивное состязание. Постоянно повышенный уровень кортизола, наоборот, подавляет нашу иммунную систему. Чрезмерные физические нагрузки парализуют прежде всего гранулоциты и естественные киллеры.

После напряженных тренировок иммунная система профессиональных спортсменов нуждается в более длительном отдыхе, чем иммунная система спортсменов-любителей. В этот период инфекциям легче играть в свою игру. И, что неудивительно, именно инфекция в этот период может устранить из спортивной борьбы самых лучших спортсменов.

К счастью, профессиональные спортсмены и их попечители на сегодняшний день с должным вниманием относятся даже к самой, казалось бы, незначительной инфекции и следят за тем, чтобы перед следующим этапом состязания в организме спортсмена не было ни малейшего намека на ее присутствие. Часто бывает, что спортсмены игнорируют недомогание и продолжают тренироваться. На фоне того, что их иммунная система заторможена, вирусы могут атаковать, например, сердечную мышцу, это приводит к перикардиту, иногда с летальным исходом.

КАКОЕ КОЛИЧЕСТВО СПОРТА ПОЛЕЗНО ДЛЯ ЗДОРОВЬЯ?

В настоящий момент большинство экспертов сходятся во мнении, что оптимальными являются умеренные физические нагрузки несколько дней в неделю. ВОЗ рекомендует 150 минут умеренных физических нагрузок в неделю или 75 минут интенсивных. Как это время будет распределено практически, не имеет значения, но любое занятие должно длиться не менее 10 минут. Если нет желания посещать спортзал, можно заняться ходьбой или записаться на танцы. Лучше всего заняться собой в молодости, потому что иммунная система до наступления старости очень хорошо «укрепляется» на фоне занятий спортом.

Дети по возможности должны ходить в школу или садик пешком. Но во многих городах Германии родители сейчас организуют прогулочный автобус вместо ходьбы: один из родителей сопровождает всех детей класса в школу. Дорога в компании проходит веселее и безопаснее. Работающим людям можно порекомендовать выйти из транспорта на несколько остановок раньше и оставшуюся часть пути до офиса пройти пешком. На рабочее место после такой прогулки и аэрации люди приходят бодрыми, а вечерняя прогулка в обратном направлении избавит от стресса и снимет накопившееся в течение дня раздражение.

Небольшая прогулка во время обеденного перерыва вносит свою лепту в сохранение баланса движения и позволяет организму запастись витамином D. Таким образом, это двойной подарок для нашей иммунной системы. Шагомер в смартфоне тоже может стать хорошей мотивацией. Если к вечеру он покажет минимум 10 000 шагов, нужно обязательно себя похвалить. Отличная работа!

> ПОСЛЕ НАПРЯЖЕННЫХ ТРЕНИРОВОК ИММУННАЯ СИСТЕМА ПРОФЕССИОНАЛЬНЫХ СПОРТСМЕНОВ НУЖДАЕТСЯ В БОЛЕЕ ДЛИТЕЛЬНОМ ОТДЫХЕ, ЧЕМ ИММУННАЯ СИСТЕМА ЛЮБИТЕЛЕЙ. ИМЕННО В ЭТОТ МОМЕНТ СПОРТСМЕНЫ НАИБОЛЕЕ УЯЗВИМЫ ДЛЯ БОЛЕЗНЕЙ.

Кроме того, следует избегать убийц движения: лифтов и эскалаторов. В качестве бонуса уменьшится риск подхватить инфекцию от стоящих рядом пассажиров в маленькой кабине лифта или на эскалаторе. Кстати, поднимаясь по лестнице, старайтесь не держаться за перила.

Люди, которые занимаются спортом, обычно придерживаются здорового питания, употребляют меньше алкоголя, не курят, не страдают расстройствами сна. И даже скучают по спорту, если по каким-то обстоятельствам на время пришлось отказаться от тренировок. Причина в том, что с прекращением занятий резко падает уровень гормона хорошего настроения, который вырабатывается организмом после каждой тренировки.

19. ПРИВИВКИ

Я никогда не прививался от кори, эпидемического паротита, краснухи и ветряной оспы и в детстве перенес все эти заболевания без каких-либо последствий, что делает меня идеальным примером для всех противников вакцинации. Они любят утверждать, что раньше дети не прививались, что переболеть всеми этими болезнями абсолютно нормально и естественно. Тут с противниками прививок сложно спорить. До 70-х годов последнего столетия ни один ребенок толком не прививался против детских болезней просто потому, что большинства вакцин еще не существовало. Поскольку корь и Ко чрезвычайно заразны, с момента рождения ребенку не приходилось долго ждать, чтобы заразиться ими. Вот почему данные заболевания называются детскими болезнями.

До этого момента правда была частично на стороне противников вакцинации. Но почему-то они умалчивают о том, что ежегодно большое количество малышей погибало от детских болезней, а среди тех, кто выживал, часто развивались осложнения, которые приводили к тяжелой инвалидности. Поэтому безопасными эти заболевания точно не назовешь. Из 1200–1500 заболевших корью у одного развивается воспаление головного мозга (энцефалит), одна треть умирает, а другая треть в результате перенесенного заболевания остается инвалидами. Иногда последствия кори в младенческом возрасте становятся очевидными только спустя несколько лет. Вирусы кори медленно размножаются и разрушают мозг — дети перестают ходить и говорить. В конце этого разрушительного процесса, который называется подострым склерозирующим панэнцефалитом (ПСПЭ), наступает смерть. Лекарства могут только снимать симптомы, такие как лихорадка, но не бороться с самим возбудителем.

С вакцинацией дело обстоит иначе, поэтому прививки так важны. Они защищают нас от болезнетворных микроорганизмов. Если привито максимальное количество населения, то вместе с ними под защитой находятся и те, кому прививка противопоказана, например по причине хронического заболевания. Это называется коллективный иммунитет. Например, в случае высококонтагиозной кори, 95% населения должно быть вакцинировано, чтобы болезнь не могла распространяться.

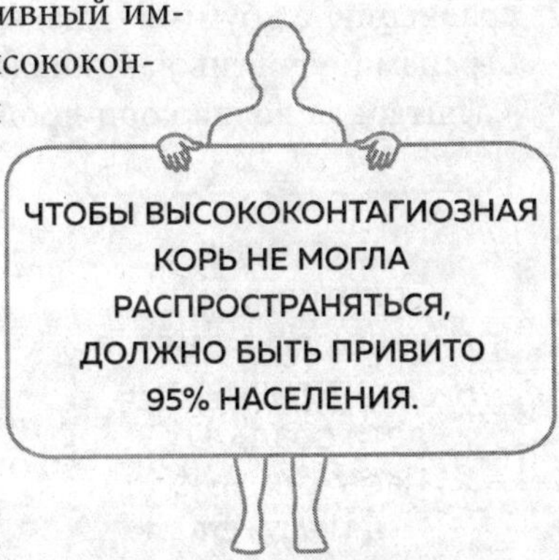

Некоторые противники прививок полагаются на то, что привитые дети создадут необходимую ширму от болезней для их непривитых детей. Они халявщики. Такие родители ведут себя не только несолидарно, но и не очень умно. Очень показательна история с корью, которая случилась в 2001 году в баварском городе Кобург. В этом маленьком городке орудовали натуропат и гомеопат, которые отговаривали родителей вакцинировать своих детей. Кто занес в Кобург корь, где она распространилась среди большого количества не защищенных прививкой детей, до сих пор неизвестно. Но доподлинно известно, что с ноября 2001 года начали заболевать дети, и количество заболевших увеличивалось. В итоге количество зараженных составило более 1000 человек, основную часть которых составляли дети. Многим пришлось лечиться в больнице.

Пример Кобурга очень хорош для понимания скорости распространения кори и того, что не стоит полагаться только на коллективный иммунитет, гарантированную защиту может дать исключительно собственная вакцинация. Потому что встретить человека, который уже заражен корью, но пока еще не имеет типичной сыпи, а чувствует лишь небольшое недомогание и имеет высокую температуру, можно где угодно: на дороге, в аэропорту, автобусе или ресторане. На сегодняшний день таких людей не очень много, потому что бóльшая часть населения привита от детских болезней. Следовательно, встреча с человеком, больным ветрянкой или корью, может произойти через 20–30 лет. Кажется маловероятным? Всего лишь кажется. Это доказывает статистика ВОЗ и Чрезвычайный фонд помощи детям ЮНИСЕФ. По сей день, каждый день, 400 детей во всем мире умирают от кори. В Германии, где по сравнению с другими западными промышленно развитыми странами, уровень вакцинации является низким, последняя масштабная волна кори прошла в 2013 и 2015-м годах, и до сих пор регистрируются небольшие вспышки. Преимущественно заболевают дети старшего возраста, подростки и взрослые, которые не были привиты. Чем старше возраст, когда вспыхивает болезнь, тем более коварны и необратимы ее осложнения и последствия. Иногда болезнь протекает очень тяжело и заканчивается летальным исходом.

НЕКОТОРЫЕ ПРОТИВНИКИ ПРИВИВОК ПОЛАГАЮТСЯ НА ТО, ЧТО ПРИВИТЫЕ ДЕТИ СОЗДАДУТ НЕОБХОДИМУЮ «ШИРМУ» ОТ БОЛЕЗНЕЙ ДЛЯ ИХ НЕПРИВИТЫХ ДЕТЕЙ. ОНИ ХАЛЯВЩИКИ. ТАКИЕ РОДИТЕЛИ ВЕДУТ СЕБЯ НЕ ТОЛЬКО НЕСОЛИДАРНО, НО И НЕ ОЧЕНЬ УМНО.

В большинстве стран есть рекомендации по вакцинации, а в некоторых обязательность вакцинации контролируется законом. В США ни один ребенок не допускается к посещению детского сада или школы, если ему не были сделаны все положенные прививки. Перечень рекомендуемых вакцин одинаковый почти в любой точке мира с некоторыми не столь значительными отличиями, что обоснованы эпидемиологической обстановкой в стране по данной инфекции.

В Германии Постоянный комитет по вакцинации (STI KO) регулярно разрабатывает/обновляет рекомендации по вакцинации, а Федеральный объединенный комитет, состоящий из врачей, стоматологов, психотерапевтов, представителей клиник, страховых компаний и организаций, представляющих права пациентов, решает, какие из них должны выполняться за счет средств страховых компаний. При разработке рекомендаций Комитет по вакцинации ставит в приоритет как индивидуальную защиту, так и безопасность населения в целом. Детям в течение первых двух лет жизни должно быть проведено до 12 вакцинаций. Рекомендации STI KO имеют статус стандартов оказания медицинской помощи. Согласно им, врачи обязаны информировать родителей и вакцинировать детей по согласию родителей. Родители должны использовать рекомендации STI KO в качестве помощи при принятии решения и следить за тем, чтобы важные прививки проводились своевременно.

ЧТО ПРОИСХОДИТ В ИММУННОЙ СИСТЕМЕ ПРИ ВАКЦИНАЦИИ

Многие из моих пациентов обеспокоены. Они знают, что вакцинация направлена на активизацию иммунной системы против определенных болезнетворных микроорганизмов после ее знакомства с ними. Поэтому они убеждены, что в шприце с вакциной присутствуют болезнетворные микроорганизмы в небольшой концентрации и могут заразить. На самом деле, в состав инактивированной вакцины против полиомиелита действительно входят вирусы полиомиелита, только они мертвые, поэтому не способны вызвать инфекцию. Вакцины против кори, эпидемического паротита, краснухи, ветряной оспы и ротавируса содержат живые цельные вирусы, но при производстве вакцины их максимально обезвреживают. Эти ослабленные искусственно вирусы если и могут вызвать заболевание, то протекать оно будет недолго и в очень легкой форме.

Все остальные вакцины содержат лишь единичные белковые молекулы болезнетворных микроорганизмов. Они больше не могут вызывать болезни ни при какой ситуации, но наша иммунная система мгновенно распознает их как чужеродный белок и начинает им сопротивляться. Иммунная система образует антитела и откладывает клетки памяти, что будут долго-долго храниться и которые при последующем контакте с болезнетворным организмом немедленно обеспечат должный уровень защиты. Для профилактики большинства заболеваний требуется несколько повторных инъекций. Только так, в несколько этапов, происходит формирование защиты. Несмотря на то что ни одна вакцина не гарантирует тотальной защиты, в большинстве случаев она защищает на 95–98%. Защита после некоторых прививок сохраняется на всю жизнь, а другие нужно проводить повторно, чтобы иммунная система не забывала о возбудителях и при встрече с ними всегда была готова к обороне.

В некоторых случаях проводится пассивная иммунизация для быстрого формирования защиты. Это требуется в тех случаях, когда человек достоверно уже контактировал с возбудителем, но не был привит и адекватная защита организмом не сформирована. Пассивная вакцинация представляет собой инъекцию, с которой вводится концентрат из антител, обычно полученных от людей, уже имеющих иммунитет к данному заболеванию в результате вакцинации, либо после перенесенного заболевания. Например, таким образом «прививают» новорожденных от вируса гепатита В матери, который мог передаться малышу во время родов.

В отличие от активной вакцинации, пассивная вакцинация защищает немедленно, но защита сохраняется непродолжительный период времени: около трех-шести месяцев.

Наносит ли вакцинация вред иммунной системе?

Наша трудолюбивая иммунная система сама со всем хорошо справляется, без лишних указаний или посторонней помощи. Тихо и незаметно, каждый день она делает все от нее зависящее, чтобы мы не умерли. Вакцинация — это имитатор злого врага. Мы искусственно создаем чрезвычайную ситуацию в надежде на эффект запоминания и обучения. Это похоже на маневр бундесвера. Солдаты должны бежать через Люнебургскую пустошь[1], отрабатывая тактику ведения боя с использованием танков и лазерных винтовок, чтобы в случае реальной угрозы они могли защитить свою родину и свободу своего народа. Вакцины играют роль псевдоврага, как

[1] Равнина на северо-западе Германии (Нижняя Саксония), близ города Люнебург, с хорошо сохранившимся природным ландшафтом.

во время учебных сборов, на которых тренируются солдаты бундесвера. Наша иммунная система, как и солдаты во время учебного маневра, увлеченно и самоотверженно тренируется. До тех пор пока вакцинация проводилась живыми вакцинами, это не исключало рисков. Даже хорошо очищенные вакцины, содержащие ослабленных возбудителей, могут вызывать развитие заболевания у людей без иммунной системы или у пациентов, проходящих химиотерапию.

Именно это и произошло в 60-е годы прошлого столетия. Недавно введенная оральная вакцина от полиомиелита представляла собой живую (ослабленную) вакцину. В среднем за год впервые привитый человек, который должен был получить защиту в результате иммунизации, заболевал опасным заболеванием или заражал других людей с ослабленным иммунитетом. Болезнь могла развиться, если грудной ребенок страдал от серьезного врожденного дефекта иммунной системы, который до этого оставался незамеченным. Чтобы не подвергать риску подобных детей, было принято решение вернуться к старой методике иммунизации — инактивированными вакцинами. С 1998 года в Германии больше не было зарегистрировано ни одного случая страшного последствия такой иммунизации[1].

Компонент вакцины в виде мертвых и ослабленных возбудителей сделал иммунизацию безопасной. Однако иногда можно наблюдать, как ведет себя организм, пытаясь справиться с вакциной. У некоторых на месте инъекции развивается покраснение или припухлость. Через несколько дней уплотнение и покраснение спадают. У некоторых людей после прививки повышается температура, появляется головная боль, боли в теле, тошнота или диарея. Это тоже совершенно безобидные явления, которые проходят через пару дней. После

---

[1] В Российской Федерации схема вакцинации от полиомиелита включает в себя живую оральную полиовакцину. Связано это с некоторыми соседними странами, где дикий полиовирус регистрируется до сих пор. Но при этом схема вакцинации следует тем же соображениям: приказом Министерства здравоохранения, первые 2 дозы состоят из инактивированной вакцины полиомиелита. Далее следует 3 дозы живой оральной вакцины (ОПВ). При такой схеме исключается риск, описанный в тексте. В ближайшие годы, ввиду практически полной эрадикации вируса, ОПВ, возможно, также отменят. — *Прим. науч. ред.*

вакцинации живыми ослабленными возбудителями, например после прививки от кори, может развиться легкая форма заболевания. Но течение легкой формы просто несопоставимо с истинной корью. В таком состоянии человек не заразен. А развитие легкой формы лишь сигнализирует о том, что вакцина работает. Через несколько дней неприятные проявления исчезают, отныне человек защищен от опасного заболевания и его серьезных побочных эффектов.

МОГУТ ЛИ ПРИВИВКИ ВЫЗВАТЬ СТОЙКОЕ ЗАБОЛЕВАНИЕ?

Иногда в ток-шоу показывают противников прививок, которые в качестве убойного аргумента приводят с собой инвалидов или их родителей. А те в свою очередь рассказывают, как безобидная прививка превратилась в свирепого, угрожающего жизни монстра. И те, кто намеревался сделать прививку себе или своему ребенку на следующий день, после беспокойной ночи за несколько часов до приема отменяют визит к врачу. На сегодняшний день мы знаем, что большинство тяжелых состояний развивается вовсе не из-за прививки, а по другим причинам.

Вакцинация и аллергия

Серьезные аллергические реакции на прививки — явление очень и очень редкое, хотя возможное. Анафилактический шок может развиться как на саму вакцину, так и на вспомогательные компоненты, используемые для консервирования и стабилизации активного компонента вакцины. Стандартная 6-кратная вакцинация против полиомиелита или вакцинация против дифтерии, коклюша, столбняка, гепатита В и гемофильной инфекции, при которой ребенок получает коктейль из антигенов различных возбудителей, вызывают анафилактический, то есть аллергический шок, в одном случае из двух миллионов введенных доз вакцин.

Многие родители опасаются, что прививки способствуют аллергической сенсибилизации организма к аллергенам окружающей среды, пыльце или пище. Таким родителям я всегда напоминаю, что в ГДР, где вакцинация населения была обязательной, аллергии было намного меньше, чем в Западной Германии. Вероятно, потому, что дети раньше начинали посещать детские сады, где постоянно контактировали с большим количеством возбудителей, которые тренировали их иммунную систему. Когортные исследования показали, что, по крайней мере, стандартные вакцины не вызывают сенсибилизации к токсинам окружающей среды, не вызывают таких заболеваний, как атопический дерматит. Некоторые исследования даже показывают, что вакцинированные дети с большей вероятностью защищены от аллергии, чем непривитые. В принципе, аллергики, наравне с не страдающими аллергией, могут быть вакцинированы в соответствии с рекомендациями STIKO. Однако, как и при любой инфекции, у детей может наблюдаться кратковременное обострение атопического дерматита.

СТАНДАРТНАЯ ВАКЦИНАЦИЯ ПРОТИВ ПОЛИОМИЕЛИТА, ДИФТЕРИИ, КОКЛЮША, СТОЛБНЯКА, ГЕПАТИТА В И НЕМОФИЛЬНОЙ ИНФЕКЦИИ ВЫЗЫВАЕТ АНАФИЛАКТИЧЕСКИЙ ШОК ЛИШЬ В 1 СЛУЧАЕ ИЗ 2 МЛН ВВЕДЕННЫХ ДОЗ.

Прививки и аутоиммунные заболевания

С 1980-х годов в Германии и в большинстве регионов мира растет число случаев выявления диабета первого типа. В течение долгого времени в развитии этого заболевания подозревали неправильное питание или перенесенную инфекцию. Поскольку увеличение случаев диабета первого типа совпало с введением массовой вакцинации, а в странах, где вакцинация была необязательной, случаев диагностирования диабета было меньше, под подозрение попали и прививки. Это подозрение до настоящего времени осталось не доказанным многочисленными исследованиями, не подтверждено оно и метаанализом, то есть оценкой многочисленных небольших исследований. У привитых детей диабет первого типа развивается не чаще, чем у непривитых.

Во Франции несколько лет назад предположили, что вакцина против гепатита В может привести к развитию рассеянного склероза. Вакцину быстро сняли с производства и отозвали с рынка, ученые занялись более тщательным ее изучением. В итоге выяснилось, что с рассеянным склерозом вакцинация не имела никакой связи. Между тем и Франция, и многие другие страны мира продолжают прививать все той же вакциной против гепатита В, ввиду не подтвердившихся данных. До настоящего времени нет никаких научно подтвержденных данных о взаимосвязи прививок с другими аутоиммунными заболеваниями.

Прививки и аутизм

«Я видел людей, у которых здоровый ребенок спустя месяцы после вакцинации больше не был здоровым», — цитировал Дональда Трампа телеканал Fox в 2012 году. Ребенок работника компании Трампа заболел аутизмом после прививки-монстра. Трамп — хороший друг британского доктора Эндрю Уэйкфилда, который в 1998 году в журнале *The Lancet* описал роль вакцины против кори, свинки и краснухи в развитии аутизма. Сегодня достоверно известно, что эта статья была просто проплаченным фейком. Британская медицинская ассоциация в 2010 году аннулировала Уэйкфилду лицензию на ведение врачебной деятельности. Уэйкфилд на тот момент уже работал в городе Остин штата Техас. Там он продолжил озвучивать свое видение на взаимосвязь прививок и аутизма.

> ХОТЯ НЕТ НИ ОДНОГО НАУЧНОГО ИССЛЕДОВАНИЯ, КОТОРОЕ МОГЛО БЫ ДОКАЗАТЬ ВЗАИМОСВЯЗЬ ВАКЦИНАЦИИ РЕБЕНКА ДО 3 ЛЕТ С АУТИЗМОМ, НЕКОТОРЫЕ ПРОДОЛЖАЮТ ПРОПАГАНДИРОВАТЬ ЭТУ ИДЕЮ, ЗАПУГИВАЯ ЛЮДЕЙ.

В 2016 году вышел фильм Уэйкфилда под названием «*Vaxxed*». Эмоциональный фильм также построен на тезисе, что многократная вакцинация детей в возрасте до 3 лет увеличивает риск развития аутизма и, возможно, других заболеваний. Серьезные ученые пребывали в ужасе и растерянности, потому что на самом деле нет ни одного научного исследования, которое могло бы доказать взаимосвязь многократной, или однократной, или иной вакцинации с аутизмом. Также консервирующее вещество тиомерсал, которое, по мнению Уэйкфилда, играет не последнюю роль в запуске осложнений неврологического характера, по результатам масштабного исследования было «оправданно». Однако во всем мире этот консервант не применяется при производстве вакцин от кори, свинки и краснухи, в Германии не применяется в принципе, в США данный компонент можно обнаружить в некоторых мультидозовых (= многодозовых) флаконах с вакциной[1].

Реальные последствия после вакцины — явление крайне редкое

Из того, что нам известно на сегодняшний день, напрашивается вывод, что реальные негативные последствия для здоровья в результате вакцинации — явление очень редкое во всем мире. Тем не менее важно всегда сохранять бдительность, особенно с новыми вакцинами. Для того чтобы вакцина была допущена к применению, она проверяется на соответствие многочисленным требованиям, действующим на международном уровне. Количество пациентов, необходимое для проведения рандомизированных исследований, в настоящее время очень велико. Таким образом, часто встречающиеся побочные эффекты можно надежно определить заранее и даже отменить уже выданное разрешение на вакцинацию.

После выхода вакцин на рынок компетентные органы, такие как Европейское агентство по лекарственным средствам (EMA) и Немецкий институт Пауля Эрлиха (PEI), осуществляют мониторинг их безопасности и, прежде всего, за ранее неучтенными **редкими** побочными эффектами. Оба института используют для этого системы отчетности, в не-

---

[1] В РФ этилртуть (мертиолят, теомерсал) содержится в вакцинах АКДС, АДС-М, АД-М, АС, Бубо-КОК, Бубо-М. Вакцины от гепатита Б, Ультрикс и Совигрипп — при указании на упаковке «с консервантом», так как данные вакцины представлены в двух видах. — *Прим. науч. ред.*

которых случаях они проводят собственные исследования препаратов. ВОЗ также создала глобальную комиссию по безопасности вакцин, Глобальный консультативный комитет по безопасности вакцин (GACVS) регулярно собирает, проверяет и оценивает все поступающие сигналы, связанные с безопасностью применения вакцин по всему миру. Результаты заседаний GACVS публикуются и находятся в открытом доступе в интернете, точно так же, как и отчеты института Пауля Эрлиха о побочных реакциях на активное вещество вакцин.

В целом система прививочной безопасности работает хорошо, но сбои случаются везде. Подтверждением тому являются события, разыгравшиеся в свое время вокруг вакцины против свиного гриппа. В 2009 году в Европе все большее количество людей внезапно заболевали свиным гриппом. Эксперты опасались, что пандемия с тысячами погибших может распространиться по всей Европе, поскольку вирус очень напоминал вирус разрушительного испанского гриппа в 1918 году, который за два года унес жизни 50 миллионов человек, в основном молодых людей. Ситуация была неясной, министерства здравоохранения реагировали на нее хаотично, необдуманно и разжигали страх, принимая всевозможные абсурдные меры. Например, туристы, прибывавшие из Испании в Дюссельдорф, прежде чем вернуться к себе домой, помещались в подобие изолятора на карантин, чтобы исключить факт заражения свиным гриппом. Вакцина была разработана в спешке и выпущена немедленно, хотя ее действие было слабо изучено. В Скандинавии после вакцинации этим препаратом от свиного гриппа увеличилось количество случаев нарколепсии. Особенно дети и подростки страдали от выраженного и продолжительного нарушения цикла сна и бодрствования. К счастью, органам здравоохранения в Германии не удалось за короткое время вакцинировать запланированное количество населения из-за нехватки персонала. Затем эпидемия гриппа закончилась, в ведомствах остались миллионы доз вакцины, которые впоследствии пришлось уничтожить.

РАННЯЯ ВАКЦИНАЦИЯ ИМЕЕТ СМЫСЛ

Обычно вакцинация начинается вскоре после рождения. С шестой недели жизни детям делают их первую прививку от ротавируса. Со второго месяца жизни одна за другой проводятся прививки, рекомендованные Постоянной комиссией по вакцинации. Прививки в таком возрасте приводят родителей в ужас: «Наш ребенок еще такой маленький!»

Однако ранняя вакцинация имеет смысл. Иммунная система малыша не в состоянии защитить его от опасных возбудителей полиомиелита, дифтерии, коклюша, столбняка, различных видов менингита (вызванных гемофильной палочкой, пневмококком, менингококком), ротавирусной диареи и ветряной оспы. Особенно, если ребенок контактирует с большим количеством других людей, растет в большой семье, посещает группу PEKiP[1] или ходит в детский сад, ранняя вакцинация крайне необходима. Некоторые родители говорят: «Мы хотим подождать, пока иммунная система нашего ребенка не станет более зрелой». С первого взгляда это кажется логичным. В конце концов, иммунная система должна активизироваться после вакцинации и начать образовывать антитела и клетки памяти. Родители считают, что это чрезмерная нагрузка для маленького организма. Хорошая новость на этом этапе: молодая иммунная система способна прекрасно справляться с той дополнительной работой, которую ей дает прививка. Это очень правильный подход — развивать компетентность иммунной системы и ее реактивность с помощью вакцин. Чем

ЧЕМ РАНЬШЕ ЧЕЛОВЕК БУДЕТ ВАКЦИНИРОВАН, ТЕМ ЛУЧШЕ И ПРОДОЛЖИТЕЛЬНЕЕ БУДЕТ ЗАЩИТА, СФОРМИРОВАННАЯ ВАКЦИНОЙ. А МОЛОДАЯ ИММУННАЯ СИСТЕМА СПОСОБНА ПРЕКРАСНО СПРАВЛЯТЬСЯ С ДОПОЛНИТЕЛЬНОЙ РАБОТОЙ, КОТОРУЮ ЕЙ ДАЕТ ПРИВИВКА.

[1] Пражская программа «Родители и дети» (pekip) придумана в 1970-х годах чешским психологом Кохом. — *Прим. науч. ред.*

раньше человек будет вакцинирован, тем лучше и продолжительнее будет защита, сформированная вакциной.

Когда в 1982 году в Германии проводилась вакцинация против гепатита B, было очень любопытно наблюдать данный процесс. Первоначально вакцинировались только врачи и медсестры, поскольку работники стационара подвергались высокому риску заражения гепатитом B от пациентов с хронической формой вируса. Но не у всех привитых отмечался одинаково хороший ответ на вакцину. Эффект от вакцины у медицинских работников более старшего возраста был слабее, чем у молодых. Между тем мы также вакцинируем детей грудного возраста от гепатита B. Защита от прививки в таком возрасте, как правило, сохраняется на всю жизнь. Тем, кто впервые прививается в зрелом возрасте, периодически требуется повторение вакцинации.

В молодом возрасте наша иммунная система учится лучше и часто запоминает пройденный урок на всю жизнь. Младенцы и малыши также переносят прививки легче, чем дети старшего возраста или даже взрослые, у них реже развиваются побочные эффекты.

Для тех, кто боится, что прививка — это больно. Вакцина вводится очень тонкими иглами абсолютно безболезненно, и многие дети при первой вакцинации даже не осознают, что им делают укол. Через несколько месяцев, при следующих вакцинациях, дела обстоят иначе. Дело не в том, что детям при повторных вакцинациях становится больно. Они плачут, потому что испытывают страх перед человеком в белом халате, который приближается к ним со шприцем. Часто они просто слышат разговоры испуганных взрослых родителей. В общем, для ранней вакцинации есть веские причины.

Индивидуальный подбор прививки?

Некоторые родители отказываются от вакцины против краснухи. Они говорят, что болезнь безвредна. Тем не менее аргумент имеет подвох. Если беременная женщина заражается краснухой, вирус передается плоду и вызывает серьезные пороки в развитии головного мозга.

Некоторые считают, что прививки могут стать причиной развития заболевания, против которого создана прививка.

Успех вакцинации частично работает не на пользу ее имиджу. Многие родители никогда не сталкивались и не столкнутся с тем, от чего нас уберегает прививка. Скорее всего, современные родители никогда не видели и не увидят, как человек умирает от дифтерии или кори. Поэтому некоторые из них более чем скептически относятся к прививкам. Я стараюсь давать им как можно больше информации, чтобы они могли принять правильное решение. Зачастую сухая статистика помогает больше, чем слова убеждения. Например, статистика ВОЗ и ЮНИСЕФ. С одной стороны, она показывает, что более половины всех детских смертей вызваны инфекциями, но, с другой стороны, прививки спасают более трех миллионов жизней во всем мире каждый год и защищают еще много миллионов от болезней и пожизненной инвалидности. Еще статистические данные демонстрируют, что любая вновь разработанная и внедренная в использование вакцина незамедлительно ведет к уменьшению количества заболевших. Если количество вакцинированных уменьшается, возвращаются заболевания, которые на фоне массовой вакцинации были побеждены. Например, в начале 90-х годов на территории бывшего СССР вспыхнула дифтерия. Тысячи людей погибли. Даже в Германии было зарегистрировано несколько смертельных случаев. Население Германии заражалось через контакт с лицами из эпидемиологически неблагоприятных регионов.

Большинство родителей поддаются убеждению сухими фактами и цифрами, очень немногие их игнорируют и не принимают во внимание. В конце беседы я настоятельно рекомендую родителям привить своего ребенка против полиомиелита, дифтерии, столбняка и кори.

Вакцинация должна стать обязательной

Поскольку родители часто даже не ходят к педиатру, чтобы сделать прививку своим детям, по причине собственных идеологических убеждений или просто забывают привить ребенка, способствуя, таким образом, вспышкам кори, эта тема остро стоит на повестке дня политики здравоохранения. Весной 2017 года Бундестаг принял закон, обязывающий детские сады уведомлять Департамент здравоохранения о родителях, которые не могут подтвердить прохождение медицинской консультации по вакцинации. В этих случаях беседу с родителями проводят госслужащие.

Многие политики в области здравоохранения уже выступают за обязательную вакцинацию. Потому что немногие бойкотеры вакцин или прогульщики подвергают риску не только своих детей, но и других людей, особенно жизни очень маленьких детей, которые не были или не могут быть вакцинированы и с которыми вирусы / бактерии могут сыграть злую шутку.

ВАКЦИНАЦИЯ. ИТОГИ, ПЕРСПЕКТИВЫ И ЗАДАЧИ

ВИЧ, лихорадка Эбола, малярия, туберкулез, лихорадка Денге, атипичная пневмония и лихорадка Зика. В последние годы эпидемии регулярно попадают в заголовки СМИ. В основном только на несколько недель. Как только пандемию удается предотвратить, тема эпидемии быстро забывается.

2014 год стал исключением. В том году Эбола распространилась в Западной Африке, в результате чего вымерли целые поселения, 11 000 человек погибли в течение нескольких месяцев. Люди покидали пострадавшие районы. Экономика в Либерии, Сьерра-Леоне и Гвинее вошла в стадию стагнации. Рынки закрывались, компании отправляли своих сотрудников в вынужденные отпуска, поля больше не возделывались, торговля рухнула. Внезапно пришло осознание, что эпидемии не только разрушают человеческие жизни и причиняют ужасные страдания семьям, но и лишают людей средств к существованию, угрожают безопасности наций. Предотвращать вспышки заболеваний будет все сложнее. Особенно в больших густонаселенных городах Азии и Африки, где все больше и больше людей живут в тесном контакте, в плохих санитарно-гигиенических условиях и с несовершенной системой здравоохранения. Даже в Европе мы никогда не можем быть уверены в безопасности, потому что патогенные микроорганизмы путешествуют в самолетах, перемещаясь с континента на континент.

Тогда, в 2014 году, под высоким давлением разрабатывалась вакцина. Университетские лаборатории, фармацевтическая промышленность, правительство и неправительственные организации работали вместе, пытаясь обогнать эпидемию, и в этой гонке им удалось разработать вакцину менее чем за год. Эксперты говорят, что, несмотря на многочисленные смертельные случаи, человечеству повезло, потому что эпидемия могла бы захватить мегаполисы Западной Африки и оттуда распространиться по всему миру.

Вспышка лихорадки Эбола показала ученым и политикам, что настало время улучшить готовность к чрезвычайным ситуациям во всем мире с помощью прививок. Не только против лихорадки Эбола. В январе 2015 года канцлер Германии Ангела Меркель представила план по профилактике кризисных ситуаций в области здравоохранения и мерам реагирования на них, состоящий из шести пунктов. Один из пунктов был посвящен исследованиям и разработке вакцин. После урока, преподнесенного лихорадкой Эбола, на Всемирном экономическом форуме в Давосе в 2016 году была основана инициативная группа CEPI (Коалиция за инновации в сфере готовности к эпидемиям). В ее состав вошли такие организации, как фонды Билла и Мелинды Гейтс, несколько крупных фармацевтических компаний, а также правительства Австралии, Германии, Индии, Японии и Норвегии. Альянс направлен на продвижение разработок вакцин против наиболее опасных возбудителей нашего времени, например против возбудителей Ближневосточного респираторного синдрома MERS, против лихорадки Ласса и Нипах.

НЕВОЗМОЖНО БЫТЬ ЗАЩИЩЕННЫМ ОТ ЭПИДЕМИЙ ОПАСНЫХ ВИРУСОВ НИГДЕ, ДАЖЕ В ЕВРОПЕ, ВЕДЬ ПАТОГЕННЫЕ МИКРООРГАНИЗМЫ ПУТЕШЕСТВУЮТ В САМОЛЕТАХ, ПЕРЕМЕЩАЯСЬ С КОНТИНЕНТА НА КОНТИНЕНТ.

Проблема эпидемий даже была включена в повестку дня ежегодной Мюнхенской конференции по безопасности в 2016 году. Там же речь шла о глобальном терроризме, проблемах НАТО и войнах на Ближнем Востоке. И вдруг люди заговорили об эпидемиях и угрозе безопасности мировому сообществу, о необходимости согласованных усилий в противостоянии угрозе путем обеспечения вакцинации.

Эпидемии распространяются быстро и непредсказуемо, а на разработку новых вакцин обычно уходит несколько лет, процесс требует серьезных материальных инвестиций и специалистов высокого уровня, оснащенных лабораторий, а затем производственных мощностей. В 2014 году времени не было. Тогда вакцину разработали в рекордно короткие сроки. Сегодня вирусологи требуют предпринять все возможные меры, чтобы в будущем быть готовым к такой ситуации, если она настанет. Например, заняться разработкой вакцин против ряда возбудителей болезней, которые потенциально в будущем могут вызвать вспышку эпидемии. Уже есть некоторые идеи, как это должно быть реализовано. По мнению экспертов, вакцины должны быть предварительно испытаны не только на животных, но и на людях, прежде чем соответствующие возбудители вызовут вспышку. Тесты на небольших группах здоровых людей могут показать, хорошо ли переносятся препараты, имеются ли побочные эффекты. На медицинском жаргоне эти тесты называются «клиническими исследованиями первой фазы».

Если какой-либо из опасных возбудителей действительно начнет распространяться и угрожать людям, врачи могут легко взять с полки проверенную ранее на безопасность вакцину и подтвердить ее клиническую эффективность на соответствующих пациентах. Так мы были бы лучше подготовлены к новым эпидемиям.

20. Антибиотики

Есть две группы пациентов: фанаты антибиотиков и ненавистники антибиотиков. Поклонники антибиотиков хватаются за них при малейшей простуде, чтобы как можно быстрее выздороветь. Если после визита к врачу они вышли из клиники без рецепта, то твердо убеждены, что это неправильный врач и неправильный прием. Поэтому мне часто приходится убеждать пациента или его родителей в том, что небольшая простуда излечит себя сама, а поспособствовать этому процессу могут горячий чай или крепкий куриный бульон. Я объясняю пациентам, что их простуда вызвана не вредными бактериями, а вирусами, а антибиотики в отношении вирусов неэффективны. Ненавистники антибиотиков, в свою очередь, боятся их темной силы, они бледнеют, когда я говорю им, что скарлатину или бактериальную пневмонию лучше всего лечить антибиотиком. Они предпочитают «что-то более мягкое» или «что-то естественное».

Обе группы, и фанаты, и ненавистники, думают, что антибиотики — это нечто искусственное, синтетическое, полная противоположность натуропатии. Отчасти это правда. Некоторые группы антибиотиков, на самом деле, производятся в лабораторных условиях, например сульфониламиды, самые первые синтетические антибиотики, которые впервые использовались в годы Первой мировой войны. Но антибиотики существуют в природе уже несколько миллионов лет. Они являются метаболитами грибов или бактерий, то есть естественным оружием, защищающим их от враждебных бактерий. Когда дело доходит до производства антибиотиков, фармацевтические компании просто выращивают грибы в огромных емкостях, где поддерживаются идеальные для них условия. Грибы очень быстро размножаются и синтезируют антибиотики в больших количествах. Полученные антибиотики очищаются, в них добавляются вспомогательные компоненты, они прессуются в таблетки или перерабатываются в порошок, из которого можно делать суспензию. Что действительно радует поклонников данного высокоочищенного натурального средства, так это действительно впечатляющая сила его воздействия.

Антибиотики похожи на войска спецподразделений, вооруженных до зубов, которые освобождают нас от опасных патогенных микроорганизмов, если наша иммунная система не справляется самостоятельно. Несколько типов антибиотиков убивают бактерии. Однако большинство просто подавляют быстрый рост и размножение патогенных микроорганизмов. В обоих случаях человеку по-прежнему нужна его иммунная система. Ей приходится убирать мертвых бактерий с поля боя и поедать раненых.

«Но антибиотики такие свирепые», — говорят их ненавистники, и они тоже правы. Антибиотики убивают не только вредные и не очень вредные бактерии, но и полезные бактерии, которые населяют наш кишечник. После лечения антибиотиками видовое разнообразие нашего микробиома, нашего кишечного ландшафта заметно уменьшается. Например, исчезают бифидобактерии и лактобациллы. После пережитого микробиому понадобится несколько дней на восстановление, чтобы снова стать цветущим ландшафтом.

АНТИБИОТИКИ ПОД ПОДОЗРЕНИЕМ

Чем моложе пациенты, тем более чувствительны и восприимчивы обитатели их кишечника к антибиотикам и тем хуже кишечник восстановится после лечения антибиотиками. Один голландский метаанализ показал интересные результаты. Исследователи из Утрехтского университета проанализировали результаты исследований в период с 1966-го по 2015 год, в которых изучалась роль антибиотикотерапии в развитии экземы и поллиноза.

Дети, которые в первые два года жизни принимали антибиотики, гораздо чаще в будущем страдали от экземы и поллиноза. Особенно если лечение антибиотиками проводилось в очень раннем возрасте и неоднократно. Исследователи предполагают, что антибиотики в первые несколько месяцев жизни нарушают формирование микробиома и, следовательно, иммунной системы, тем самым увеличивая риск аллергических заболеваний.

Давно существует подозрение, что нарушенный антибиотиками микробиом является фактором развития ожирения у ребенка. Предполагается, что в результате изменения процессов, что подготавливают желудочно-кишечныйй тракт к перевариванию пищи, питательные вещества начинают более тщательно и интенсивно усваиваться, и это может в конечном итоге привести к избыточному весу, как говорится в докладе. Чарльз Бейли (L. Charles Bailey) из Детской больницы Филадельфии решил проверить это предположение. Он и его команда наблюдали около 65 000 детей в течение шести лет и отслеживали, что происходит с теми, кому в возрасте до двух лет назначали антибиотики. Они обнаружили, что у тех, кого лечили антибиотиком узкого спектра, не было повышенного риска развития ожирения. За исключением детей, которые получали антибиотики в первые шесть месяцев жизни или более трех раз в течение первых двух лет жизни, — в этой группе был отмечен более высокий риск ожирения. Риск увеличивался при назначении антибиотика широкого спектра действия. Однако ученые установили, что антибиотики — это не единственный фактор, приводящий к значительному увеличению веса. В особой группе риска были маленькие мальчики из бедных испанских семей, проживающие в городах. Определенно можно сказать,

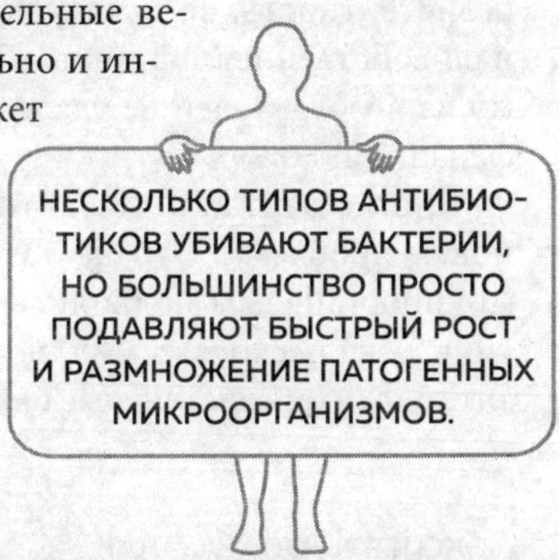

что обычные антибиотики узкого спектра действия не несут в себе опасности развития ожирения. Опасность антибиотиков кроется в другом.

АНТИБИОТИКОРЕЗИСТЕНТНОСТЬ

Каждый год антибиотики спасают миллионы жизней. Но каждый год около 700 000 человек во всем мире умирают от устойчивости к антибиотикам, и более трети — от резистентного туберкулеза. В одной только Европе ежегодно погибают 25 000 человек из-за возбудителей, устойчивых к антибиотикам, то есть возбудителей, на которых антибиотики не действуют. До сих пор в мире не известно ни одного антибиотика, к которому бы у возбудителей не развивалась резистентность, за исключением тех, которые синтезирует наш собственный организм. Например, до сих пор ни одному из возбудителей не удалось развить резистентность к дефензинам.

Многие считают, что антибиотикорезистентность — это новая проблема. Это не так. Устойчивые к антибиотикам микроорганизмы появились не вчера, как и сами антибиотики. Уже несколько миллионов лет на планете существуют антибиотикорезистентные бактерии. Некоторые из них устойчивы к антибиотикам, которые на сегодняшний день нам даже не известны. Подобная устойчивость — абсолютно естественное природное явление. Антибиотикорезистентность формируется в результате изменения бактерий и формирования у них генов устойчивости. Эти бактериальные штаммы обретают способность выживать при воздействии антибиотиков. Те, кому не повезло заразиться именно таким измененным штаммом, просто бедолаги. Обычные антибиотики таким больным не помогают, а список резервных антибиотиков тем временем становится все короче.

ЭКСПЕРТЫ ОПАСАЮТСЯ, ЧТО СЕГОДНЯ МЫ СТОИМ НА ПОРОГЕ ПРОБЛЕМЫ НЕКОНТРОЛИРУЕМОГО РОСТА УСТОЙЧИВОСТИ МИКРООРГАНИЗМОВ К ПРОТИВОМИКРОБНЫМ ПРЕПАРАТАМ.

Эксперты опасаются, что сегодня мы стоим на пороге проблемы неконтролируемого роста устойчивости микроорганизмов к противомикробным препаратам. На саммите G7 в баварском городе Эльмау летом 2015 года, где встречались главы правительств крупнейших и наиболее влиятельных государств, одной из основных тем было увеличение количества штаммов мультирезистентных микроорганизмов. Незадолго до начала встречи на высшем уровне ученые Берлинской клиники Шарите забили тревогу. Если применение антибиотиков в ближайшее время не будет взято под жесткий контроль, количество смертей во всем мире к 2050 году, вероятно, вырастет до 10 миллионов в год. Увеличение количества устойчивых к антибиотикам микроорганизмов является одной из самых серьезных угроз для здоровья человека.

Данный посыл тоже не был новым. В докладе ВОЗ от 30 апреля 2014 года содержится предупреждение о всемирной угрозе антибиотикорезистентности. Ведь даже первооткрыватель первого антибиотика, шотландец Александр Флеминг уже тогда подозревал, что его пенициллин несет с собой не только благо для человечества. Достоверно известно, что до открытия пенициллина даже обычные инфекции и легкие травмы часто заканчивались летальным исходом. Такие заболевания, как лихорадка детского возраста, пневмония или скарлатина, ежегодно приводили в панику тысячи людей. С появлением пенициллина людей удалось защитить от многих опасных заболеваний. Вместе с тем новое эффективное лекарство несло в себе другую опасность для человечества.

В своей речи на церемонии вручения Нобелевской премии в Стокгольме в 1945 году Флеминг предупредил о последствиях неконтролируемого использования его чудодейственного лекарства. Придет время, когда каждый сможет купить пенициллин. Пациенты, по словам Флеминга, могут начать использовать пенициллин в слишком низких дозах по незнанию. Если не использовать пеницилин в убойных дозах, микроорганизмы будут вырабатывать к нему устойчивость, говорил Флеминг.

И он оказался прав. Антибиотики — настоящее чудодейственное лекарство от многих болезней. Но они становятся настоящими убийцами, если у патогенных микроорганизмов развивается к ним устойчивость. В бактериях происходят мутации, которые делают их нечувствительными к определенным антибиотикам. Сейчас наступило то самое время, когда более активно, чем раньше, предстоит бороться с растущей антибиотикорезистентностью. Многого удалось бы добиться, если бы врачи в свое время остановили массовое бессмысленное применение антибиотиков и смогли оценивать необходимость их использования с точки зрения здравого медицинского смысла.

Антибиотики имеет смысл принимать, если, например, нужно подавить тяжелую пневмонию или менингит без риска развития осложнений. Или когда пожилые пациенты ввиду слабости иммунной системы не могут самостоятельно справиться с бактериальной инфекцией. Или если у человека уже есть серьезное основное заболевание, такое как хроническое обструктивное заболевание легких (ХОБЛ), астма или муковисцидоз, и другая инфекция может усугубить течение основного заболевания. Регулярный прием таблеток или суспензий в течение нескольких дней в таких случаях помогает стабилизировать состояние пациента, а его собственная иммунная система при этом усердно работает. При туберкулезе, болезни Лайма, менингите и некоторых других серьезных заболеваниях продолжительность лечения является фиксированной, при всех других инфекциях пациент может прекратить прием антибиотика через два-три дня на фоне исчезновения температуры и других симптомов.

Однако, если прием антибиотиков прекращается через короткое время, есть вероятность, что погибли только наиболее чувствительные микроорганизмы и полезные собственные бактерии, а более стойкие представители, пережив короткую атаку, выжили. Такие выжившие становятся опытными бойцами. Они изменяются, и есть риск, что в следующий раз антибиотик их не распознает и, соответственно, не уничтожит. Некоторые из них разрабатывают оружие, с помощью которого они убивают антибиотик, другие обретают механизмы, позволяющие им держать антибиотик на расстоянии от себя. Свои защитные стратегии они передают потомству. Погибшие чувствительные полезные бактерии кишечника освобождают пространство, в результате устойчивые бойцы обосновываются на освобожденном месте без особых помех. Из кишечника они могут перемещаться в любую точку мира.

Ученые из Вестфальского университета имени Вильгельма города Мюнстер и Института Роберта Коха недавно летали как пчелки по всему миру, собирая образцы с дверных ручек в туалетах разных аэропортов. В исследовании приняли участие 400 дверных ручек из 136 аэропортов 59 стран. С туристической точки зрения это немного странно, а с научной — очень познавательный тур. В конце концов они обнаружили, что массовый туризм давно существует среди устойчивых к антибиотикам микробов. В кишечнике туристов они путешествуют с континента на континент, с рук попадают на дверные ручки в туалетах, с ручек на руки других туристов. Если во время путешествия захотелось в туалет, рекомендуется касаться как можно меньшего количества поверхностей и в самолетах, и в аэропорту и после посещения туалета тщательно мыть руки.

СРЕДИ УСТОЙЧИВЫХ К АНТИБИОТИКАМ МИКРОБОВ ДАВНО СУЩЕСТВУЕТ МАССОВЫЙ ТУРИЗМ. В КИШЕЧНИКЕ, НА РУКАХ ПУТЕШЕСТВЕННИКОВ ОНИ ПЕРЕМЕЩАЮТСЯ С КОНТИНЕНТА НА КОНТИНЕНТ.

Распространенное использование антибиотиков широкого спектра действия, которые предназначены для борьбы с несколькими бактериальными сообществами одновременно, дополнительно способствует развитию и распространению устойчивых микроорганизмов. Хорошим выходом может стать лабораторное микробиологическое исследование, по результатам которого врач может четко сказать, какой именно возбудитель является причиной болезни пациента. Но на проведение таких тестов обычно требуется несколько дней. Пока результат не готов, грамотный врач будет лечить в соответствии с официальной схемой лечения той или иной патологии с назначением предусмотренных в ней антибиотиков. Когда приходит результат исследования, врач принимает решение о продолжении начатого лечения или о смене антибиотика. Для определения некоторых возбудителей существуют экспресс-тесты, но далеко не для всех, и определить наличие резистентности у возбудителя с помощью данных тестов невозможно.

Пока наша иммунная система исправно функционирует, мы можем особо не беспокоиться по поводу наличия резистентных микроорганизмов. Они не доставят нам никаких хлопот. Здоровые люди никогда не заметят контакта с антибиотикорезистентными микроорганизмами, такими как метициллин — резистентный золотистый стафилококк (MRSA). Неприятности начинаются тогда, когда иммунная система ослаблена в силу пожилого возраста на фоне тяжелой болезни или перенесенной операции. В этом случае устойчивые бактерии могут взять верх над нами. Определенную известность в этом контексте имеет метициллин-резистентный золотистый стафилококк (MRSA), бактерия, которая во всем мире является причиной развития большого количества инфекционных заболеваний: от воспаления легких до сепсиса.

К счастью, в большинстве больниц в настоящее время пациентов обследуют на мультирезистентные микроорганизмы и, в случае их обнаружения, изолируют от других пациентов. Тем не менее правила гигиены в немецких больницах до сих пор ниже плинтуса по сравнению с теми же Нидерландами. В отличие от Германии, там пациентов не только помещают в изолятор и лечат изолированно от остальных, но и регулярно обследуют медицинский персонал, который контактирует с такими пациентами. Кроме того, в Голландии гораздо строже контролируется применение антибиотиков. Поэтому в голландских больницах метициллин — резистентный золотистый стафилококк (MRSA) обнаруживается лишь в 3% от общего количества микробиологических проб, в странах Скандинавии еще меньше, а в Германии показатель составляет 25%. В немецких стационарах есть над чем работать.

Опасность из хлева

Проблемой является не только бесконтрольное использование антибиотиков в медицине. Устойчивые к лекарствам микробы также передаются от животных к человеку. Массовое использование антибиотиков в животноводстве представляет неменьшую опасность.

Коровы, свиньи и цыплята получают такие вещества тоннами, чтобы в тесных сооружениях для содержания животных не вспыхивали инфекции. Кормить антибиотиками всех гораздо дешевле, чем вызывать ветеринара к одной заболевшей корове.

Антибиотики в качестве постоянной добавки к корму также способствуют ускоренному набору веса. Они изменяют кишечную флору животных и тем самым нарушают естественный метаболизм, корма лучше усваиваются, и животные быстрее отправляются на убой.

Во многих странах за пределами Европы практически отсутствует контроль над тем, какие антибиотики и в каком количестве дают животным, которых разводят на убой. Но мясо в составе дешевых полуфабрикатов в наших супермаркетах завозится именно из этих стран.

В настоящее время ЕС работает над новым законом о ветеринарных препаратах. До того момента, пока у нас не будет введен запрет на неконтролируемое использование антибиотиков в сельском хозяйстве, тонны медикаментов попадут в желудки крупнорогатого скота, свиней и кур, а затем и в кишечники людей.

РАЗРАБОТКА НОВОГО АНТИБИОТИКА – ОБЩАЯ ЗАДАЧА

Нет оснований надеяться на то, что фармацевтическая промышленность вскоре выведет новый, более мощный антибиотик, чтобы навсегда покончить с устойчивыми микроорганизмами. На новых антибиотиках, в отличие от препаратов, изобретенных в 50–70-х годах, много денег уже не заработаешь. В то время были изобретены 10 из 18 существующих на сегодняшний день классов антибиотиков. Соответственно, предки сегодняшних возбудителей уже были знакомы с ними и успели передать своим потомкам механизмы защиты от них. Теоретически нужно разрабатывать новое оружие. Но разработка стоит баснословных денег. От 1 до 1,5 миллиарда евро должно инвестировать предприятие в процесс разработки и вывода препарата на рынок. Кроме денег требуется запас терпения. От момента зарождения идеи до дня, когда будет продана первая упаковка препарата, требуется в среднем 10 лет.

Такие инвестиции обретают смысл, когда речь идет о препаратах для диабетиков, гипертоников, страдающих другими хроническими заболеваниями, когда лекарство принимается пожизненно. Или когда разрабатывается новая вакцина, прививать которой будут не одно поколение детей. Или противоопухолевые препараты, которые стоят особенно дорого. Антибиотики, по сравнению со всем вышеперечисленным, человек принимает относительно редко и лишь на протяжении нескольких дней. И к новым резервным антибиотикам врач обращается только тогда, когда не работают обычные, то есть еще реже. Поэтому о миллиардных оборотах от продажи подобных средств не может быть и речи. Очевидно, что новых антибиотиков ждать не имеет смысла.

ЕЖЕДНЕВНАЯ СТРАТЕГИЯ ПРОТИВ АНТИБИОТИКОРЕЗИСТЕНТНОСТИ

Пока проблема устойчивости к антибиотикам не будет решена принятием новых законов и предписаний на государственном уровне, простому человеку не остается ничего, кроме как позаботиться о себе самому. Вот самые важные правила для повседневной жизни.

- Не принимать антибиотики без веского на то повода. Домашние средства и травы часто хорошо помогают справиться с симптомами легкой простуды. При респираторных заболеваниях и неосложненных инфекциях мочевого пузыря хорошим выбором являются горчичные масла с добавлением настурции и хрена, при кашле эффективны солевые ингаляции, травяные чаи из тимьяна, слабую диарею может остановить сладкий чай и соблюдение легкой диеты, температуру можно сбить обертыванием. И, прежде всего, стоит обеспечить организму покой и щадящий ритм, чтобы имунная система могла работать без помех.
- В случае серьезного или затяжного заболевания, что не редкость, необходимо обратиться к врачу и принимать

антибиотики только по назначению врача. Необходимо подробно оговорить инструкцию по применению и четко ей следовать, без всякой самодеятельности.

- Фрукты и овощи нужно тщательно мыть, особенно если они из дальних стран, где удобряют навозом. В навозе содержатся не только разнообразные патогенные микроорганизмы, но и компоненты антибиотиков.
- Покупать органическое мясо. Животные на органических фермах получают антибиотики строго регламентировано. Поэтому органическое мясо стоит дороже, чем мясо, выращенное на фабрике. Но небольшая инвестиция полезна, тем более что мясо не следует есть каждый день.
- «Очистить, отварить или отказаться» — так звучит доброе правило опытных путешественников. Оно очень актуально и сегодня для отправляющихся в теплые страны.

АНТИБИОТИКИ НУЖНО ПРИНИМАТЬ ТОЛЬКО ПО НАЗНАЧЕНИЮ ВРАЧА, ИНАЧЕ ВЕЛИКА ВЕРОЯТНОСТЬ РАЗВИТИЯ РЕЗИСТЕНТНОСТИ К НИМ ОПАСНЫХ ШТАММОВ. ИЗ-ЗА ЭТОГО КАЖДЫЙ РАЗ ЧЕЛОВЕЧЕСТВУ НУЖНО БУДЕТ ИЗОБРЕТАТЬ ВСЕ НОВЫЕ И НОВЫЕ ЛЕКАРСТВА, ЧТО УЖАСНО ДОРОГО И ДОЛГО.

Мытье рук. Да, мытье рук помогает предотвратить распространение устойчивых возбудителей. И любой, кто посещает бабушку в доме престарелых или друга в больнице, должен дезинфицировать свои руки. В большинстве учреждений на входе уже имеется дозатор с жидкостью для дезинфекции рук.

К счастью, в обществе появляется осознание антибиотикорезистентности как проблемы и отношение к этому явлению меняется. Врачи назначают антибиотики более осторожно, государство вводит меры контроля.

Например, федеральное правительство включило вопрос исследования антибиотиков и их применения в повестку дня конференции G20. Страны в ее составе должны содействовать фундаментальным исследованиям в области инфекционных болезней и мотивировать компании к разработке подходящих активных ингредиентов. Ученые создают посылы на будущее для разработки новых антибиотиков, например идею использования специфических хищных бактерий для охоты и уничтожения патогенных микроорганизмов в организме или в воде.

Эти позитивные изменения показывают, что очень возможно остановить распространение антибиотикорезистентности и разработать новые лекарства, чтобы мы не оказались беспомощными перед смертельно опасными патогенными микроорганизмами.

ЧАСТЬ 4
ВЗГЛЯД В БУДУЩЕЕ

В предыдущих главах мы пытались описать чудо. Чудо нашей великой иммунной системы. Мы изучили, как нам удается выжить, когда на каждом шагу нас окружают миллионы и миллионы патогенных микроорганизмов, которые только и ждут, как бы проникнуть в наш организм и распространиться в нем.

Мы рассмотрели, из какого большого количества компонентов состоит наша иммунная система, как слаженно они работают вместе и как формируют многоуровневые сети безопасности, которые защищают нас. Мы увидели, что в начале нашей жизни, в утробе матери, наша иммунная система почти ничего не знает о мире, организме и условиях, в которых ей предстоит трудиться в будущем, но у нее уже есть некоторые инструменты для работы, и ей необходимо научиться их использовать. Мы знаем, что наша иммунная система начинает развиваться уже в матке благодаря внутренним и внешним раздражителям, что она крепнет и процветает во время родов и в первые несколько недель после рождения, что она учится с помощью микробов на протяжении всей жизни и превращается в суперорган, который надежно спасает нашу жизнь много тысяч раз в день.

Мы узнали, что за миллионы лет эволюция создала невероятно сложную и совершенную систему защиты, но и она иногда может терпеть неудачу. Иммунные клетки могут превратиться в трудоголиков, которые чрезмерно реагируют на чужеродные, даже самые безобидные, вещества или сходят с ума, в результате чего начинают атаковать свое собственное тело. А иногда наша иммунная система, наоборот, перестает распознавать врага так быстро, как это требуется, и приходит на помощь с опозданием.

Хорошо знать, что в большинстве случаев со всеми вызовами наша иммунная система может справиться самостоятельно и сообщает, если ей чего-то не хватает. Но особо ценно для нее, когда мы едим свежую и здоровую пищу, достаточно спим, много двигаемся, не курим, не злоупотребляем алкоголем, избегаем стресса, не слишком сварливы, с оптимизмом идем по жизни и делаем прививки. В самом благоприятном случае наша великая иммунная система сохраняет нас здоровыми на протяжении многих лет, пока в конечном итоге она не начнет ослабевать и ее защита не снизится. Тогда конец приходит и нам, потому что мы не можем жить дольше, чем наша иммунная система.

Мы постарались описать чудо нашей великой иммунной системы максимально понятно и просто. Многие из ее свойств на сегодняшний день до конца не изучены. Наука об иммунной системе до сих пор находится в зачаточном состоянии. Тем не менее мы уже можем пользоваться полученными плодами прогресса. Когда мы чувствуем себя плохо, иммунологические тесты позволяют семейному врачу определить, что с нами не так. Тесты на беременность являются примером домашней иммунодиагностики. Терапия антителами и вакцинами — уже давно и успешно практикующиеся методы иммунотерапии. При многих заболеваниях, таких как болезнь Альцгеймера или депрессия, иммунологические аспекты играют все более важную роль. И каждый день ученые во всем мире прилагают большие усилия, чтобы лучше понять иммунную систему, взаимосвязи внутри нее, связи с остальными системами организма и окружающей средой.

На последующих страницам мы попытаемся заглянуть из-за спины на работу ученых и выяснить, какие идеи и задумки они пытаются реализовать в настоящий момент. В конце концов, их реализация через несколько лет могла бы помочь нам вести более здоровый образ жизни, предотвратить развитие некоторых заболеваний или эффективнее их лечить.

АЛЛЕРГИИ. ЛУЧШЕ РАСПОЗНАТЬ — БЫСТРЕЕ ПОБЕДИТЬ

Миллионы людей страдают от аллергии. Они страдают от очень неприятных симптомов, зачастую на протяжении всей жизни. Совсем невесело каждую весну ходить с кашлем и слезящимися глазами, бояться скрытого в торте или шоколаде арахиса, шарахаться от гудящих на клумбе пчел. Об аллергиях на некоторые субстанции подробно мы говорили ранее. Но часто у аллергиков присутствует гиперчувствительность не только к одному аллергену, а сразу к нескольким. И чем больше количество аллергенов, тем сложнее определить их все. Поиск похож на знаменитую иголку в стоге сена, за исключением того, что там много иголок и много стогов сена. Это связано с тем, что в тестах на аллергию всегда используются цельные экстракты пыльцы, пищи или насекомых, содержащие несколько отдельных аллергенов и много веществ, не являющихся потенциальными аллергенами.

В настоящее время в лабораториях стало возможно из основных групп аллергенов выделять «суballергены». Вскоре у врачей получится точно определить, на какое вещество у пациента возникает аллергия, угрожает ли ему перекрестная аллергия, например на березу, орехи и фрукты, и предсказать, разовьется ли в результате контакта пациента с аллергеном лишь небольшая локальная реакция или ему может угрожать опасный для жизни анафилактический шок. Вероятно, в недалеком будущем и с помощью субаллергенов, выведенных с помощью генно-инженерных методик, будет возможно разработать более точную и более эффективную гипосенсибилизацию[1] к определенному аллергену.

На сегодняшний день терапия в виде гипосенсибилизации (тип вакцинации от аллергенов) в среднем занимает три года. Такая мера помогает далеко не всем аллергикам, а только тем, кто реагирует на респираторные аллергены и яды насекомых. Тем, кому не повезло быть одним из них, кто имеет аллергию на определенные продукты питания или шерсть животных, ничего не остается, кроме как продолжать страдать. Помощь этим людям, возможно, однажды придет из Вены. В университетской клинике аллерголог Рудольф Валента и его команда работают над новой вакциной против сенной лихорадки.

---

[1] Снижение чувствительности организма к аллергену путем введения больному экстракта того аллергена, к которому имеется повышенная чувствительность.

Исследователи связывают короткие фрагменты аллергенов, полученных с помощью генно-инженерных техник, с убитыми вирусами и вводят эту «вакцину» пациентам, страдающим аллергией. На нее, как и на любую другую вакцину, иммунная система реагирует синтезом специальных антител типа IgG. Эти «хорошие» антитела конкурируют с аллергенными IgE за связывание с аллергенами. Примерно как в переполненном автобусе пассажиры борются за свободные места. Когда хорошие антитела заняли свободные места, вызывающим аллергию не остается свободных мест. Конечно, пациент не замечает внутри себя давки, но облегчение чувствует сразу: его больше не донимают насморк и чихание. Пациентам больше не потребуется в течение нескольких лет проводить гипосенсибилизацию, достаточно будет всего несколько инъекций. Ожидается, что в 2020 году препарат выпустят на рынок.

> ВСКОРЕ БЛАГОДАРЯ «СУБАЛЛЕРГЕНАМ» У ВРАЧЕЙ ПОЛУЧИТСЯ ТОЧНО ОПРЕДЕЛИТЬ, НА КАКОЕ ВЕЩЕСТВО У ПАЦИЕНТА ВОЗНИКАЕТ АЛЛЕРГИЯ, УГРОЖАЕТ ЛИ ЕМУ ПЕРЕКРЕСТНАЯ АЛЛЕРГИЯ, МОЖЕТ ЛИ УГРОЖАТЬ ПАЦИЕНТУ ОПАСНЫЙ ДЛЯ ЖИЗНИ АНАФИЛАКТИЧЕСКИЙ ШОК.

КАК ВОСПАЛЕНИЯ В ОРГАНИЗМЕ МАТЕРИ ВЛИЯЮТ НА МОЗГ РЕБЕНКА

В матке нерожденный ребенок хорошо защищен от внешних воздействий. Тем не менее инфекции, психологическая нагрузка и стресс, а также избыточный вес матери могут быть опасными для него. Они повышают уровень факторов воспаления в организме матери. Это, в свою очередь, может грозить изменениям в головном мозге плода и увеличить риск развития психических заболеваний в дальнейшем. Ученые из берлинской клиники Шарите обнаружили это в совместном исследовании, проведенном с учеными Калифорнийского университета, в котором приняли участие 90 матерей. У новорожденных, чьи матери имели высокий уровень показателей воспаления во время беременности, исследователи обнаружили увеличение ядер миндалевидного тела головного мозга и изменения в сетях, через которые миндалевидное тело соединяется с другими областями мозга. Миндалевидное тело отвечает за эмоциональную оценку и за повторное узнавание произошедших ранее ситуаций. Оно помогает эмоционально оценивать и распознавать ситуации. В наблюдениях за двухлетними детьми было установлено, что для малышей, матери которых во время беременности находились в психологическом равновесии и комфорте, не страдали избыточным весом, характерно более спокойное поведение, сниженная агрессия и отсутствие неконтролируемого импульсного поведения. Исследователи предполагают, что у таких детей практически отсутствует риск развития психических заболеваний в более позднем возрасте. Достаточно веская причина для того, чтобы будущим матерям беречь себя во время беременности.

Депрессия. Причина в воспалении?

В главе о психике уже говорилось о взаимосвязи депрессии с повышенной активностью иммунной системы. У людей, страдающих депрессией, отмечается повышенный уровень параметров воспаления, в их крови отмечается избыточное количество цитокинов. Они ведут себя почти так же, как люди, страдающие инфекцией: замыкаются в себе и желают только покоя.

Тем временем стало известно, что у людей, на которых не влияют антидепрессанты, как правило, обнаруживается особенно высокий уровень параметров воспаления. Так является ли депрессия физическим недугом? Следует ли ее лечить противовоспалительными препаратами вместо психотерапии в комплексе с антидепрессантами? Делать такой вывод сегодня очень преждевременно. Тем не менее исследования показывают, что у пациентов, лечившихся по медицинским показаниям антителами к определенным цитокинам, отмечалось улучшение состояния на фоне депрессии. Большую ясность в это наблюдение должно внести масштабное исследование, проводимое клиникой психиатрии и психотерапии Шарите. Пациентам с депрессией, которым не помогают ни антидепрессанты, ни психотерапия, назначается антибиотик миноциклин. Эксперты с нетерпением ждут результатов исследования.

КРЕАТИВНЫЕ МЕТОДЫ ВАКЦИНАЦИИ

Принцип вакцинации насколько прост, настолько и эффективен. Иммунная система реагирует на патогенный микроорганизм и сохраняет свою реакцию на него в своей иммунологической памяти. Когда возбудитель вновь появляется, иммунная система помнит, как на него реагировать. Это работает настолько хорошо, что вакцинация является одним из главных достижений в истории медицины.

Много новых вакцин было разработано и испытано в последние годы, но немногие были выпущены на рынок. Мы до сих пор ожидаем появления очень важных препаратов. Например, противомалярийной вакцины. Болезнь вызывается не вирусом, а паразитом, который имеет сходство с клетками человеческого организма и прячется в эритроцитах и клетках печени. Поэтому он невидим для иммунной системы.

Вакцина против других паразитов, таких как трематода, все еще нуждается в разработке. Личинки этих особей пробуравливают кожу человека, проникая во внутренние органы и мозг и вызывая изнурительный шистосомоз[1]. В списке ВОЗ наиболее опасных заболеваний, вызванных паразитами, шистосомоз занимает второе место после малярии. Оба заболевания — болезни бедняков. Поражают и даже убивают миллионы людей, особенно в Африке.

Эффективной вакцинации против туберкулеза тоже пока нет. Известные ранее лекарства от туберкулеза на большинство людей не действуют эффективно. Хотя прививки и существуют, защищают они непродолжительный период времени и не являются абсолютно надежными.

Даже против вирусов, которые угрожают многим людям, нет прививок. Несмотря на огромные усилия и многомиллиардные вложения в исследования, на сегодняшний день на

---

[1] Тропическое паразитарное заболевание, вызываемое кровяными сосальщиками (трематодами).

рынке до сих пор нет эффективной вакцины против ВИЧ. Но, возможно, скоро она появится. Новая перспективная вакцина против ВИЧ в настоящее время проходит испытания в ранних клинических исследованиях. Первые результаты дают надежду.

Вакцина против кори эффективна против диареи?

Исследователи все чаще обнаруживают, что даже хорошо известные вакцины могут таить в себе некоторые сюрпризы. Всегда считалось, что прививки выполняют роль учебного материала для иммунной системы и полученную о каждом конкретном возбудителе информацию иммунная система долго хранит в своей иммунологической памяти. Согласно этой логике, вакцина против кори защищает от кори, а не от респираторных заболеваний. Тем не менее наблюдения в некоторых развивающихся странах, а также в европейских лабораториях показывают, что вакцины также влияют на врожденную иммунную систему. Например, вакцина против кори может также быть эффективной против диареи, вакцина против туберкулеза — против инфекций, вызванных дрожжевыми грибами или против аллергий. Подтвердятся ли научно подобные наблюдения, будут ли внесены изменения в рекомендации по вакцинации STIKO, удастся ли в скором времени с помощью прививок укрепить ослабевающую иммунную систему пожилых людей от всевозможных инфекций — пока об этом можно только фантазировать.

Прививка бананом

В настоящее время врачи все больше озабочены вопросом транспортировки вакцин в развивающиеся страны. Вакцины с фармацевтической фабрики до места назначения должны транспортироваться с соблюдением постоянного холодового режима. Большие надежды возлагаются на встройку вещества вакцины в растения, в геном которых ранее были введены гены человека или животных с использованием методов генной инженерии. Возможно, через несколько лет трансгенные растения будут производить действующее вещество вакцины, которое можно будет экстрагировать и назначать в виде

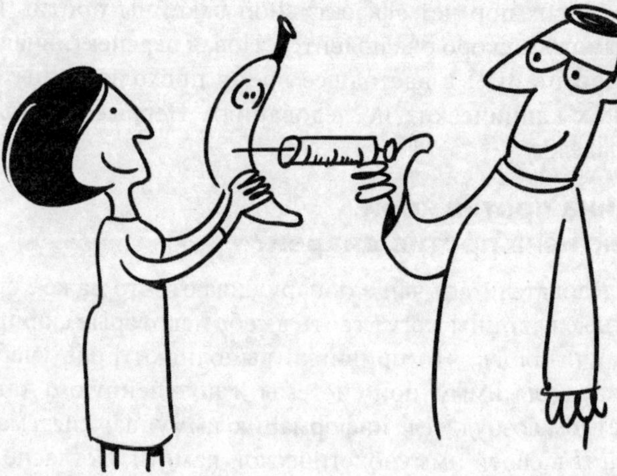

таблеток, то есть в виде пероральных вакцин. Возможно, удастся вырастить соответствующие антигены в растениях, например в зернах кукурузы, бананах или томатах. Хотя ни в одном медицинском кабинете еще не проводят вакцинацию путем поедания бананов, в СМИ об этом уже говорят. Идея подарить ребенку «банановую вакцину» вместо того, чтобы колоть его, также впечатляет. В этом случае интересно, как будут обстоять дела с дозировкой. Возможно, вакцинируемый должен будет съесть только половину банана. Также никто не может быть уверен, что вакцина с поля будет всегда содержать один и тот же активный ингредиент. И никто не знает, что произойдет, если трансгенные растения начнут бесконтрольно размножаться.

Вакцинация пластырем

У большинства людей вакцинация ассоциируется с болезненным уколом. Боль не побуждает людей делать прививки. Несколько лет назад на рынке появилась прививка от гриппа в виде назального спрея, продвигаемая агрессивной рекламной компанией. К сожалению, она практически не защищала от гриппа. Недавно появилась безболезненная вакцина против гриппа в форме пластыря. В первых тестах на людях такая вакцина показала себя как безопасное и эффективное средство. Пластырь заполнен 100 крошечными иглами и должен быть приклеен на запястье на 20 минут, чтобы вакцина могла проникнуть через иглы в верхний слой кожи и далее в более глубокие слои. Иглы распадаются после нанесения, и пластырь можно утилизировать как обычные бытовые отходы. Поскольку для транспортировки такого препарата не требуется соблюдение определенного температурного режима, его легко хранить и можно доставлять даже по почте. Может быть, через несколько лет каждый сможет комфортно вакцинировать себя дома или на работе.

СФОРМИРОВАТЬ ИММУНИТЕТ К ВИЧ?

Существует причина, по которой ученые особенно заинтересованы в вакцинации, когда речь идет о борьбе с эпидемиями. Большинство эпидемий распространяется очень быстро. Организм поражается в одно мгновение. Например, при лихорадке Эбола с момента заражения до появления первых симптомов проходит максимум три недели, иногда только два дня. Инфицированные люди испытывают слабость, рвоту, высокую температуру, судороги, паралич, и наступает сосудистый коллапс. Развивается кровотечение из всех отверстий тела и даже пор, и обычно очень быстро наступает смерть.

ВОЗМОЖНО, ЧЕРЕЗ НЕСКОЛЬКО ЛЕТ ТРАНСГЕННЫЕ РАСТЕНИЯ БУДУТ ПРОИЗВОДИТЬ ДЕЙСТВУЮЩЕЕ ВЕЩЕСТВО ВАКЦИНЫ, КОТОРОЕ МОЖНО БУДЕТ ВЫДЕЛЯТЬ И НАЗНАЧАТЬ В ВИДЕ ТАБЛЕТОК.

ВИЧ-инфицированные, вопреки смертельному прогнозу, с помощью комплексной поддерживающей терапии могут жить относительно нормальной жизнью в течение многих лет. Выигранное время используется для поисков новых вариантов лечения. Многообещающие перспективы зачастую обнаруживаются учеными абсолютно случайно. Десять лет назад американец Тимоти Рэй Браун был госпитализирован в Берлинскую клинику Шарите. Браун был ВИЧ-инфицированным, и на тот момент у него диагностировали лейкоз. Поскольку обычная химиотерапия при раке крови оказалась неэффективной, врачи планировали пересадку костного мозга и искали подходящего донора. Браун пережил лечение, лейкемия отступила, а вместе с ней исчез и ВИЧ. Донор костного мозга оказался одним из немногих людей в мире с естественным иммунитетом к ВИЧ. Эти люди имеют небольшое изменение в гене CCR5, который влияет на стволовые клетки костного мозга. Как мы уже знаем, стволовые клетки костного мозга участвуют не только в формировании эритроцитов, но и Т-лимфоцитов, которые помогают отражать атаки патогенных микроорганизмов.

При заражении ВИЧ оседает в Т-лимфоцитах и предотвращает реакцию иммунной системы на патоген. Его шлюзом является как раз белок, закодированный геном CCR5. Небольшое отклонение от нормальной структуры уже приводит к изменению состава белка на поверхности Т-клеток и закрытию шлюза для вируса ВИЧ. Около 1% европейцев имеют такие, не доступные для ВИЧ, Т-клетки, одним из них оказался донор Брауна. Браун заполучил завидный иммунитет с костным мозгом донора. По сей день в его крови вирус иммунного дефицита не обнаруживается.

Фрайбургские исследователи во главе с молекулярным биологом Тони Катомен (Toni Cathomen) теперь хотят повторить случайный опыт Шарите и воссоздать для шести больных ВИЧ иммунную систему, которая защищает от вируса на всю жизнь. С помощью генно-инженерных методик пациенты должны освободиться от вируса и получить новую иммунную систему, которая защитит их от ВИЧ-инфекции до конца дней. В гемопоэтических стволовых клетках участников эксперимента исследователи отключают ген CCR5 и возвращают измененные клетки пациенту обратно. Ранее ученые уничтожали оставшиеся стволовые клетки в костном мозге пациента с помощью легкой химиотерапии.

Такой эксперимент на мышах уже был успешно проведен ранее. В 2016 году Управление по санитарному надзору за качеством пищевых продуктов и медикаментов США (FDA) одобрило проведение аналогичного исследования в Калифорнии на людях, которые прекратили принимать обычные лекарства от ВИЧ-инфекции и не имели другого шанса, кроме такой генной терапии. Тем не менее американским исследователям удалось модифицировать только четверть стволовых клеток;

исследователям из Фрайбурга за счет использования более новой технологии — 90% стволовых клеток. Высокий процент генномодифицированных клеток может быть большим преимуществом для пациентов, потому что только измененные стволовые клетки способны формировать защищенные от взлома Т-лимфоциты в организме.

НОВЫЕ ИДЕИ В БОРЬБЕ С РАКОМ

Раковые клетки ведут себя иначе, чем нормальные клетки организма: с каждым делением они изменяют свой облик. От таких частых перемен у иммунной системы начинает кружиться голова. Кроме того, защитные клетки могут начать бороться друг против друга и пропустить нарастающую угрозу. Таким образом раковым клеткам удается сплотиться, образовать опухоль, а в дальнейшем и метастазы, дочерние опухоли, которые формируются в других частях организма и продолжают там расти. Сегодня врачи мечтают найти индивидуальную терапию для каждой формы рака и каждого конкретного пациента. Врачи стремятся как можно реже применять классические методы, которые перегружают и ослабляют организм. Они пытаются добиться, чтобы иммунная система пациента брала на себя основную роль в борьбе с опухолью.

> НИКТО НЕ МОЖЕТ СКАЗАТЬ, КАКАЯ ТЕРАПИЯ БУДЕТ ПРИМЕНЯТЬСЯ В БУДУЩЕМ ПРОТИВ РАКА. КЛЮЧЕВЫЕ ПОДХОДЫ – ЭТО ИММУНОТЕРАПИЯ АНТИТЕЛАМИ, ПРОТИВОРАКОВЫЕ ВАКЦИНЫ, ИНГИБИТОРЫ ЧЕКПОИНТОВ И CAR-T ТЕРАПИЯ КЛЕТКАМИ, НАТРЕНИРОВАННЫМИ НА СПЕЦИФИЧЕСКИЕ АНТИГЕНЫ.

В настоящее время многие идеи реализуются на практике. Некоторые существуют только в качестве лабораторных испытаний, другие уже проходят испытания в небольших исследованиях на животных, а также на людях. Никто не может сказать, какая терапия преимущественно будет применяться в будущем. Ключевые подходы включают иммунотерапию антителами, противораковые вакцины, ингибиторы чекпоинтов и CAR-T терапию клетками, искусственно натренированными на антигены. Все это звучит очень сложно, но лежащие в основе задумок идеи зачастую очень просты.

Биопсия жидкости

Для разработки индивидуальной терапии важно точно определить мутации в геноме раковых клеток. До сих пор для этого делали биопсию опухоли. Ткань разрезали, забирали некоторые клетки, исследовали под микроскопом на наличие мутаций. В будущем биопсия тканей, вероятно, будет заменена биопсией жидкости. Раковые клетки и раковые антигены будут исследоваться из образца крови больного. Это очень тонкий метод, который позволяет найти отдельные клетки и даже мельчайшее количество генетического материала, чего достаточно для определения мутации в геноме опухоли. Эти знания проложили путь для развития индивидуальной противоопухолевой терапии. Каждый пациент получает именно ту терапию, которая наиболее эффективно уничтожит именно его раковые клетки.

Истощение Т-клеток

При реализации новых идей всплывают старые проблемы, которыми приходится заняться повторно. Одной из них является так называемое истощение Т-клеток.

Классические методы лечения рака и новые методики иммунотерапии эффективны только в отношении некоторых опухолей и зачастую излечивают не навсегда. Многие опухоли со временем становятся нечувствительными к терапии, иногда резистентность развивается уже в начале проведения лечения. Особенно солидные опухоли не реагируют на новые схемы иммунотерапии. Причина кроется в том, что модифицированные иммунные Т-лимфоциты пациента (естественным путем или в условиях лаборатории) истощаются. Они распознают опухоль, активируются, но эффективно бороться с ней не в состоянии. Поэтому ученые сегодня задаются вопросом, как можно решить эту проблему с помощью новых идей и методов.

Иммунотерапия антителами

Иммунотерапия в первую очередь направлена на поддержку иммунной системы или на то, чтобы дать ей небольшой толчок, если обнаруживается, что она недостаточно активна в отношении опухоли. Довольно простая иммунотерапия состоит из введения пациенту моноклональных антител[1], которые синтезированы клетками одной линии в ответ на опухоль. Предполагается, что антитела связываются с антигенами раковых клеток, а затем привлекают другие иммунные клетки, которые атакуют атипичные опухолевые клетки. Но у этой процедуры есть подводные камни. Раковые клетки и нормальные клетки во многом похожи. Антитела, которые получает пациент, не должны допустить ошибку и прикрепляться к здоровым клеткам организма, иначе борьба разыграется против собственных тканей и органов. Это грозит смертельной катастрофой.

Относительно новой является идея комбинации лучевой терапии и терапии антителами. Радиоиммунотерапия — так называется этот метод. Специфические антитела упаковываются в радиоактивные молекулы и отправляются на поиск опухолевых клеток в организме. Они прикрепляются к раковым клеткам и поражают их дозой радиации, в то время как окружающие здоровые ткани не поражаются.

Иммунотерапия против рака празднует победу. Гигантские рекламные кампании фармацевтических корпораций расхваливают ее как лучшую противоопухолевую терапию. В отличие от химиотерапии и облучения, такие методики считаются точными и имеют мало побочных эффектов. Предположительно, бывший президент США Джимми Картер, у которого была диагностирована злокачественная меланома с метастазами по всему организму, своим излечением обязан именно такой терапии. В действительности иммунотерапия может помочь некоторым людям с формами рака, которые ранее считались неизлечимыми. Но не всем. Для многих пациентов новый метод оказывается не эффективным. Возможные последствия такой терапии в достаточной степени тоже не изучены. Наша

---

[1] Антитела, вырабатываемые иммунными клетками, принадлежащими к одному клеточному клону, то есть произошедшими из одной плазматической клетки-предшественницы.

иммунная система представляет собой тщательно отлаженный оборонительный альянс. Ошибка, сбой или неправильное вмешательство в одно из звеньев могут иметь губительные последствия для всей системы.

ИММУНОТЕРАПИЯ МОЖЕТ ПОМОЧЬ ЛЮДЯМ С ФОРМАМИ РАКА, КОТОРЫЕ РАНЕЕ СЧИТАЛИСЬ НЕИЗЛЕЧИМЫМИ. НО НЕ ВСЕМ. ДЛЯ МНОГИХ ПАЦИЕНТОВ НОВЫЙ МЕТОД ОКАЗЫВАЕТСЯ НЕ ЭФФЕКТИВНЫМ.

Например, некоторые пациенты могут испытывать цитокиновый шторм[1]. Измененные иммунные клетки высвобождают в чрезмерно большом количестве сигнальные вещества. Система регулирования выходит из-под контроля, как при аварии на реакторе чернобыльской АЭС, в результате жизни пациентов находятся в острой опасности. В долгосрочной перспективе может случиться, что сначала иммунитет с помощью иммунотерапии атакует и победит опухоль, а затем начнет воздействовать на здоровые клетки, в результате могут развиться аллергия или аутоиммунные заболевания, такие как диабет или целиакия. Через несколько лет мы сможем больше узнать об этих процессах. Скорее всего, будут проведены масштабные, значимые исследования, результаты которых расскажут нам, при каких видах рака помогает иммунотерапия, а при каких от нее больше вреда, чем пользы.

Вакцинация против рака

Уже существует эффективная вакцина против рака шейки матки. Она обеспечивает профилактическую защиту. Однако в будущем могут также появиться индивидуальные персонализированные вакцины, которые будут эффективно бороться с уже имеющимися опухолями. Два небольших клинических

[1] Потенциально летальная реакция иммунной системы, суть которой состоит в неконтролируемой и не несущей защитной функции активации цитокинами иммунных клеток в очаге воспаления и высвобождении последними новой порции цитокинов, вследствие наличия прямой связи между этими процессами.

исследования для пациентов с диагностированным раком кожи в Майнце и Бостоне дают основание для этой надежды. Исследователи внимательно изучили мутации в раковых клетках, а затем создали в лаборатории антигены, индивидуальные для раковых клеток. Затем были разработаны вакцины и введены пациентам. Организм пациентов реагировал так же, как при обычных прививках, образуя антитела и активированные Т-клетки, которые атаковали не только антиген вакцины, но и соответствующие опухоли. У большинства пациентов в Бостоне и Майнце и через два года после вакцинации не обнаруживались признаки опухолевого процесса, сообщали врачи в своих статьях в журнале Nature. Будет ли эффективность такой вакцинации доказана в более крупных исследованиях, обеспечивает ли она длительный терапевтический эффект, действует ли при других видах рака — это еще предстоит выяснить. Врачи Майнца тогда основали свой собственный институт, работа которого сегодня полностью посвящена разработке противораковых вакцин.

Клетки CAR-T

В основе некоторой иммунотерапии лежит работа Т-лимфоцитов, естественных киллеров и антигенпрезентирующих клеток пациента. Их «тренируют» на опухолевых клетках вне организма, размножают и возвращают пациенту. В то же время существует даже возможность снабдить Т-лимфоциты новыми поверхностными рецепторами, которые позволяют им лучше распознавать и бороться с опухолевыми клетками — своеобразный генный допинг.

Совершенно новым достижением в клеточной иммунотерапии является терапия клетками CAR-T (Т-лимфоциты с химерным рецептором антигена). В лаборатории Т-лимфоциты генетически изменяют так, что на их поверхности появляется особый тип антигенного рецептора. И не две-три штуки, а (фанфары!) от 4000 до 2 000 000 на одной клетке. Эти антигенные рецепторы искусственно собираются и имплантируются в забранные ранее у пациента Т-лимфоциты, тем самым перепрограммируя их. Рецептор (CAR) состоит из двух частей, полученных из разных источников, поэтому он называется химерным. Моноклональное антитело и сигнальный протеин удерживают его на поверхности клетки и связывают с ее внутренним содержимым. Теперь клетка называется CAR-T-клеткой. Такие клетки серийно выпускаются в лаборатории и вводятся обратно в организм пациента. Там они, подобно злым собакам, бросаются прямо на антигены раковых клеток и плотно связываются с ними. Внутренние структуры клетки слышат сигнал «Атака!». Клетка CAR-T начинает выплескивать высокотоксичные белки на раковую клетку, и те в конечном счете ее убивают. Новые клетки CAR-T синтезируют дополнительные цитокины и высвобождают их, чтобы привлечь на помощь большее количество активированных иммунных клеток. Одна клетка CAR-T может убить более 1000 опухолевых клеток.

Первая терапия с использованием клеток CAR-T для лечения лейкемий и лимфом была недавно одобрена и внедрена в США, Европа на очереди.

CRISPR-CAS9 — ГЕНЕТИЧЕСКИЕ НОЖНИЦЫ

В 2012 году описанный впервые учеными Дженнифер Дудна (Jennifer Doudna) и Эммануэль Шарпантье (Emmanuelle Charpentier) метод «генетические ножницы», или, точнее, метод CRISPR-Cas9, позволил изменять геном всего живого: от яблонь, пчел и медведей до людей. Генетические ножницы позволяют разрезать отдельные гены в строго определенной точке, удалять или перемещать их в другую точку генома, словно кусочки фраз в текстовом редакторе. В основе этого метода заложена уже известная ученым способность бактерий запоминать при вирусной атаке генетический отпечаток вирусов. В случае новой вирусной атаки бактерии проверяют сохраненную в базах данных информацию. Если патогенный микроорганизм уже известен, пораженная бактерия синтезирует фермент, который, как ножницы, разрушает геном вируса и тем самым останавливает его размножение. Оба исследователя использовали этот древний защитный механизм бактерий, чтобы в живой клетке вырезать часть генетического материала в строго определенном месте.

Ученые всего мира возлагают надежды на CRISPR. Фармацевтические компании уже покупают лицензии и организуют стартапы по работе над CRISPR. До того момента, когда с помощью генетических ножниц можно будет вылечить рак, пройдет много времени. Раковые клетки изменяются, отделяются от остального клеточного сообщества, поэтому их трудно контролировать. Теоретически существует два возможных способа лечения рака с использованием генетических ножниц. Первый заключается в возможности имплантировать рецептор в лейкоциты, чтобы те, как при существующих иммунотерапиях, атаковали опухолевые клетки. Другая идея состоит в том, чтобы «ремонтировать» вызывающие рак мутации в самих опухолевых клетках.

С помощью генетических ножниц можно излечивать не только рак, но и многие другие серьезные наследственные заболевания, такие как патологии обмена веществ, аутовоспалительные заболевания и дефекты иммунной системы, причиной развития которых является генная мутация. В июле 2017 года в журнале Technology Review появилась публикация о том, что ученому по имени Шухрат Миталипов (Shoukhrat Mitalipov) из Университета здоровья и науки штата Орегон, занимающемуся клонированием, удалось откорректировать генетические патологии у эмбриона с помощью ножниц ДНК без ошибок и побочных эффектов — первое доказательство того, что генетическая терапия эмбрионов вполне возможна.

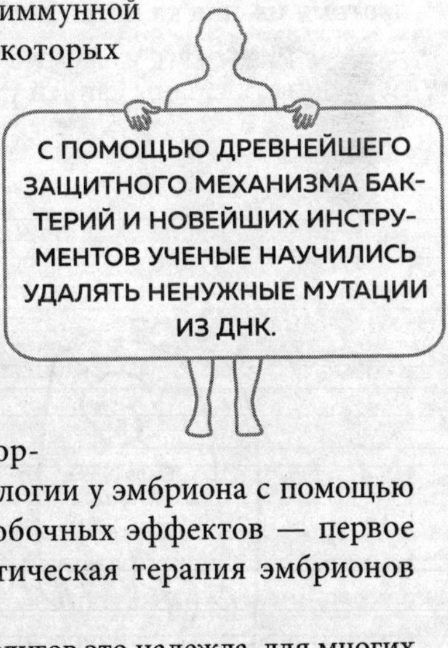

Для многих страдающих от недугов это надежда, для многих здоровых — явление, не выдерживающее никакой критики с моральной точки зрения. Теперь общество должно определиться, допустимы ли подобные эксперименты в области генной инженерии и где находится та черта, которую нельзя переступать.

ДОНОРСТВО ОРГАНОВ

В Германии 10 000 больных ждут донорского органа. Кому-то везет, кто-то на протяжении многих лет живет в ожидании. Слишком мало доноров.

Ученые долго размышляли о том, как имплантировать в человеческий организм органы животных. Мыши и кролики, любимые животные исследователей, были исключены из списка потенциальных доноров по многим причинам. Одна из них: сердце мышки или кролика слишком мало, чтобы поддерживать жизнедеятельность человеческого организма. Совсем другое дело — свинья. Размер тела свиньи приближен к человеческому, у них отсутствует шерстяной покров, они общительны, умны и любопытны. Но, прежде всего, их генетический материал по структуре очень похож на наш. Бóльшим сходством обладают только человекообразные обезьяны. Но им повезло, что они размножаются не так быстро, как свиньи, поэтому из списка потенциальных доноров их вычеркнули.

Эксперименты со свиньями проводятся довольно давно. Сердечные клапаны свиней уже сегодня пересаживаются лю-

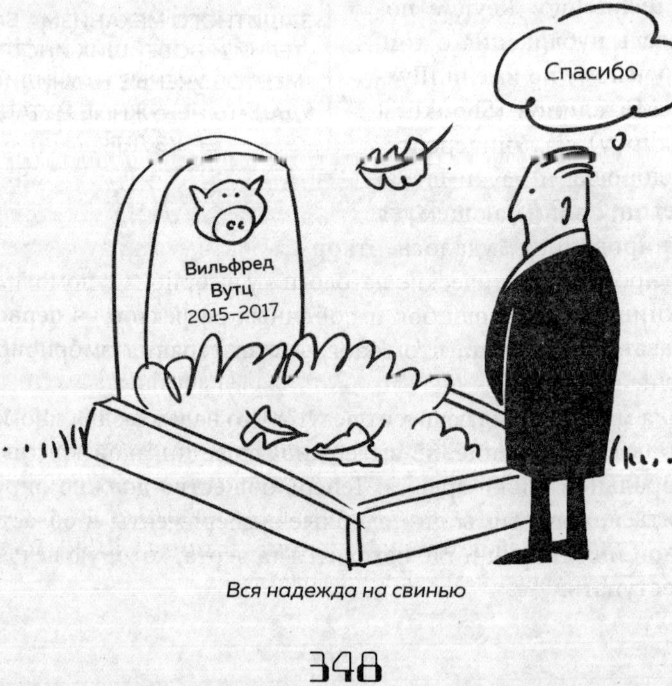

Вся надежда на свинью

дям. Для этого берется сердечный клапан, с которого удаляются все клетки, пока не останется только сам коллагеновый каркас. Этот каркас из коллагена устанавливается в организм человека, через какое-то время он обрастает человеческими клетками, и новый сердечный клапан готов. Тем не менее пока нет возможности имплантировать целые органы свиньи человеку. В этом случае наша иммунная система моментально объявила бы протест против имплантата животного. «Ни одна свинья не подойдет ко мне близко!» Человек умер бы уже во время операции по пересадке.

Вот уже несколько лет ученые пытаются разводить трансгенных свиней, то есть свиней, у которых на поверхности клеточной мембраны нет никаких признаков их « свиного» происхождения. Так можно перехитрить иммунную систему человека, и человеческий организм не сможет отторгать органы свиней. Американские ученые из Национального института сердца, легких и крови в Бетесде штата Мэриленд уже успешно пересадили сердца трансгенных свиней бабуинам. Реципиенты прожили некоторое время с донорскими сердцами.

При трансплантации человеку органов свиньи пересажены будут не только чужеродные клетки свиньи, но также и потенциально опасные микроорганизмы. Даже если содержать свиней-доноров в стерильных условиях, стерилизовать их корм, фильтровать и обеззараживать воздух в помещениях содержания и в результате получить самую чистую в мире свинью, этого будет недостаточно. В ходе эволюции к их геному смогли подключиться наименее опасные из патогенных микроорганизмов, так называемые эндогенные ретровирусы. Они крепко срослись с геномом свиньи и передаются из поколения в поколение. Свиньи чувствуют себя в компании с этими вирусами вполне уютно, у них разработаны защитные механизмы, предотвращающие развитие заболевания. Но то, что свинье хорошо, может быть опасно для человека. Поэтому идеальный донор-свинья должен не только содержать в своих клетках человеческие гены, но и быть свободным от специфического для свиней патогенного генома. Техника CRISPR-Cas9 может стать решением такой проблемы.

Когда мы писали эту главу, из США пришла новость, что команде ученых во главе с исследователем из частной компании eGenesis Луханом Янгом (Luhan Yang) удалось отсечь геном эндогенных ретровирусов от генома свиньи с помощью ножниц ДНК. Если это не разовый успех и поросята переживут вторжение в свой генетический материал, то вопрос о безопасной трансплантации органов от свиньи к человеку может быть вскоре решен.

Но есть еще и другая проблема. Например, печень свиньи синтезирует пищеварительные ферменты, отличные от человеческих, поскольку она должна уметь переваривать желуди и другие деликатесы, которыми питается животное. Казалось бы, сердце и почки работают одинаково у людей и у свиней, но это тоже не совсем так.

Тем не менее в ближайшем будущем для диабетиков, которые сидят на инсулине, появится возможность получить инсулин-продуцирующую ткань поджелудочной железы свиньи. Предварительные эксперименты показали, что диабетики внезапно снова обретают способность синтезировать инсулин с помощью так называемых островков Лангерганса[1], полученных от свиней. Возможно, однажды люди, страдающие от диабета, больше не будут нуждаться в инъекциях инсулина или, по крайней мере, смогут лучше регулировать свой уровень сахара.

Клеточные островки, такие как островки Лангерганса, не являются сложным органом, как, например, сердце, почки, печень или легкие. Поэтому их относительно легко пересаживать. До того момента, когда свиное сердце впервые забьется в организме человека или почка свиньи начнет фильтровать мочу человека, пройдет очень много времени.

Собственные клетки организма из чашки Петри

Перспективным подходом к иммобилизации иммунной системы при трансплантации может стать выращивание новых органов из собственных клеток организма. Впервые

---

[1] Скопления гормон-продуцирующих (эндокринных) клеток, преимущественно в хвостовой части поджелудочной железы.

в 2006 году японскому ученому Шинья Яманака удалось трансформировать клетки ткани человека в индуцированные плюрипотентные стволовые клетки[1], так называемые клетки iPS (иСК).

иСК напоминают эмбриональные клетки с тем отличием, что их выращивают в лаборатории. Для этого берут несколько клеток кожи, с помощью вируса вводят четыре гена в клетки и наблюдают, что произойдет далее. Введенные гены перепрограммируют некоторые клетки кожи в клетки иСК. В лабораторных условиях их размножают. Как и другие стволовые клетки, они могут превращаться в клетки любого типа. Одним из преимуществ метода является то, что иммунная система не борется с трансплантатом, выращенным из таких клеток, поскольку по сути это собственные клетки организма. За такую относительно простую методику обратного превращения в 2012 году, спустя шесть лет после ее открытия, Яманака получил Нобелевскую премию по медицине.

ИДЕАЛЬНЫМ ТРАНСПЛАНТАТОМ ДЛЯ ЧЕЛОВЕКА БЫЛ БЫ ОРГАН, ВЫРАЩЕННЫЙ ИЗ ЕГО СОБСТВЕННЫХ КЛЕТОК. УЧЕНЫЕ УЖЕ НАУЧИЛИСЬ ЭТО ДЕЛАТЬ В ЛАБОРАТОРИЯХ.

Сегодня клетки иСК являются одной из самых интересных игрушек иммунологов. С их помощью врачи выясняют, как развиваются органы и как возникают болезни. Клетки иСК также помогают в разработке новых лекарств. Однако самая заветная мечта ученых — это создание функционирующих органов из иСК и успешная их трансплантация. Сердце и почки из чашки Петри — фантастика, но мы не так далеки от того момента, когда она станет реальностью. Уже проведены первые медицинские эксперименты на людях по трансплантации сетчатки, выращенной из иСК, чтобы замедлить развитие слепоты в пожилом возрасте.

[1] Стволовые клетки, полученные из каких-либо иных (соматических, репродуктивных или плюрипотентных) клеток путем эпигенетического перепрограммирования.

Оценить эффективность пересадки трансплантатов, выращенных с помощью иСК, можно будет лишь спустя время. В любом случае новый метод открывает двери для использования трансплантации иСК в других областях медицины. Ученые уже мечтают использовать такие клетки для лечения пациентов с заболеваниями сердца.

ЛЕЧЕНИЕ ХРОНИЧЕСКИХ ВОСПАЛИТЕЛЬНЫХ ЗАБОЛЕВАНИЙ — ПЕРЕЗАГРУЗКА ИММУННОЙ СИСТЕМЫ

Люди с аутоиммунными заболеваниями или аутовоспалительными заболеваниями страдают от перманентного хронического воспаления, которое поражает все виды тканей. Ученые долго размышляли о том, как остановить и подавить данный процесс. Многообещающая идея была почерпнута из практики лечения онкологических заболеваний. Процедура работает аналогично кнопке сброса на компьютере. С 1996 года методика получила дальнейшее развитие во всем мире в различных медицинских центрах.

Сначала из крови пациента выделяют стволовые клетки и замораживают их. Затем пациента лечат особенно агрессивной химиотерапией, которая убивает подавляющее большинство клеток иммунной системы. Теперь работающая с ошибками иммунная система практически разрушена, и пациент получает обратно свои ранее замороженные стволовые клетки. С этого момента, как у ребенка, иммунная система начинает формироваться с нуля. Этот процесс длится около двух-трех лет. В этот период пациенты подвержены не только относительно безобидным повседневным инфекциям, но и опасным заболеваниям, против которых они ранее были вакцинированы. Метод «перезагрузки» не так прост в реализации, как может показаться, но дает надежды многим людям, страдающим хроническим воспалением.

Рассеянный склероз и другие воспаления нервной системы, аллергии, хронические воспалительные заболевания кишечника, красная волчанка и многие другие аутоиммунные заболевания вскоре могут быть излечены с помощью такой жесткой терапии. Подобный метод уже помог более чем 2000 пациентам во всем мире, которым не помогала никакая другая терапия, однако его можно использовать только в крайних случаях. В настоящее время в различных исследовательских центрах врачи экспериментируют с различными вариантами метода «перезагрузки», пытаясь найти методику с минимальным количеством побочных явлений.

Например, ревматолог Андреас Радбрух, научный руководитель в Немецком исследовательском центре ревматизма, вместе со своими коллегами из берлинской клиники Шарите и Университета Эрлангена — Нюрнберга пытается разработать щадящую форму терапии «перезагрузки», которая позволит выжить основному составу иммунной системы и удалить только участвующие в возникновении патологии клетки. В качестве основных преступников подозреваются, в частности, плазматические клетки. В прошлом считалось, что жизненный цикл этих клеток очень короткий. В настоящее время известно больше. Плазматические клетки продуцируют антитела, но также могут вырабатывать аутоантитела и способны долгое время выживать в костном мозге и в воспаленных тканях. Ученые проверили на больных системной красной волчанкой, способна ли их терапевтическая идея уничтожать лишь одну разновидность клеток. Методика показала свою эффективность: плазматические клетки погибли, уровень аутоантител снизился. Но спустя время стали появляться новые плазматические клетки. Вместе с тем иммунная система пациентов неожиданно стала положительно реагировать на обычные методы лечения. Сейчас исследователи хотят попытаться устранить и предшественников плазматических клеток, чтобы предотвратить формирование новых их популяций. Этот план, однако, не лишен недостатков. Если уничтожить все плазматические клетки, то исчезнут и те, антитела которых защищают от кори, эпидемического паротита и других неприятных заболеваний. Поэтому следующим шагом должно быть уничтожение только тех плазматических клеток, которые производят антитела, вызывающие развитие заболевания. В опытах на мышах это уже работает. Однако сегодня никто не знает, не появятся ли спустя годы после такого лечения новые иммунные клетки, которые начнут атаковать собственный организм.

ИНФЕКЦИИ И РЕЗИСТЕНТНОСТЬ

Мы живем в постоянном контакте с хорошими людьми и тесном контакте с миллионами хороших и менее хороших микробов. В результате мы получаем инфекции, легкие, тяжелые и иногда смертельные. Открытие антибиотиков спасло бесчисленное количество жизней, но чудодейственное оружие не способно вылечить от всех инфекционных заболеваний. И во многих случаях бактерии с множественной лекарственной устойчивостью на шаг опережают даже самые лучшие в мире антибиотики.

Суперантибиотики

Количество антибиотиков, назначаемых врачами в Германии, постепенно снижается. Устойчивые к лекарствам патогенные микроорганизмы и проблемы, которые они вызывают, остаются. Возможно, на помощь придет суперантибиотик, разработанный американскими исследователями. Новое лекарство на самом деле уже давно известно — это ванкомицин. Тем не менее исследователи модифицировали его таким образом, что теперь он атакует бактерию сразу по трем точкам вместо одной. Ученые надеются, что удар утроенной силы затруднит развитие резистентности у бактерий. Устойчивые к ванкомицину энтерококки ВОЗ включила в список четырех самых опасных патогенных микроорганизмов. Говорят, что новый суперванкомицин в 25 000 раз эффективнее, чем исходное вещество. Бактериям не удается развить устойчивость даже после 50-го применения препарата, в то время как резистентность в отношении исходного антибиотика развивается уже после нескольких контактов.

Дизайн нового антибиотика был разработан на компьютере. Его синтез технически очень сложен, поэтому массовое производство препарата имеет ряд сложностей. Требуется провести первые клинические исследования, прежде чем препарат поступит в продажу. Но стратегия разработки новых поколений антибиотиков с помощью компьютера может помочь решить актуальную проблему антибиотикорезистентности.

Встречающиеся в природе вирусы любят пожирать бактерии

В настоящее время ученые, в частности специалисты из Научно-исследовательского института молекулярной фармакологии имени Лейбница в Берлине, преследуют оригинальную идею. Поскольку разработка новых антибиотиков чрезвычайно сложна, ученые хотят использовать бактериофаги. Бактериофаги представляют собой естественные вирусы, питающиеся бактериями. Первые эксперименты прошли успешно. Бактериофаги пожирают мультирезистентные бактерии с большим аппетитом. «Фаги — это оптимизированные природой на протяжении миллионов лет наномашины, состоящие из множества компонентов, объединенных между собой в сложную архитектуру», — пояснил автор исследования, профессор Адам Ланг на презентации в июне 2017 года. Сейчас предстоит изучить структуру этой архитектуры вплоть до последнего атома, чтобы лучше понять ее и использовать выборочно и прицельно.

ИММУНОЛОГИЯ ДЛЯ ЖИЗНИ

Подобно тому как врачи разрабатывают методы лечения, основанные на новых знаниях и понимании работы иммунной системы, так и мы можем пользоваться плодами прогресса в области иммунологии в повседневной жизни.

Теперь мы знаем, что микробы окружают нас повсюду, и наша иммунная система использует некоторых из них для тренировки собственных защитных реакций. Нам не нужно из чувства страха дезинфицировать все, что попадается под руку дома и на работе. Регулярное проветривание рабочего и жилого пространства, частые прогулки на свежем воздухе, тщательное мытье рук — все эти меры действительно помогают нашей иммунной системе.

Нам уже понятно, насколько важную роль играют кишечник и его обитатели в формировании сильного иммунитета. Мы можем поддержать их, обеспечив им правильное питание, чтобы полезные микробы хорошо себя чувствовали и не покидали организм. Поэтому не стоит давать им слишком много жира или сахара, поскольку именно такое питание избавляет нас от полезных кишечных бактерий и привлекает менее полезных или даже опасных. Лучше поддержать наши бактерии кишечника едой с высоким содержанием клетчатки, низким содержанием жиров и сахара. Они отблагодарят нас тем, что будут защищать от болезней. Фрукты и овощи с фермерского рынка, из магазина здорового питания или из собственного сада содержат все, что нужно иммунной системе. Если при этом на рынок или деловую встречу мы отправимся на велосипеде, немного поработаем в саду, самостоятельно приготовим еду и насладимся ею без спешки в кругу друзей или семьи, наша иммунная система порадуется вместе с нами.

МНОГИЕ СПОСОБНОСТИ ИММУНИТЕТА И ВЗАИМОСВЯЗИ ВНУТРИ ИММУННОЙ СИСТЕМЫ, О КОТОРЫХ ИССЛЕДОВАТЕЛИ СЕГОДНЯ ДАЖЕ НЕ ПОДОЗРЕВАЮТ, СИЛЬНО ПОВЛИЯЮТ НА НАШ СТИЛЬ ЖИЗНИ В БУДУЩЕМ.

Одно можно сказать наверняка: многие способности иммунитета и взаимосвязи внутри иммунной системы, о которых исследователи сегодня даже не подозревают, сильно повлияют на наш стиль жизни в будущем. Конечно, многие из предположений, на которые сегодня ученые возлагают большие надежды, окажутся ошибочными. Но на смену им придут другие, докопавшись до сути которых мы сможем лучше понять иммунную систему и помочь ей, когда она будет нуждаться в помощи. Со временем появится больше способов поддержать наш суперорган в борьбе с болезнями и в сохранении нашего здоровья. И чем лучше каждый из нас будет информирован, тем эффективнее мы сможем помочь себе прожить долгую и здоровую жизнь.

ПРИЛОЖЕНИЕ

СЛОВАРЬ

СПИД (Синдром приобретенного иммунодефицита, AIDS, Acquired Immunodeficiency Syndrome). Приобретенный иммунодефицит, чаще всего вызванный вирусом ВИЧ (Вирус иммунодефицита человека, HIV (Humanes Immundefizienzvirus). Вирус поражает Т-хелперы, ослабляет иммунную систему и делает организм более восприимчивым к инфекциям и онкологическим заболеваниям.

В-лимфоциты. Тип клеток адаптивной иммунной системы, основной функцией которых является выработка антител.

HLA (человеческие лейкоцитарные антигены, Human Leukocyte Antigen): обозначение для молекул МНС — комплекса человека (см. ниже). Расположены на поверхности ядерных клеток организма. Играют ключевую роль в успешном исходе трансплантации.

Т-клетки, или Т-лимфоциты. Принадлежат к группе лимфоцитов и образуются в тимусе, поэтому называются Т-лимфоцитами. Существует несколько подгрупп, каждая из которых обладает различными иммунными функциями.

Тхелперы. Подгруппа Т-лимфоцитов. Синтезируют различные цитокины и стимулируют клеточный (фагоцитоз) и гуморальный (образование комплекса антиген—антитело) иммунный ответ.

Адаптивная иммунная система. Сеть иммунных клеток, которые научились вырабатывать антигенспецифический ответ против чужеродных агентов (патогенные микроорганизмы или раковые антигены); также называется приобретенным или специфическим иммунитетом.

Аллогенная трансплантация. Пересадка трансплантата от генетически отличного донора.

Антигенпрезентирующие клетки (АПК). Иммунные клетки, которые обрабатывают молекулы антигена и демонстрируют их на своей поверхности совместно с молекулами главного комплекса гистосовместимости (МНС-комплекса). Они активируют и поддерживают Т-лимфоциты. АПК включают дендритные клетки, макрофаги и В-клетки.

Антигены. Вещества, чужеродные для организма, а иногда продуцируемые собственным организмом, которые вызывают иммунную реакцию и, в частности, образование антител в организме.

Антитела моноклональные. Антитела, вырабатываемые одной клеточной линией, то есть генетически идентичными потомками одной клетки. Их выработка происходит в ответ на некоторые виды рака, возможно получение в искусственных условиях, в лаборатории.

Антитело. Белковая молекула, продуцируемая В-лимфоцитами, которые специфически связываются с антигеном по принципу кирпичиков конструктора лего.

Аттенуированные микроорганизмы. Микроорганизмы, способность которых вызвать развитие заболевания (вирулентность) была снижена путем селекции либо искусственно для производства вакцин.

Аутоантигены. Молекулы антигена, произведенные самим организмом.

Аутовоспалительные заболевания. Группа редко встречающихся воспалительных и наследственных заболеваний, при которых наблюдается гиперреакция врожденной иммунной системы.

Аутоиммунные заболевания. Заболевания, развивающиеся в результате реакции адаптивной иммунной системы на собственные антигены организма (аутоантигены).

Аутологичная трансплантация. Пересадка в пределах одного организма.

Базофильные гранулоциты. Синтезируют и высвобождают гепарин, гистамин и серотонин, контролируют аллергические реакции и защищают от паразитов.

Бактерии. Одноклеточные микроорганизмы, не имеющие ограниченного от цитоплазмы ядра, размножение бесполое, путем деления.

Вирусы. Состоят из генетического материала (ДНК или РНК) и белковой оболочки. В отличие от бактерий они не имеют собственного метаболизма, не являются самостоятельно функционирующими живыми существами. Они заражают клетки человека, животных, растений и грибов, а также бактерии.

Врожденная иммунная система. Термин, обозначающий врожденные, преимущественно неспецифические защитные механизмы организма, включая иммунные клетки, молекулы, подавляющие жизнедеятельность патогенных микроорганизмов, физические барьеры, защищающие от проникновения в организм возбудителей. Врожденный, ранее также обозначаемый как неспецифический, иммунитет заложен в геноме и не имеет иммунологической памяти.

Гемопоэтические стволовые клетки. Развиваются из плюрипотентных стволовых клеток костного мозга. Из них образуются (дифференцируются) только клетки крови, такие как эритроциты, лейкоциты и тромбоциты.

Ген. Структурная единица наследственности, представляет собой участок ДНК.

Геном. Совокупность генов, то есть генетическая информация клетки.

Гигиеническая гипотеза. Теория, впервые сформулированная в 1989 году, согласно которой уменьшение контакта с микроорганизмами в современном обществе способствует росту аллергии и аутоиммунных заболеваний.

ГКГС (главный комплекс гистосовместимости, MHC, Major Histocompatibility Complex). Класс молекул, расположенных на поверхности мембран большинства ядерных клеток позвоночных, в том числе человека (см. HLA). Играет важную роль в распознавании чужеродных агентов и обучении клеток адаптивной иммунной системы.

Гранулоциты. Компонент системы врожденного иммунного ответа. Представляют собой разновидность лейкоцитов (белых кровяных клеток), внутри клетки содержат зерна (гранулы). Образуются в костном мозге из клеток-предшественников. Атакуют и обезвреживают патогенные микроорганизмы: бактерии, грибы, паразиты. Существует три разновидности гранулоцитов.

Дендритные клетки. Клетки, осуществляющие охрану и передачу сигнала бедствия в системе иммунитета. Являясь антигенпрезентирующими клетками, осуществляют посредническую функцию между врожденной и адаптивной иммунной системой, активируют Т- и В-лимфоциты и могут синтезировать большое количество цитокинов.

Дефензины. Небольшие белковые молекулы на коже, на поверхности слизистых оболочек и в гранулах нейтрофильных гранулоцитов человека, животных и частично растений. Являются компонентом неспецифической иммунной системы, которая обеспечивает иммунный ответ против бактерий, грибков и токсинов.

ДНК (дезоксирибонуклеиновая кислота) — молекула, состоящая из нуклеотидов. Является носителем информации в виде генетического кода живых существ.

Естественные киллеры. Тип лимфоцитов, которые распознают и уничтожают инфицированные вирусом клетки организма и опухолевые клетки; являются компонентом врожденной иммунной системы.

Иммунная система. Система органов и тканей, которая защищает организм от чужеродных агентов, также разрушает и утилизирует собственные ошибочно функционирующие или дефектные клетки организма.

Иммунный ответ, вторичный. Специфический иммунный ответ. Развивается при повторном контакте иммунной системы с антигеном, на который она отвечала ранее.

Иммунологическая толерантность. Состояние, при котором иммунная система не реагирует на чужеродный агент.

Иммуномодуляция. Воздействие на иммунную систему, например с помощью лекарств, с целью повышения ее функции или ослабления.

Иммунотерапия. Терапия, которая стимулирует, ослабляет, модифицирует, поддерживает или позволяет произвести замену иммунитета.

Интерлейкины. Цитокины, обеспечивающие коммуникацию между иммунными клетками и координацию их работы, регулируют клеточное взаимодействие в процессе уничтожения патогенных микроорганизмов или опухолевых клеток, в том числе осуществляют функцию привлечения иммунных клеток к месту иммунного ответа; кроме того, участвуют в реакции повышения температуры.

Клетки памяти. В- и Т-лимфоциты, которые запоминают информацию о перенесенном инфекционном заболевании. При повторной инфекции, вызванной аналогичным возбудителем, способствуют быстрому запуску иммунного ответа.

Клонирование. Создание идентичных копий биологического объекта (бактерии, растения, животного, человека).

Ксеногенная трансплантация. Пересадка от донора другого вида (от животного человеку).

Лейкоциты (белые кровяные клетки). Клетки крови, имеющие ядро, не содержат пигмента крови (гемоглобина) и выполняют важные иммунные функции. Семейство лейкоцитов включает гранулоциты, лимфоциты и моноциты с соответствующими им подгруппами.

Лизосома. Ограниченная мембраной мелкая клеточная структура. Содержит ферменты, которые разлагают и переваривают клеточные и чужеродные биомолекулы.

Лизоцим. Энзим, содержащийся в слюне, поте, слезной жидкости, слизи и ушной сере. Обладает противобактериальным действием.

Лимфа. Слегка мутная жидкость, которая циркулирует в лимфатических сосудах; содержит лимфоциты, транспортирует питательные вещества и выводит продукты жизнедеятельности, а также отвечает за элиминирование патогенных микроорганизмов в лимфатических узлах.

Лимфатические узлы или лимфатические железы. Мелкие миндалевидные органы лимфатической системы. У каждого человека насчитывается примерно 600–700 лимфоузлов. Лимфоузлы отвечают за увеличение количества В- и Т-лимфоцитов и их активацию. Фильтровальная станция для лимфы.

Лимфоциты. Мелкие иммунные клетки в крови и лимфе. Существует три основных типа: В-лимфоциты, Т-лимфоциты и естественные киллеры.

Макрофаги («большие пожиратели»). Подгруппа лейкоцитов. Пожирают и уничтожают патогенные микроорганизмы. Макрофаги являются самыми древними клетками иммунной системы.

Моноциты. Представляют собой крупные лейкоциты. Когда они покидают кровеносное русло и оседают в ткани, они превращаются в макрофаги или дендритные клетки. Выполняют работу по разрушению чужеродных структур путем фагоцитоза и активации иммунного ответа путем презентации (экспонирования) антигенов.

Мутация. Постоянное изменение генетического материала. Сначала затрагивает генетический материал только одной клетки, при ее делении передается дочерним клеткам.

Нейтрофильные гранулоциты. Специалисты на первой линии обороны при бактериальной атаке. Поражают бактерии путем фагоцитоза и выброса бактерицидных веществ (в том числе дефензинов) из гранул цитоплазмы.

Плюрипотентные стволовые клетки. Самые ранние предшественники клеток крови костного мозга. Не имеют дифференцировки, т. е. их функции в организме еще не определены. Из плюрипотентных стволовых клеток в результате деления образуются другие стволовые клетки или в результате дифференцировки возникают остальные клетки организма.

Пребиотики. Усвояемые организмом пищевые ингредиенты, которые специфически стимулируют рост и/или активность одного или нескольких микроорганизмов кишечной микрофлоры, тем самым оказывают положительное влияние на здоровье человека.

Пробиотики. Препараты, содержащие живые микроорганизмы, которые заселяются в кишечнике человека, тем самым оказывают оздоровительное воздействие.

Регуляторные Т-лимфоциты. Важная подгруппа Т-лимфоцитов, осуществляющих регуляции адаптивной иммунной системы: ограничивают избыточные иммунные реакции и поддерживают толерантность к собственным антигенам организма.

Рецептор. Молекула в клетке или на ее поверхности, способная распознавать и специфически связываться с сигнальной молекулой, своего рода место сцепления.

РНК (рибонуклеиновые кислоты). Нуклеотидная цепь. Присутствует в живых клетках в различных формах. Выполняет ряд жизненно важных задач при передаче генетической информации и образовании белков.

Система комплемента. Часть врожденной иммунной системы; большая группа различных белков в крови, которые вместе борются в реакционном каскаде против патогенов (например, бактерий, грибков, паразитов). Белки покрывают поверхность возбудителя и/либо немедленно убивают его, либо сигнализируют о его разрушении.

Тимус. Орган лимфатической системы в верхней части грудной клетки. Своего рода клеточная колыбель, в которой созревают Т-лимфоциты.

Трансплатнация. Пересадка клеток, тканей или органов. Совместимость HLA типов имеет решающее значение в успешном проведении операции.

Тучные клетки (мастоциты). Иммунные клетки группы лейкоцитов, в цитоплазме которых содержится гистамин и гепарин. Располагаются преимущественно в слизистых оболочках дыхательных путей и кишечника, а также в коже. Играют важную роль в заживлении ран, защите от патогенных микроорганизмов и развитии аллергии, особенно в аллергической реакции первого типа.

Унаследованная иммунная система. Антитела матери, обеспечивающие иммунный ответ младенца на патогенные микроорганизмы в утробе матери и в течение первых месяцев жизни.

Фагоциты (пожиратели). Мобильные или локальные клетки, способные поглощать и переваривать опасные клетки или частицы тканей. Являются компонентом врожденной иммунной системы и образуются из моноцитов.

Фермент. Белковая молекула, которая действует как ускоритель биохимических реакций.

Цитокины. Белки, регулирующие рост и дифференцировку клеток; в иммунной системе выполняют роль передатчиков сигналов.

Цитотоксические Т-лимфоциты. Разновидность Т-лимфоцитов, относятся к клеткам-киллерам, уничтожают инфицированные вирусом клетки организма и раковые клетки.

Эозинофильные гранулоциты. Высвобождают цитотоксические ферменты, поражающие клетки патогенных микроорганизмов, также обладают фагоцитарной активностью, играют важную роль в контроле аллергических реакций и иммунном ответе на паразитов.

Эритроциты (красные кровяные клетки). Клетки в форме диска, не имеющие клеточного ядра, основным компонентом которых является белок гемоглобин, который придает клеткам крови их характерный красный оттенок и выполняет функцию транспортировки кислорода.

СПИСОК ЛИТЕРАТУРЫ

Basiswissen und umfangreiche Standardliteratur finden sich u. a. in den Lehrbuchern: *Janeways Immunobiology* der Autoren K. Murphy und C. Weaver, 9. Auflage 2017, ISBN 978-0-8153-4505-3; und *Immunologie fuer Einsteiger* von L. Rink, A. Kruse und H. Haase, 2. Auflage Heidelberg 2015, ISBN 978-3-662-44842-7.

1. Где находится иммунная система?

Afshinnekoo, E.: «Geospatial Resolution of Human and Bacterial Diversity with City-Scale Metagenomics». In: *Cell Systems*. Juli 2015; 1(1): S. 72–87.

Bajoghli B. et al.: «A thymus candidate in lampreys». In: *Nature*. Februar 2011; 470(7332); S. 90–94. Link: http://www.pathomap.org/map/

2. Беременность и роды

Ginhoux, F. et al.: «Tissue-Resident Macrophage Ontogeny and Homeostasis». In: *Immunity*. Marz 2016; 44(3): S. 439–449.

Schurmann, N. und Forrer, P. et al.: «Myeloperoxidase targets oxidative host attacks to Salmonella and prevents collateral tissue damage». In: *Nature Microbiology*. 2017; 2: Artikel-Nummer: 16268.

Ulas, T. et al.: «S100-alarmin-induced innate immune programming protects newborn infants from sepsis». In: *Nature Immunology*. Mai 2017; 18: S. 622–632.

Wei, L. et al.: «Acid-suppression medications and bacterial gastroenteritis: a population- based cohort study». In: *British Journal of Clinical Pharmacology*. Juni 2017; 83(6): S. 1298–1308.

3. В младенческом возрасте

Arumugam, M. und Raes, J. et al.: «Enterotypes of the human gut microbiome». In: *Nature*. Mai 2011; 473: S. 174–180.

von Berg, A. et al.: «Allergic manifestation 15 years after early intervention with hydrolyzed formulas — the GINI Study». In: *Allergy*. Februar 2016; 71(2): S. 210–219.

Boyle, R. et al.: «Prebiotic-supplemented partially hydrolysed cow's milk formula for the prevention of eczema in high risk infants: a randomized controlled trial». In: *Allergy*. Mai 2016; 71(5): S. 701–710.

Christian, M. et al.: «Breastfeeding and Childhood Asthma: Systematic Review and Meta-Analysis». In: *American Journal of Epidemiology*. Mai 2014; 179(10): S. 1153–1167.

Cunnington, A. J. et al.: «Vaginal seeding» of infants born by caesarean section». In: *British Medical Journal*. Februar 2016; 352: i227.

Denne, S. C.: «Neonatal Nutrition». In: *Pediatric Clinics of North America*. April 2015; 62(2): S. 427–438.

Dominguez-Bello, M. G. et al.: «Partial restoration of the microbiota of cesareanborn infants via vaginal microbial transfer». In: *Nature Medicine*. Marz 2016; 22(3): S. 250–253.

Ernahrungskommission der Deutschen Gesellschaft fur Kinder- und Jugendmedizin: «Ernahrung gesunder Sauglinge». In: *Monatsschrift Kinderheilkunde*. Juni 2014.

Ernahrungskommission der deutschen Gesellschaft fur Kinder- und Jugendmedizin. «Stellungnahme zur Verwendung von Sauglingsnahrungen auf Sojaeiwei.basis». In: *Monatsschrift Kinderheilkunde*. 2006; 154: S. 913–916.

Indrio, F. et al.: «Prophylactic Use of a Probiotic in the Prevention of Colic, Regurgitation, and Functional ConstipationA Randomized Clinical Trial». In: *Journal of the American Medical Association* Pediatrics. Marz 2014; 168(3): S. 228–233.

Koletzko, B. et al.: «Can infant feeding choices modulate later obesity risk?». In: *The American Journal of Clinical Nutrition*. Marz 2009; 89 (5): S. 1502–1508.

Lynch, S. J. et al.: «Thumb-Sucking, Nail-Biting and Atopic Sensitization, Asthma and Hay Fever». In: *Pediatrics*. August 2016; 138(2): e20160443.

Nakatsuji, T. et al.: «Antimicrobials from human skin commensal bacteria protect against *Staphylococcus aureus* and are deficient in atopic dermatitis». In: *Science Translational Medicine*. Februar 2017; 9(378): eaah4680.

«S3-Leitlinie Allergiepravention — Update 2014». In: *Allergo Journal International*. 2014; 23: S. 186–199.

Savino, F. et al.: «Lactobacillus reuteri DSM 17938 in infantile colic: a randomized, double-blind, placebo-controlled trial». In: *Pediatrics*. September 2010; 126(3): S. 526–533.

Sevelsted, A. et al.: «Cesarean Section and Chronic Immune Disorders». In: *Pediatrics*. Januar 2015; 135 (1): e92–e98.

Urbanska, M. and Szajewska, H. et al.: «The efficacy of Lactobacillus reuteri DSM 17938 in infants and children: a review of the current evidence». In: *European Journal of Pediatrics*. Oktober 2014; 173(10): S. 1327–1337.

Weidinger, S. et al.: «Loss-of-function variations within the filaggrin gene predispose for atopic dermatitis with allergic sensitizations». In: *Journal of Allergy and Clinical Immunology*. Juli 2006; 118(1): *S.* 214–199.

Yuan, C. et al.: «Association Between Cesarean Birth and Risk of Obesity in Offspring in Childhood, Adolescence, and Early Adulthood». In: *Journal of the American Medical Association* Pediatrics. 2016; 170(11): e162385. link: Growing Up Today Study (GUTS): http://www.gutsweb.org

4. В детском возрасте

DEGAM-Leitlinie Nr. 7. *Ohrenschmerzen*. Aktualisierte Fassung 2014, S2k-Leitlinie AWMF-Registernr. 053/009 Deutsche Gesellschaft fur Allgemeinmedizin und Familienmedizin.

Thomas, J. P. et al.: «Acute otitis media: a structured approach». In: *Deutsches Дrzteblatt International*. 2014; 111(9): S. 151–160.

Venekamp, R. P. et al.: «Antibiotics for acute otitis media in children». In: *Cochrane Database of Systematic Reviews*. Juni 2015; 6: Art. No.: CD000219.

5. С пубертатного периода до смерти

Strindhall, J. et al.: «No immune risk profile among individuals who reach 100 years of age: Findings from the Swedish NONA immune longitudinal study». In: *Experimental Gerontology*. August 2007; 42: S. 753–761.

Wikby, A. et al.: «The Immune Risk Profile and Associated Parameters in Late Life: Lessons from the OCTO and NONA Longitudinal Studies». In: Fulop T. et al. (eds) *Handbook on Immunosenescence*. 2009 Springer: S. 3–28.

6. Иммунные дефициты

Farmand, S. et al.: «Leitlinie «Diagnostik von primaren Immundefekten». In: *AWMF online*. Register Nr. 027/050; Stand 12/2011.

7. Аллергии

Azad, M. B. et al.: «Infant gut microbiota and the hygiene hypothesis of allergic disease: impact of household pets and siblings on microbiota composition and diversity». In: Allergy, Asthma and Clinical Immunology. April 2013; 9(1): 15.

Gold, D.R. et al.: «NIAID, NIEHS, NHLBI, MCAN Workshop Report: The Indoor Environment and Childhood Asthma: Implications for Home Environmental Intervention in Asthma Prevention and Management». In: *Journal of Allergy and Clinical Immunology*. Oktober 2017; 140(4): S. 933–949.

Lodrup Carlsen, K. C. und Roll, S. et al.: «Does Pet Ownership in Infancy Lead to Asthma or Allergy at School Age? Pooled Analysis of Individual Participant Data from 11 European Birth Cohorts» In: *PLoS ONE*. August 2012; 7(8): e43214.

von Mutius, E.: «The microbial environment and its influence on asthma prevention

in early life». In: *Journal of Allergy and Clinical Immunology*. Marz 2016; 137(3): S. 680–689.

Scudellari, M.: «News Feature: Cleaning up the hygiene hypothesis». In: *Proceedings of the National Academy of Sciences*. Februar 2017; 114(7): S. 1433–1436.

Strachan, D. P.: «Family size, infection and atopy: the first decade of the 'hygiene hypothesis». In: Thorax. August 2000; 55(1): S. 2–10.

8. Аутоимунные заболевания

Hughes, J.W. et al.: «Autoimmune Diseases in Children and Adults With Type 1 Diabetes From the T1D Exchange Clinic Registry». In: *The Journal of Clinical Endocrinology and Metabolism*. Dezember 2016; 101(12): S. 4931–4937.

9. Аутовоспалительные заболевания

Dinarello, C. A.: «Blocking IL-1 in systemic inflammation». In: *Journal of Experimental Medicine*. Mai 2005; 201(9): S. 1355–1359.

Doria, A. et al.: «Autoinflammation and autoimmunity: bridging the divide». In: *Autoimmunity Reviews*. November 2012; 12: S. 22–30.

Stojanov, S. und Lohse, P.: «Autoinflammatorische Erkrankungen als wichtige Diffe- renzialdiagnosen in der Rheumatologie — ein Update». In: *Aktuelle Rheumatology*. 2011; 36(4): S. 226–235.

Link: https://www.medizin.uni-tuebingen.de/Zuweiser/ Zentren/ Rheumazentrum+%E2%80%93+ INDIRA/ Autoinflammation+ Reference+Center+ T%C3%BCbingen+%28arcT%29+.html

10. Трансплантация

Link: Deutsche Stiftung Organtransplantation: https://www.dso.de/home.html

11. Рак

Tomasetti, C. et al.: «Stem cell divisions, somatic mutations, cancer etiology, and cancer prevention». In: *Science*. Marz 2017; 355(6331): S. 1330–1334.

Link: Deutsches Krebsforschungszentrum Krebsinformationsdienst: https://www.krebsinformationsdienst.de/ untersuchung/ diagnose-krebs.php

Link: Europaischer Kodex zur Krebsbekampfung: http://cancer-code-europe.iarc.fr/ index.php/de/

12. Снаружи и внутри

Carroll, M. et al.: «Adaptive immunity to rhinoviruses: sex and age matter». In: *Respiratory Research*. Dezember 2010; 11(1): S. 184.

Chen, Q. et al.: «Fever-range thermal stress promotes lymphocyte trafficking across high endothelial venules via an interleukin 6 *trans*-signaling mechanism». In: *Nature Immunology*. November 2006; 7: S. 1299–1308.

Cuesta, M. et al.: «Simulated Night Shift Disrupts Circadian Rhythms of Immune Functionsin Humans». In: *Journal of Immunology*. Marz 2016; 196(6): S. 2466–2475.

Dopico, X. C. et al.: «Widespread seasonal gene expression reveals annual differences in human immunity and physiology». In: *Nature Communications*. Mai 2015; 6: Article number: 7000.

Edgar, R. S. et al.: «Cell autonomous regulation of herpes and influenza virus infection by the circadian clock». In: *Proceedings of the National Academy of Sciences*. Juni 2016; 113(36): S. 10085–10090.

Foxman, E. F. et al.: «Temperature-dependent innate defense against the common cold virus limits viral replication at warm temperature in mouse airway cells». In: *Proceedings of the National Academy of Sciences*. Januar 2015; 112(3): S. 837–832.

Jackson, G. G. et al.: «Transmission of the common cold to volunteers under controlled conditions. I. The common cold as a clinical entity». In: *AMA Archives Internal Medicine*. Februar 1958; 101(2): S. 267–78.

Johnson, C. and Eccles, R.: «Acute cooling of the feet and the onset of common cold symptoms». In: *Family Practice*. Dezember 2005; 22(6): S. 608–613.

Long, J. E. et al.: «Morning vaccination enhances antibody response over afternoon vaccination: A cluster-randomised trial». In: *Vaccine*. Mai 2016; 34(24): S. 2679–2685.

Mace, T. A. et al.: «Differentiation of CD8+ T cells into effector cells is enhanced by physiological range hyperthermia». In: *Journal of Leukocyte Biology*. November 2011; 90(5): S. 951–962.

Prather, A. et al.: «Behaviorally Assessed Sleep and Susceptibility to the Common Cold». In: *Sleep*. September 2015; 38(9): S. 1353–1359.

Restif, O. und Amos, W.: «The evolution of sex-specific immune defences». In: *Proceedings of the Royal Society B*. Marz 2010; 277: S. 2247–2255.

Zhe C. et al.: «Deciphering Neural Codes of Memory during Sleep». In: *Trends in Neurosciences.* Mai 2017; 40(5): S. 260–275.

13. Психика

Ader, R. und Cohen, N.: «Behaviorally conditioned immunosuppression». In: *Psychosomatic Medicine.* Juli-August 1975; 37(4): S. 333–340.

Ayling, K. et al.: «Positive mood on the day of influenza vaccination predicts vaccine effectiveness: A prospective observational cohort study». In: *Brain, Behavior and Immunity.* September 2017; in press.

Ben-Shaanan, T. L. et. al.: «Activation of the reward system boosts innate and adaptive immunity». In: *Nature Medicine.* August 2016; 22(8): S. 940–944.

Britteon, P. et al.: «Association between psychological health and wound complications after surgery». In: *British Journal of Surgery*. Februar 2017; 104(6): S. 769–776.

Brynskikh, A. et al.: «Adaptive immunity affects learning behavior in mice». In: *Brain Behavior Immunology*. August 2008; 22(6): S. 861–869.

Cole, S. W. et al.: «Myeloid differentiation architecture of leukocyte transcriptome dynamics in perceived social isolation». In: *Proceedings of the National Academy of Sciences.* Dezember 2015; 112(49): S. 15142–15147.

Heneka, M. T. et al.: «Neuroinflammation in Alzheimer's disease». In: *Lancet Neurology.* April 2015; 14(4): S. 388–405.

Kipnis, J. et al.: «T cell deficiency leads to cognitive dysfunction: Implications for therapeutic vaccination for schizophrenia and other psychiatric conditions». In: *Proceedings of the National Academy of Sciences.* Mai 2004; 101(21): S. 8180–8185.

Kipnis, J. et al.: «Pro-cognitive properties of T cells». In: *Nature reviews Immunology*. 2012; 12(9): S. 663–669.

Miller, A. H. und Raison, C. L.: «The role of inflammation in depression: from evolutionary imperative to modern treatment target». In: *Nature Reviews Immunology*. Januar 2016; 16: S. 22–34.

Murphy, M. et al.: «Offspring of parents who were separated and not speaking to one another have reduced resistance to the common cold as adults». In: *Proceedings of the National Academy of Sciences.* Juni 2017; 114(25): S. 6515–6520.

Reber, S. O. et al.: «Immunization with a heat-killed preparation of the environmental bacterium Mycobacterium vaccae promotes stress resilience in mice». In: *Proceedings of the National Academy of Sciences.* Mai 2016; 113(22): S. 3130–3139.

Uchino, B. N. et al.: «The relationship between social support and physiological processes: a review with emphasis on underlying mechanisms and implications for health». In: *Psychological Bulletin.* Mai 1996; 119(3): S. 488–531.

14. Чистота

Bundesinstitut fur Risikobewertung: «Triclosan nur im arztlichen Bereich anwenden, um Resistenzbildungen vorzubeugen». In: *Stellungnahme Nr. 030/2006* vom 08. Mai 2006.

Cardinale, M. et al.: «Microbiome analysis and confocal microscopy of used kitchen sponges reveal massive colonization by Acinetobacter, Moraxella and Chryseobacterium species». In: *Scientific Reports.* Juli 2017; 7(1): S. 5791–5803.

Kim, S. A. et al.: «Bactericidal effects of triclosan in soap both in vitro and in vivo». In: *Journal of Antimicrobial Chemotherapy.* Dezember 2015; 70(12): S. 3345–3352.

Koukkidis, G. et al.: «Salad leaf juices enhance Salmonella growth, fresh produce colonization and virulence». In: *Applied and Environmental Microbiology.* Januar 2017; 83(1): e02416–16.

Kumarasamy, K. K. et al.: «Emergence of a new antibiotic resistance mechanism in India, Pakistan, and the UK: a molecular, biological, and epidemiological study». In: *The Lancet Infectious Diseases.* September 2010; 10(9): S. 597–602.

Stein, M. M. et al.: «Innate Immunity and Asthma Risk in Amish and Hutterite Farm Children». In: *New England Journal of Medicine.* August 2016; 375: S. 411–421.

World Health Organization (WHO): *Global Guidelines for the Prevention of Surgical Site Infection.* 2016. ISBN 978 92 4 154988 2.

Link: http://www.who.int/gpsc/ssi-guidelines/en/

Link: https://www.hochschule-rhein-waal.de/de/aktuelles/pressemitteilungen/gute-nachrichten-fuer-mehrweg-becher

Link: https://www.zipjet.de/dirty-cities-index

15. Питание

Holick, M. F.: «Vitamin D Deficiency». In: *New England Journal of Medicine.* Juli 2007; 357(3): S. 266–281.

Kmietowicz, Z.: «Gluten-free diet is not recommended for people without celiac disease». In: *British Medical Journa.;* Mai 2017; 357: j3126.

Kongsbak, M. et al.: «The Vitamin D Receptor and T Cell Function». In: *Frontiers in Immunology.* Juni 2013; 4: S. 148.

Lebwohl, B. et al.: «Long term gluten consumption in adults without celiac disease and risk of coronary heart disease: prospective cohort study». In: *British Medical Journal.* Mai 2017; 357: j1892.

Li, S. S et al.: «Durable coexistence of donor and recipient strains after fecal microbiota transplantation». In: *Science.* April 2016; 352(6285): S. 586–589.

Wilkins, T. und Sequoia, J.: «Probiotics for Gastrointestinal Conditions: A Summary of the Evidence». In: *American Family Physician.* August 2017; 96(3): S.170–178.

16. Алкоголь и никотин

Afshar, M. et al.: «Acute immunomodulatory effects of binge alcohol ingestion». In: *Alcohol.* Februar 2015; 49(1): S. 57–64.

Romeo, J. et al.: «Changes in the Immune System after Moderate Beer Consumption». In: *Annals of Nutrition & Metabolism.* 2007; 51(4): S. 359–366.

Xu, M. et al.: «The influence of nicotine on granulocytic differentiation — Inhibition of the oxidative burst and bacterial killing and increased matrix metalloproteinase-9 release». In: *BioMed Central Cell Biology.* April 2008; 9:19.

17. Альтернативная медицина

Bundesinstitut fur Arzneimittel und Medizinprodukte (BfArM): «Hepatotoxische Reaktionen im Zusammenhang mit der Anwendung von Pelargonium-haltigen Arzneimitteln». In: *Bulletin zur Arzneimittelsicherheit;* 2012 (1).

Karsch-Volk M et al.: «Echinacea for preventing and treating the common cold». Link: http://www.cochrane.org/CD000530/ARI_echinacea-for-preventing-andtreating-the-common-cold

Linde, K. et al.: «Echinacea for preventing and treating the common cold». In: *Cochrane Database Syst Rev.* Januar 2006; (1): CD000530.

Shang, A. et al.: «Placebo-controlled trials of Chinese herbal medicine and conventional medicine — comparative study». In: *International Journal of Epidemiology.* Oktober 2007; 36(5), S. 1086–1092.

Timmer, A. et al.: «Pelargonium sidoides extract for treating acute respiratory tract infections». In: *Cochrane Database Sys Rev*. Oktober 2013; (10): CD006323.

Link: http://www.ifd-allensbach.de/uploads/tx_reportsndocs/prd_0914.pdf

Link: https://www.nhmrc.gov.au/health-topics/complementary-medicines/homeopathy-review

Link: https://www.fda.gov/NewsEvents/Newsroom/PressAnnouncements/UCM-523468?source=govdelivery&utm_medium=email&utm_source=govdelivery

18. Спорт и движение

Graf, C.: «Empfehlungen fur gesundheitswirksame korperliche Aktivitat im Kindes-und Erwachsenenalter» In: «*Kцrperliche Aktivitдt und Gesundheit: Prдventive und therapeutische Ansдtze der Bewegungs-und Sportmedizin*». Banzer, W. (Hrsg.). 2016, 1. Aufl.; Berlin: Springer, S. 61–66.

19. Прививки

Link: http://www.pei.de/DE/infos/fachkreise/impfungen-impfstoffe/ impfungenimpfstoffe-node.html; jsessionid=28BCBB5D32 B12EB-87339DD017CBCCA25.1_cid319ujm

Link: http://www.pei.de/DE/infos/patienten/impfstoffe-impfungen/impfstoffe-impfungen-node.html

Link: http://www.rki.de/DE/Home/homepage_node.html

Link: http://www.who.int/gho/en/

Link: http://www.who.int/mediacentre/factsheets/en/

20. Антибиотики

Ahmadizar, F. et al.: «Early life antibiotic exposure is associated with an increased risk of atopic hay fever and eczema». In: *European Respiratory Journal*. November 2016; 48(60): PA3639.

Bailey, L. C. et al.: «Association of Antibiotics in Infancy With Early Childhood Obesity». In: *JAMA Pediatrics*. November 2014; 168(11): S. 1063–1069.

Li, D. — K. et al.: «Infection and antibiotic use in infancy and risk of childhood obesity: a longitudinal birth cohort study». In: *The Lancet Diabetes & Endocrinology*. Januar 2017; 5(1): S. 18–25.

Schaumburg, F. et al.: «Airport door handles and the global spread of antimicrobialresistant bacteria: a cross sectional study». In: *Clinical Microbiology and Infection*. Dezember 2016; 22(12): S. 1010–1011.

Link: http://www.who.int/mediacentre/news/releases/2017/bacteria-antibiotics-needed/en/

Взгляд в будущее

Alexander, T. et al.: «Resetting the immune system with immunoablation and autologous haematopoietic stem cell transplantation in autoimmune diseases». In: *Clinical and Experimental Rheumatology.* August 2016; 34(98): S. 53–57.

Barrangou, *R.:* «Diversity of CRISPR-Cas immune systems and molecular machines». In: *Genome Biology.* November 2015; 16: S. 247.

Catakovic, K. et al.: «T cell exhaustion: from pathophysiological basics to tumor immunotherapy». In: *Cell Communication and Signaling.* Januar 2017; 15(1):1.

Cathomen, T. et al.: «Editing CCR5: a novel approach to HIV gene therapy». In: *Advances in Experimental Medicine and Biology.* 2015; 848: S. 117–130.

Deltcheva, E. et al.: «CRISPR RNA maturation by trans-encoded small RNA and host factor RNase III». In: *Nature.* Marz 2011; 471(7340): S. 602–607.

Graham, A. M. et al.: «Maternal Systemic Interleukin-6 During Pregnancy Is Associated With Newborn Amygdala Phenotypes and Subsequent Behavior at 2 Years of Age». In: *Biological Psychiatry.* Juni 2017; pii: S0006–3223(17)31670–0.

Hartmann, J. et al.: «Clinical development of CAR T cells — challenges and opportunities in translating innovative treatment concepts». In: *EMBO Molecular Medicine.* September 2017; 9(9): S. 1183–1197.

Jashnsaz, H. et al.: «Hydrodynamic Hunters». In: *Biophysical Journal.* Marz 2017; 112(6): S. 1282–1289.

Kalos, M. et al.: «T Cells with Chimeric Antigen Receptors Have Potent Antitumor Effects and Can Establish Memory in Patients with Advanced Leukemia». In: *Science Translational Medicine.* August 2011; 3(95): 95ra73.

Loquet, A. et al.: «Atomic model of the type III secretion system needle». In: *Nature.* Juni 2012; 486: S. 276–279.

Loquet, A. et al.: «*Structural investigations of molecular machines by solid-state NMR». In: Accounts of Chemical Research.* 201; 46: S. 2070–2079.

Ma, H. et al.: «Correction of a pathogenic gene mutation in human embryos». In: *Nature.* August 2017; 548: S. 413–419.

Niu, D. et al.: «Inactivation of porcine endogenous retrovirus in pigs using CRISPRCas9». In: *Science.* September 2017; 357(6357): S. 1303–1307.

Sahin, U. et al.: «Personalized RNA mutanome vaccines mobilize poly-specific therapeutic immunity against cancer». In: *Nature*. Juli 2017; 547(7662): S. 222–226.

Scudellari, M.: «How iPS cells changed the world». In: *Nature*. Juni 2016; 534: S. 310–312.

Takahashi, K. und Yamanaka, S.: «Induction of Pluripotent Stem Cells from Mouse Embryonic and Adult Fibroblast by defined facors». In: *Cell*. August 2006; 126(4): S. 663–676.

Tang, L. et al.: «CRISPR/Cas9-mediated gene editing in human zygotes using Cas9 protein». In: *Molecular Genetics and Genomics*. Juni 2017; 292(3): S. 525–533.

Valenta, R. et al.: «Vaccine development for allergen-specific immunotherapy based on recombinant allergens and synthetic allergen peptides: Lessons from the past and novel mechanisms of action for the future». In: *Journal of Allergy and Clinical Immunology*. Februar 2016; 137(2): S. 351–357.

Wherry, E. J. und Kurachi, M.: « Molecular and cellular insights into T cell exhaustion». In: *Nature Reviews Immunology*. August 2015; 15(8): S. 486–499.

Zhu et al.: «Investigating monogenic and complex diseases with pluripotent stem cells». In: *Nature Reviews Genetics*. April 2011; 12: S. 266–275.

БЛАГОДАРНОСТИ

Нам потребовалось несколько месяцев, чтобы написать данную книгу. За это время мы контактировали с миллионами патогенных микроорганизмов, иногда некоторые из них нас сильно раздражали, потому что нашей иммунной системе требовалось время, чтобы реализовать иммунный ответ. Но в целом наша иммунная система отлично защищала нас и помогала каждый день выживать и писать книгу. Поэтому прежде всего мы хотим сказать спасибо нашей иммунной системе.

Также мы хотим поблагодарить людей, которые внесли свой вклад в создание этой книги своими исследованиями, лекциями и научными публикациями.

Я выражаю благодарность своим пациентам. Вопросы, которые они мне задавали, вдохновили меня на написание этой книги.

Бертрам Джоб, Антон Хенссен и Ричард Хаух просматривали наши тексты, задавали вопросы и тем самым помогли нам рассказывать о сложном и удивительном (надеюсь) творении природы под названием иммунная система понятным языком. Без них и особенно без Хериберта Тигса, нашего неутомимого и въедливого первого читателя, данная книга вряд ли появилась бы на свет. Этой книги не было бы и без Марион Фойгт, нашего редактора. Она позаботилась о том, чтобы в итоге получилась читабельная, занимательная и поучительная работа. Мы очень благодарны нашему редактору за ее основательный подход, конструктивную критику и терпение.

Мы также благодарим Марко Якоба из агентства Landwehr and Cie., который отлично презентовал данную работу.

Особые слова благодарности хотим выразить издательству Beltz и Кармен Кёльц (Carmen Kölz), которые дали толчок к созданию этой книги, побудили нас написать ее и сопровождали на протяжении реализации всего проекта. С ней мы также спорили, помогает ли чай с шалфеем или цветками липы при простуде. Самостоятельное исследование показало, что помогает и то и другое, а в конечном счете нас исцеляет наша иммунная система.

Михаэль Хаух и Регина Хаух

ПРЕДМЕТНЫЙ УКАЗАТЕЛЬ

П

Р

С

Т

Научно-популярное издание

Хаух Михаэль, Хаух Регина

ИММУНИТЕТ. КАК У ТЕБЯ ДЕЛА?

Главный редактор *Р. Фасхутдинов*
Руководитель отдела *Т. Решетник*
Руководитель направления *Н. Румянцева*
Ответственные редакторы *А. Подоляк, К. Борисова*
Научный редактор *Д. Карташева*
Младший редактор *Е. Фоменко*
Художественный редактор *В. Давлетбаева*
Технические редакторы *О. Куликова, Л. Зотова*
Компьютерная верстка *И. Ковалева*
Корректор *И. Анина*

ООО «Издательство «Эксмо»
123308, Москва, ул. Зорге, д. 1. Тел.: 8 (495) 411-68-86.
Home page: www.eksmo.ru E-mail: info@eksmo.ru
Өндіруші: «ЭКСМО» АҚБ Баспасы, 123308, Мәскеу, Ресей, Зорге көшесі, 1 үй.
Тел.: 8 (495) 411-68-86.
Home page: www.eksmo.ru E-mail: info@eksmo.ru.
Тауар белгісі: «Эксмо»
Интернет-магазин : www.book24.ru

12+

Интернет-магазин : www.book24.kz
Интернет-дүкен : www.book24.kz
Импортёр в Республику Казахстан ТОО «РДЦ-Алматы».
Қазақстан Республикасындағы импорттаушы «РДЦ-Алматы» ЖШС.
Дистрибьютор и представитель по приему претензий на продукцию,
в Республике Казахстан: ТОО «РДЦ-Алматы»
Қазақстан Республикасында дистрибьютор және өнім бойынша арыз-талаптарды
қабылдаушының өкілі «РДЦ-Алматы» ЖШС,
Алматы қ., Домбровский көш., 3«а», литер Б, офис 1.
Тел.: 8 (727) 251-59-90/91/92; E-mail: RDC-Almaty@eksmo.kz
Өнімнің жарамдылық мерзімі шектелмеген.
Сертификация туралы ақпарат сайтта: www.eksmo.ru/certification

Сведения о подтверждении соответствия издания согласно законодательству РФ о техническом регулировании можно получить на сайте Издательства «Эксмо»
www.eksmo.ru/certification
Өндірген мемлекет: Ресей. Сертификация қарастырылмаған

Подписано в печать 25.09.2020. Формат $84x108^{1}/_{32}$.
Гарнитура «Minion Pro». Печать офсетная. Усл. печ. л. 20,16.
Доп. тираж 4000 экз. Заказ № 8237.

Отпечатано с готовых файлов заказчика
в АО «Первая Образцовая типография»,
филиал «УЛЬЯНОВСКИЙ ДОМ ПЕЧАТИ»
432980, Россия, г. Ульяновск, ул. Гончарова, 14

Москва. ООО «Торговый Дом «Эксмо»
Адрес: 123308, г. Москва, ул. Зорге, д.1.
Телефон: +7 (495) 411-50-74. **E-mail:** reception@eksmo-sale.ru

По вопросам приобретения книг «Эксмо» зарубежными оптовыми покупателями обращаться в отдел зарубежных продаж ТД «Эксмо»
E-mail: **international@eksmo-sale.ru**

International Sales: International wholesale customers should contact Foreign Sales Department of Trading House «Eksmo» for their orders.
international@eksmo-sale.ru

По вопросам заказа книг корпоративным клиентам, в том числе в специальном оформлении, обращаться по тел.: +7 (495) 411-68-59, доб. 2261. E-mail: **ivanova.ey@eksmo.ru**

Оптовая торговля бумажно-беловыми и канцелярскими товарами для школы и офиса «Канц-Эксмо»:
Компания «Канц-Эксмо»: 142702, Московская обл., Ленинский р-н, г. Видное-2, Белокаменное ш., д. 1, а/я 5. Тел./факс: +7 (495) 745-28-87 (многоканальный).
e-mail: **kanc@eksmo-sale.ru**, сайт: www.**kanc-eksmo.ru**

Филиал «Торгового Дома «Эксмо» в Нижнем Новгороде
Адрес: 603094, г. Нижний Новгород, улица Карпинского, д. 29, бизнес-парк «Грин Плаза»
Телефон: +7 (831) 216-15-91 (92, 93, 94). **E-mail**: reception@eksmonn.ru

Филиал ООО «Издательство «Эксмо» в г. Санкт-Петербурге
Адрес: 192029, г. Санкт-Петербург, пр. Обуховской обороны, д. 84, лит. «Е»
Телефон: +7 (812) 365-46-03 / 04. **E-mail**: server@szko.ru

Филиал ООО «Издательство «Эксмо» в г. Екатеринбурге
Адрес: 620024, г. Екатеринбург, ул. Новинская, д. 2щ. Телефон: +7 (343) 272-72-01 (02/03/04/05/06/08)

Филиал ООО «Издательство «Эксмо» в г. Самаре. Адрес: 443052, г. Самара, пр-т Кирова, д. 75/1, лит. «Е». Телефон: +7 (846) 207-55-50. **E-mail**: RDC-samara@mail.ru

Филиал ООО «Издательство «Эксмо» в г. Ростове-на-Дону. Адрес: 344023, г. Ростов-на-Дону, ул. Страны Советов, 44А. Телефон: +7(863) 303-62-10. **E-mail**: info@rnd.eksmo.ru

Филиал ООО «Издательство «Эксмо» в г. Новосибирске. Адрес: 630015, г. Новосибирск, Комбинатский пер., д. 3. Телефон: +7(383) 289-91-42. E-mail: eksmo-nsk@yandex.ru

Обособленное подразделение в г. Хабаровске
Фактический адрес: 680000, г. Хабаровск, ул. Фрунзе, 22, оф. 703. Почтовый адрес: 680020, г. Хабаровск, А/Я 1006. Телефон: (4212) 910-120, 910-211. **E-mail**: eksmo-khv@mail.ru

Филиал ООО «Издательство «Эксмо» в г. Тюмени
Центр оптово-розничных продаж Cash&Carry в г. Тюмени. Адрес: 625022, г. Тюмень, ул. Пермякова, 1а, 2 этаж. ТЦ «Перестрой-ка». Ежедневно с 9.00 до 20.00. Телефон: 8 (3452) 21-53-96

Республика Беларусь: ООО «ЭКСМО АСТ Си энд Си»
Центр оптово-розничных продаж Cash&Carry в г. Минске. Адрес: 220014, Республика Беларусь, г. Минск, проспект Жукова, 44, пом. 1-17, ТЦ «Outleto». Телефон: +375 17 251-40-23; +375 44 581-81-92
Режим работы: с 10.00 до 22.00. **E-mail:** exmoast@yandex.by

Казахстан: «РДЦ Алматы». Адрес: 050039, г. Алматы, ул. Домбровского, 3А
Телефон: +7 (727) 251-58-12, 251-59-90 (91,92,99). E-mail: RDC-Almaty@eksmo.kz

Украина: ООО «Форс Украина». Адрес: 04073, г. Киев, ул. Вербовая, 17а
Телефон: +38 (044) 290-99-44, (067) 536-33-22. **E-mail**: sales@forsukraine.com

ISBN 978-5-04-104824-2

9 785041 048242 >

Редакция рекомендует:

Серия «ТелОвидение. Внутрь тела без скальпеля и рентгена»

Феликс Шредер, Нина Вебер

«Сердце. Как у тебя дела?»

Андре Жиордан

«Почки. Как у вас дела?»

Фолькер Витткамп

«Мужское здоровье. Как у вас с ним?»

Михаэль Барчок

«Легкие. Как у вас дела?»

Адриан Шульте

«Кишечник. Как у тебя дела?»